对甲烯苯醌(*p*-QMs)在生物活性分子绿色合成中的应用

屈川华　宋桂廷　著

北京
冶金工业出版社
2025

内 容 提 要

本书结合对甲烯苯醌（*p*-QMs）加成环化反应的发展，以绿色高效合成二芳基甲烷等生物活性骨架为重点，系统介绍了基于 *p*-QMs 构建的一系列具有重要生物活性的特异性分子及其部分化合物的生物活性研究。全书共 6 章，主要内容包括绪论、二氟烷基化二芳基甲烷和二氟烷基化螺环己烯酮、吡啶化二芳基甲烷、吲哚甲基化二芳基甲烷和多环螺吲哚酮衍生物、吡咯并䓬酮衍生物、氘化喹喔啉酮化二芳基甲烷衍生物的合成研究。每个合成研究部分含有相关实验数据，以便参考。

本书可供从事有机合成以及药物合成工作的科技人员和管理人员阅读，也可供大专院校有关专业的师生参考。

图书在版编目（CIP）数据

对甲烯苯醌（*p*-QMs）在生物活性分子绿色合成中的应用 / 屈川华，宋桂廷著. -- 北京 ：冶金工业出版社，2025. 7. -- ISBN 978-7-5240-0288-8

Ⅰ. R966

中国国家版本馆 CIP 数据核字第 2025PZ7974 号

对甲烯苯醌（*p*-QMs）在生物活性分子绿色合成中的应用

出版发行 冶金工业出版社　**电　话** (010)64027926
地　址 北京市东城区嵩祝院北巷 39 号　**邮　编** 100009
网　址 www. mip1953. com　**电子信箱** service@ mip1953. com

责任编辑 夏小雪　美术编辑 彭子赫　版式设计 郑小利
责任校对 梁江凤　责任印制 范天娇
北京建宏印刷有限公司印刷
2025 年 7 月第 1 版，2025 年 7 月第 1 次印刷
710mm×1000mm 1/16；10. 25 印张；197 千字；153 页
定价 78. 00 元

投稿电话 (010)64027932　投稿信箱 tougao@cnmip. com. cn
营销中心电话 (010)64044283
冶金工业出版社天猫旗舰店 yjgycbs. tmall. com
（本书如有印装质量问题，本社营销中心负责退换）

前　言

如何高效获得具有多样和特异性骨架的天然产物和药物分子及其类似物，通常是新药发现和创制领域长期面临的重要科学问题之一。对甲烯苯醌（*p*-QMs）是非常重要的有机合成中间体，其分子内存在两个不同的共轭取代基，导致分子极化而表现出不同的反应性。其末端外环双键容易受亲核试剂的进攻，生成1,6-加成产物。该反应特性可用于发展高效合成方法以快速构建生物活性分子，实现规模化合成，通过研究结构和性质的相互关系，开发先导化合物。本书以二芳基甲烷等生物活性骨架的绿色高效合成为重点，通过对甲烯苯醌（*p*-QMs）的加成环化反应的系统研究，合成得到八类具有重要生物活性的特异性分子：二氟烷基化二芳基甲烷、二氟烷基化螺环己烯酮、吡啶化二芳基甲烷、喹喔啉酮化二芳基甲烷、氘化喹喔啉酮化二芳基甲烷、吲哚甲基化二芳基甲烷、多环螺吲哚醌衍生物以及吡咯并革酮衍生物。部分合成得到的化合物经生物活性测试发现具有良好的抗肿瘤活性，这为活性分子的绿色、高效合成提供了重要理论和实验基础。

二氟烷基化二芳基甲烷的合成研究以α-二氟偕二醇和对甲烯苯醌的微波辅助自由基反应为基础，通过三氟乙酸释放和随后的自由基加成，开发出了一种$Cu(OAc)_2$催化的*p*-QMs自由基二氟烷基化的高效方法。这种方法为获得广泛存在于生物活性化合物和天然产品中的各种取代的二氟化二芳基甲烷提供了简便的途径。合成过程在微波辐照下快速（反应时间仅需30 min）进行，催化量的氧化剂$Cu(OAc)_2$能将α-二氟偕二醇单电子氧化为瞬态二氟烷基自由基，并展示了广泛的底物范围和高度的官能团兼容性。这种方法的另一个合成用途是合成得到了二氟化螺环己二烯酮，而二氟烷基化螺环己烯酮是许多天然产物和药物中的重要核心结构。此外，在对其抗肿瘤抑制活性筛选中，发现**M2-9**化合物能够很好地抑制胰腺癌细胞PANC和头颈部鳞状细胞癌 HSC3、Cal27 以及 UM1 的生长，化合物 **M2-9** 对头颈部鳞状细胞癌 Cal33、SCC15、UM1 以及 HSC3 的 IC_{50} 值分别为 2.953 μmol/L、5.861 μmol/L、5.107 μmol/L、4.428 μmol/L，这说明了二芳基甲烷类活性分子在抗癌活性方面具有重要的挖掘潜力和研究价值。

吡啶化二芳基甲烷的合成研究以 4-氰基吡啶和对甲烯苯醌的无金属自由基反应为基础，以联硼酸频哪醇酯（B_2pin_2）为模板试剂，通过吡啶-硼自由基诱导 *p*-QMs 和 4-氰基吡啶之间的还原偶联，制备吡啶化二芳基甲烷。反应在极其温和的条件下进行，不需要任何过渡金属催化剂的帮助，操作简单、化学选择性极佳（1,2 选择性与 1,6 选择性）、底物范围广且具有良好的官能团兼容性。机理研究为二芳基甲基自由基和吡啶硼自由基之间的交叉偶联过程提供了重要的理论依据。此外，还对获得的部分吡啶化二芳基甲烷产品进行了抗肿瘤活性筛选，结果证实化合物 **3v** 能显著抑制头颈部鳞状细胞癌（HNSCC）细胞的增殖。这种方法为发现二芳基甲基自由基新策略的发展以及制备具有抗肿瘤活性的新先导化合物提供了一个重要平台。

吲哚甲基化二芳基甲烷的合成研究以吲哚乙酸和对甲烯苯醌的自由基反应为基础，在微波辐照下，通过铜催化对甲烯苯醌与 3-吲哚乙酸的脱羧还原偶联，快速、清洁、可持续且高效地合成了一系列结构多样且具有药用价值的吲哚甲基化二芳基甲烷。该方法的显著特点包括反应时间极短（20 min）、操作简单、反应条件温和、催化剂价格低廉且绿色环保、收率高、可扩展且底物范围广。在这种脱羧还原偶联方案的基础上，我们还建立了一种通过氧化去芳构化策略获得多环螺吲哚醌的方法，为药物化学和化学生物学研究提供了一种结构多样的天然产物类化合物库的简化合成策略。此外，机理研究还为二芳基甲烷自由基与吲哚-3-甲基自由基之间的还原交叉偶联过程提供了重要的理论依据。

吡咯并䓬酮的合成研究以对甲苯磺酰亚甲基异腈（TosMIC）和对甲烯苯醌的无金属多米诺反应为基础，通过 DBU 促进对甲烯苯醌与 TosMIC 的多米诺反应过程（包括 1,6-亲核加成、异腈插入、氮杂环亚丙基环己烯酮到䓬酮重排，以及随后的芳香化），快速构建吡咯并䓬酮。该反应不需要过渡金属或化学氧化剂，可在碱的促进下一步完成。该方法使用易于合成的 *p*-QMs 和市场上丰富的 TosMIC 为原料，具有良好的可扩展性和广泛的底物范围。该策略不仅大大简化了革酮的合成方法，还解锁了新的异腈插入模式和环扩策略，为药物先导物的发现提供重要的借鉴。

氘化喹喔啉酮化二芳基甲烷的合成研究以喹喔啉酮、对甲烯苯醌以及氘水的可见光反应为基础，通过将光氧化还原催化与溴自由基催化相结合，经连续的氢原子转移步骤实现了立体位阻的苄基 C—H 键的高效和选择性自由基氘化，提供了一种与现有 H/D 交换策略互补的实用方案。这种开壳策略通过同时高度交叉、区域和化学选择性的自由基偶联-H/D 交换方法，将易于获得喹喔啉酮、对甲烯苯醌和 D_2O 无与伦比的统一能力，从而极大地拓宽了极具药学和生物学价值的杂环二芳基甲烷的合成领域并解决了将氘掺入空间庞大的苄基位置的长期挑战。考虑到这一过程的简易性，我们预计串联自由基交叉偶联和 H/D 交换化学的建立将为有机合成和氘标记化合物带来更多想象空间。

本书内容涉及的有关研究得到了重庆市博士后出站留渝资助项目、重庆文理学院人才引进项目（R2019FXY11、R2021FYX04）、重庆市科学技术局项目（cstc2019jcyj-bshX0053、CSTB2022NSCQ-MSX1432、CSTB2022NSCQ-MSX1136）、国家自然科学基金青年科学基金项目（21901027、21901029）等的大力支持，在此表示由衷的感谢！

本书在撰写过程中，参考了有关文献资料，在此向相关文献的作者表示感谢。

由于作者水平所限，书中不妥之处，敬请广大读者批评指正。

作　者

2024 年 12 月于重庆

目　录

1 绪 论

1.1 对甲烯苯醌（p-QMs）的简介

对甲烯苯醌（p-QMs，见图 1-1(a)）广泛存在于多种生物活性物质中[1-5]，在生物学中也发挥着重要作用，如木质素生物合成[6]、肾上腺素受体[7]、酶抑制[8-9]、DNA 烷基化[10]和交联[11]。由于 p-QMs 具有独特的结构组成，包含羰基和烯烃，其可以产生两性离子结构的共振式（见图 1-1(b)），从而表现出作为亲核加成反应通用受体的化学反应性，包括迈克尔加成和自由基加成。如果 p-QMs 的 2,6-位存在取代基，那么由于其取代基的位阻效应，羰基的 C-1 碳和烯酮的 C-3 碳则不容易受到亲核试剂的进攻，因此，不能发生 1,2-加成、1,4-加成反应，如图 1-1(b) 所示。然而，环外的亚甲基部分由于极化作用容易产生碳正离子的共振式，该位点不受 2,6-位的屏蔽，容易受到各种类型亲核试剂的进攻而发生 1,6-加成反应，并且具有高度的区域选择性。如果扩展 p-QMs 的共轭结构范围，例如引入炔基，则该分子可以作为 1,8-受体。在这种情况下，通过 1,8-亲核加成反应得到丙二烯衍生物中间体，然后进一步转化为有用的化合物，如图 1-1(c) 所示。

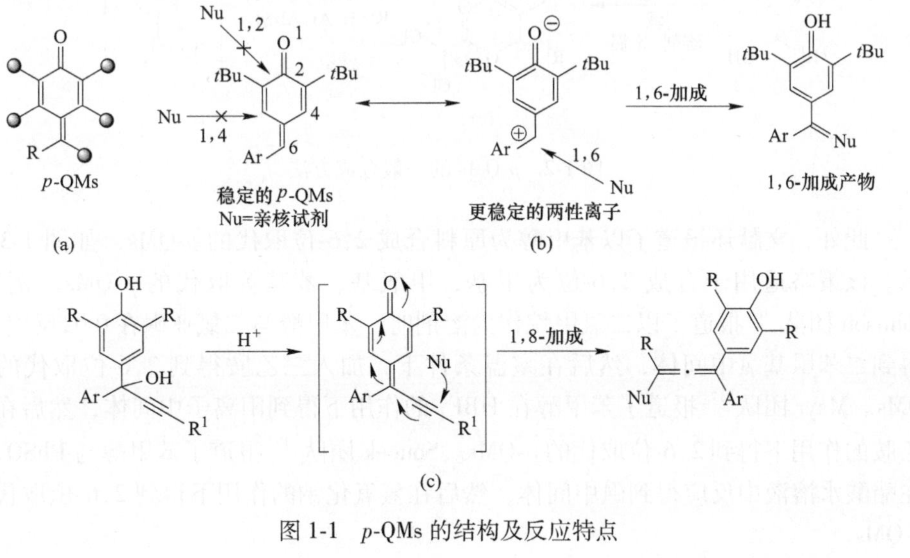

图 1-1 p-QMs 的结构及反应特点

p-QMs 的稳定性取决于 2,6-位取代基的存在，其中叔丁基是首选取代基。文献报道 *p*-QMs 的常用合成方法为碱促进苯酚与芳香醛缩合反应[12]，如图 1-2(a) 所示，该方法适用于 2,6-位为叔丁基取代的 *p*-QMs 的合成，其改进策略为碱促进的无溶剂微波反应[13]，如图 1-2(b) 所示，大大减少所需的反应时间以及反应所需的甲苯溶剂。当 R 为不同的取代基，*p*-QMs 的合成方法有所改变。例如，由于 2,6-位没有取代基的 *p*-QMs 不稳定，其合成受到一定的限制，一些研究小组成功通过原位生成高反应活性的未取代的 *p*-QMs 来克服这一限制[14-15]。该策略以苯甲醇和 2,2-二氯乙酰氯为原料，在碱的作用下生成多氯取代的中间体，然后进一步在碱的作用下原位生成瞬态的 *p*-QMs，如图 1-2(c) 所示。

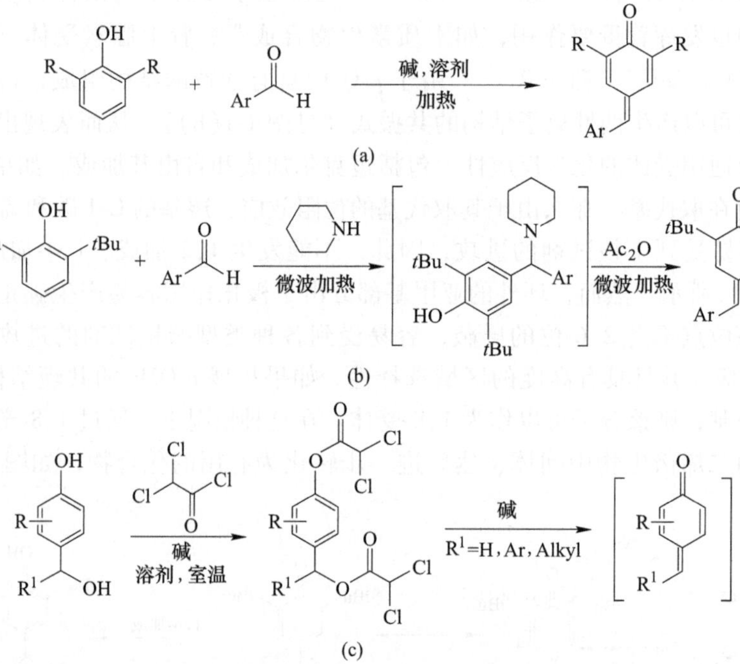

图 1-2　*p*-QMs 的一般合成方法

此外，文献还报道了以苯甲醇为原料合成 2,6-位取代的 *p*-QMs，如图 1-3 所示。该策略适用于合成 2,6-位为甲基、甲氧基、苯基等取代的 *p*-QMs。例如，Johnson 团队[16]报道了以二氯甲烷作为溶剂时，苯甲醇与二氯亚砜在 0 ℃反应 2 h 得到二苯甲基氯中间体，然后在室温条件下，加入三乙胺得到 2,6-位取代的 *p*-QMs。Mayr 团队[17]报道了苯甲醇在 HBF_4 的作用下得到阳离子中间体，然后在三乙胺的作用下得到 2,6-位取代的 *p*-QMs。Soucek 团队[18]报道了苯甲醇与 $PhSO_2Na$ 在醋酸水溶液中反应得到砜中间体，然后在氢氧化钠的作用下得到 2,6-位取代的 *p*-QMs。

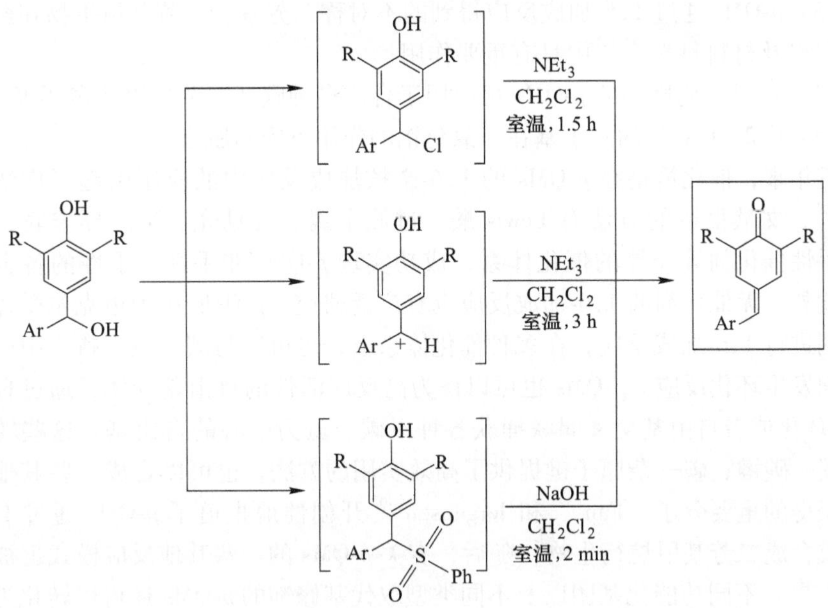

图 1-3 用苄醇合成 p-QMs 的方法

2021 年，Kumar 团队[19]报道了以 2,6-二叔丁基对甲苯酚（BHT）与吲哚或咪唑并［1,2-*a*］吡啶为原料，通过 TEMPO（2,2,6,6-四甲基哌啶氧化物）介导的交叉脱氢偶联反应制备一系列吲哚基、咪唑并［1,2-*a*］吡啶基取代的 *p*-QMs，如图 1-4 所示。该策略具有广泛的底物适用范围，以及良好的官能团耐受性，并且无过渡金属、无酸、无碱催化，适用于克级规模的放大反应。

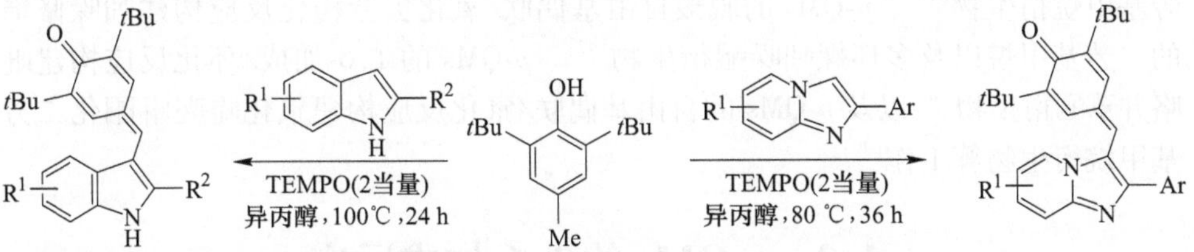

图 1-4 特殊 p-QMs 合成

p-QMs 在化学合成领域具有重要的研究价值，主要原因如下：

（1）C-2、C-6 二叔丁基取代的 *p*-QMs 非常稳定，在常温条件下可以稳定储存较长时间，且合成方法较为成熟，可大规模制备；

（2）*p*-QMs 可以作为手性底物，对映选择性地合成二芳基、三芳基衍生物[20-22]；

（3）p-QMs 通过 1,6-加成反应得到的不对称二芳基、三芳基衍生物在药物化学[23-25]以及材料科学[26-34]中具有重要作用；

（4）通过结构修饰的 p-QMs 可以用于合成多种碳环、杂环以及多环等；

（5）C-2、C-6 位的叔丁基在三氯化铝的作用下容易脱去[35]。

近年来，催化策略在 p-QMs 的 1,6-亲核加成反应中的应用引起了广泛的关注[36-38]，文献报道的方法有 Lewis 酸、过渡金属、可见光、N-杂环卡宾、自由基、手性催化剂等介导的催化体系，成功实现 p-QMs 非手性、手性的各类型转化。此外，无催化剂的 1,6-加成反应也有广泛研究。p-QMs 作为迈克尔受体，可以顺利进行 1,6-加成反应，在多种催化体系下，也可以与碳、氮、磷为中心的亲核试剂发生环化反应。p-QMs 也可以作为高反应活性的自由基受体，通过自由基加成/环化或者自由基交叉偶联捕获各种以碳、氮为中心的自由基。这些转化为构建碳—碳键、碳—杂原子键提供了高效实用的方法，也可以合成一些其他方法难以获得的重要分子。Fan[39]和 Jørgensen[40]开创性地报道了 p-QMs 通过 1,6-共轭加成合成二芳基甲烷衍生物，随后，有关 p-QMs 的一些其他反应模式也被深入研究[41-44]。不同功能化基团以及不同类型取代基修饰的 p-QMs 还可以转化为新的三元环、五元环、六元环等多环体系等[38]。

基于此，作者将从 p-QMs 的非环化加成反应和环化反应两个方面进行简要总结。对于非环化反应，其反应机理主要包括共轭加成反应和自由基反应两种类型，其催化体系包括过渡金属催化、NHC 催化、无催化剂、不对称催化、可见光催化等。对于环化反应，其反应机理主要包括分子内环化反应和分子间环化反应，其产物结构包括三元环、五元环、六元环、七元环、其他多环体系等。之后，结合我们最近的研究进展，重点介绍 p-QMs 的 1,6-自由基加成反应构建二氟烷基化的二芳基甲烷衍生物[45]、p-QMs 的无金属自由基偶联反应构建吡啶化二芳基甲烷衍生物[46]、p-QMs 的脱羧自由基偶联/氧化去芳构化反应构建吲哚修饰的二芳基甲烷以及多环螺吲哚醌衍生物[47]、p-QMs 的 1,6-加成/环化反应构建吡咯并草酮衍生物[48]以及 p-QMs 的自由基偶联/氘化反应构建氘化喹喔啉酮化二芳基甲烷衍生物等工作[49]。

1.2 p-QMs 的 1,6-加成反应

1.2.1 非自由基型 1,6-加成反应

涉及 p-QMs 的 1,6-亲核加成的开创性方法可以追溯到 20 世纪 70 年代，由 Evans 和 Angle 团队开发。这些研究小组大多使用 p-QMs 作为合成天然产物的中间体，三氟化硼是首选催化剂。最近，金属盐和配合物也被用作有效的路易斯酸，以活化 p-QMs 亲电性向亲核试剂的转化，一些研究小组表明，布朗斯特酸也

能够促进这些转化。另外，在某些情况下，*p*-QMs 的固有亲电性显著促进了反应，碱性化合物可用于活化亲核试剂。

1.2.1.1 路易斯酸或布朗斯特酸活化 *p*-QMs 策略

早在 1978 年，Evans 的团队在研究石蒜科特有生物碱 Cherylline 的全合成时，就设想 *p*-QMs 可能是达到其目标分子的关键中间体[50]。基于这点，该小组设计了一种在 N,N-二甲基-α-三甲基硅乙酰胺阴离子 **1** 存在下，制备掩蔽的对亚甲基苯醌 **2** 的方法。醌 **2** 能成功地进行了分子内 BF_3 催化的 1,6-亲核加成反应，得到了内酰胺 **3**，这是 Cherylline 全合成中的关键中间体，如图 1-5 所示。

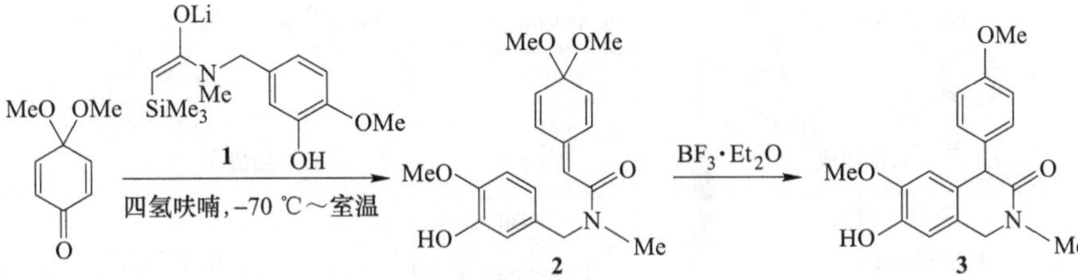

图 1-5 *p*-QMs 在生物碱 Cherylline 的全合成中的应用

2018 年，Shi 团队报道了钯催化 *p*-QMs 的共轭加成反应合成亚胺官能团化重排产物[51]。该策略使用邻羟基苯基官能团化的 *p*-QMs **4** 为原料，通过乙烯基苯并噁嗪酮 **5** 原位生成 1,4-偶极体，然后经 1,6-共轭加成得到目标化合物 **6**，如图 1-6 所示。该反应机理有两种可能的路径。路径 *A* 包括多米诺 1,6-加成、烯丙基化以及去芳构化环化，而路径 *B* 为 1,4-加成、烯丙基化以及去芳构化环化。两条路径都有螺二烯酮 **7** 作为中间体，然后经反 Mannich 反应，得到目标产物 **6**。该反应适用于多种不同取代的 *p*-QMs 以及乙烯基苯并噁嗪酮，产率在 40%~92%。

同年，Liu 和 Zhang 团队报道了催化剂控制的 *p*-QMs 和末端炔烃的 1,6-加成反应[52]，以较好的产率得到结构多样的炔基或乙烯基取代的二芳基甲烷衍生物 **10** 或 **11**，如图 1-7 所示。杂芳基、二茂铁、烯基衍生的末端炔烃在该反应中都可以顺利转化。在该转化过程中，当使用铜催化剂时，*p*-QMs 和末端炔烃发生直接的 1,6-加成反应。当使用铁催化剂时，该体系中 *p*-QMs、炔以及存在于铁盐或 HX(X=F、Cl、Br、I) 中的卤素发生立体选择性的三组分反应，得到卤代烯基取代的二芳基甲烷产物具有顺反两种构型，其 *Z/E* 的值从 1∶1 到大于 20∶1。

Kumar 团队在 2019 年报道了金催化 *p*-QMs 与原位生成的联烯的 1,6-加成反应[53]。在该反应中，炔丙基酯 **15** 和 **17** 在金催化剂的作用下原位生成联烯醇酯亲核试剂 **20**。其反应机理如图 1-8 所示，炔丙基酯最初被金催化剂活化经重排得到亲核试剂 **20**，进攻由金催化剂活化的 *p*-QMs，得到目标产物 **16** 或 **18**。

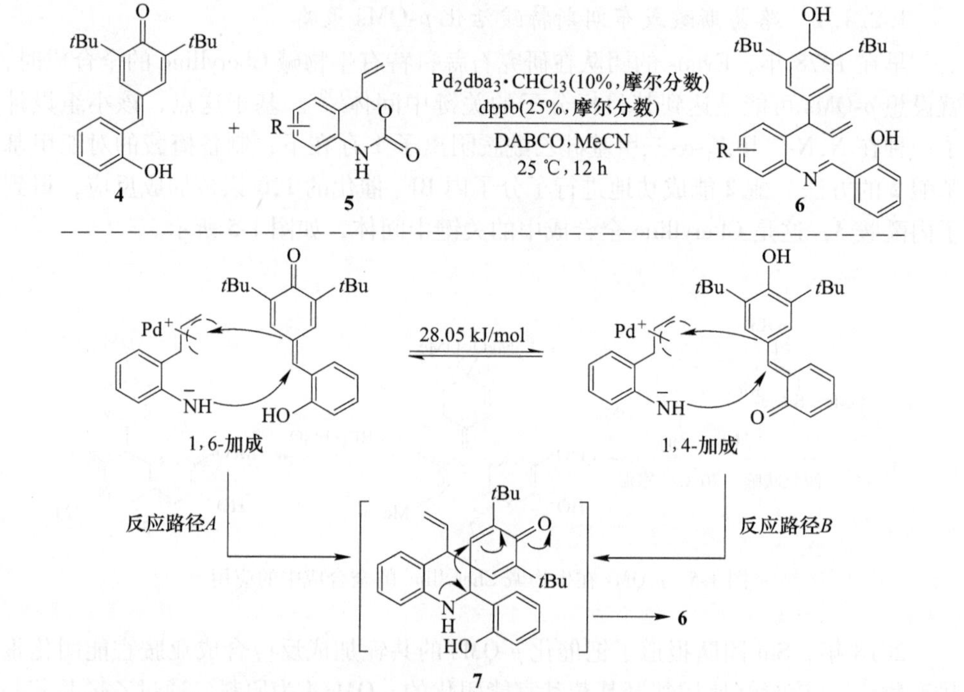

$Pd_2dba_3·CHCl_3$=三(二亚苄基茚丙酮)二钯氯仿复合物

dppb=1,4-双(二苯基膦)丁烷　DABCO = 1,4-二氮杂双环[2.2.2]辛烷

图 1-6　Pd 催化 1,4-偶极体与 *p*-QMs 的 1,6-共轭加成

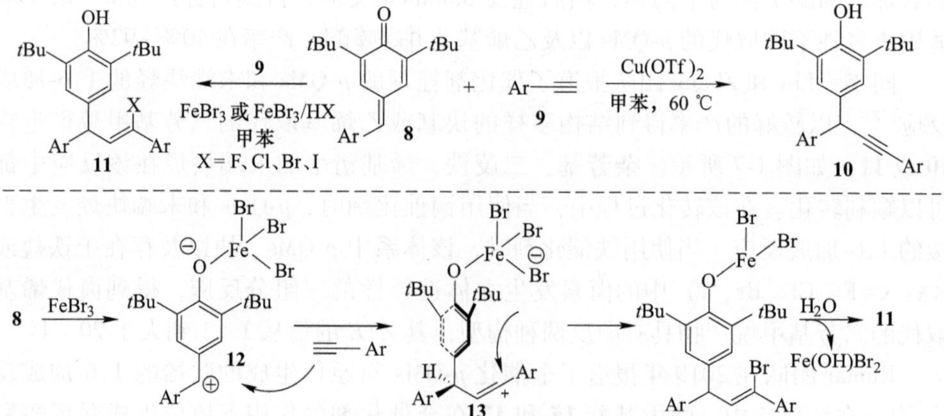

图 1-7　Cu 或 Fe 催化炔烃与 *p*-QMs 的 1,6-共轭加成

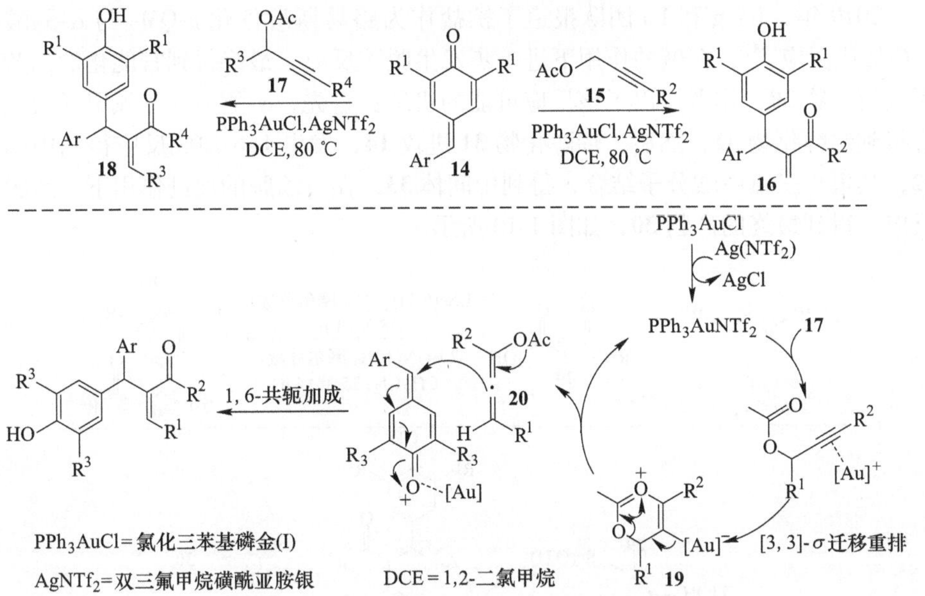

图 1-8 Au 催化联烯与 p-QMs 的 1,6-共轭加成

此外，Wang 团队报道了 $Mn(OAc)_3$ 作为催化剂实现 p-QMs 与碳或磷亲核试剂的 1,6-加成反应[54]，包括 1,3-二酮 **21**、亚磷酸二乙酯 **23** 和二苯基氧化膦 **25**，如图 1-9 所示。该策略需要加入二茂铁基三唑（Fc-TA）配体 **27** 和 **28**。随后，文献报道了更简单的策略实现 p-QMs 与磷亲核试剂的 1,6-加成反应，如碳酸铯[55]、DBU[56]或水相溶液[57]促进反应顺利进行，避免使用过渡金属催化剂，更加高效绿色。

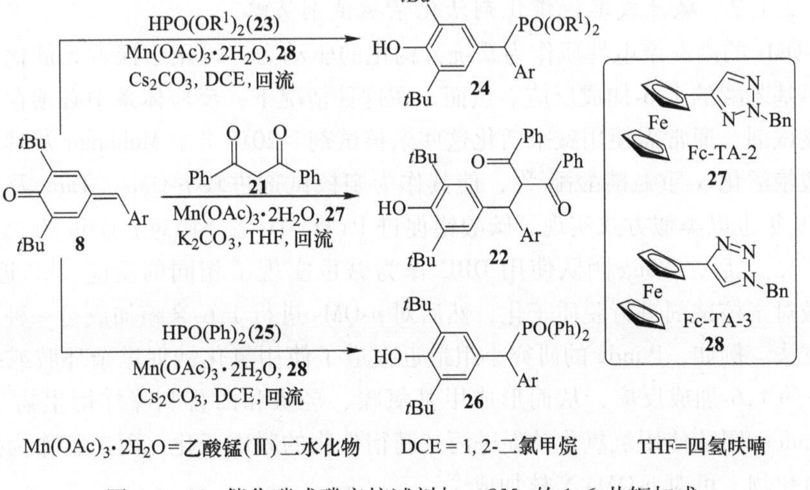

图 1-9 Mn 催化碳或磷亲核试剂与 p-QMs 的 1,6-共轭加成

2019 年，Jiang 和 Lu 团队报道了钪盐作为路易斯酸催化 *p*-QMs 与 α-酮酸的 1,6-加成反应[58]，在碱的作用下进一步发生脱羧反应，最终得到官能化的二芳基甲烷衍生物 **30**。作者提出了该反应可能的机理：首先，α-酮酸与三氟甲磺酸钪反应得到烯醇化物 **31**，然后，烯醇化物 **31** 进攻 **14**，发生 1,6-加成反应得到中间体 **32**，其再与三氟甲酸分子结合，得到中间体 **33**，在三乙胺的促进作用下，经脱羧反应，得到最终的产物 **30**，如图 1-10 所示。

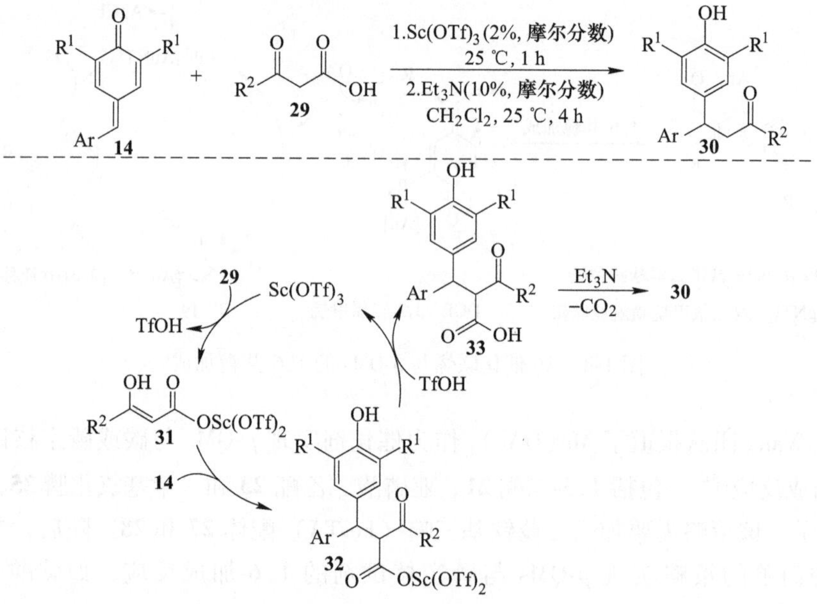

图 1-10 Sc 催化 α-酮酸与 *p*-QMs 的脱羧 1,6-共轭加成

1.2.1.2 碱性或其他催化剂活化亲核试剂策略

p-QMs 的内在亲电性质作为系统芳构化的驱动力，可用于探索无催化剂活化对亚甲基苯醌的 1,6-加成反应。然而，在这种情况下，反应体系中必须存在良好的亲核试剂，通常需使用碱来活化这些亲核试剂。2018 年，Mohanan 及其同事使用碳酸铯活化 α-重氮磷酸酯[59]，使其作为亲核试剂进攻 *p*-QMs。Tang 及其同事在 2019 年也以类似方式实现了碳酸铯促进 P(O)-H 化合物对 *p*-QMs 的 1,6-加成反应[55]，之后，Wang 团队使用 DBU 作为碱也实现了相同的反应[56]。近年来，使用碱对亲核试剂进行脱质子化，然后对 *p*-QMs 进行 1,6-亲核加成是一种高度探索的方法。例如，Panda 的研究小组最近报道了使用氢化钠促进杂环胺或酰胺与 *p*-QMs 的 1,6-加成反应，从而形成甲基氯嗪、羟嗪和西替利嗪样衍生物[60]。同样，Enders 团队使用氢氧化钠促进丙二腈衍生物的脱质子化，丙二腈作为掩蔽的酰基氰化物，可对 *p*-QMs 亲核加成[61]。

氮杂环卡宾（NHC）作为 Brønsted 碱，也广泛作为催化剂活化多种亲核试剂用于 p-QMs 的 1,6-共轭加成反应。例如，Anand 团队公开了 NHC 作为碱性催化剂在亚磷酸二烷基酯与 p-QMs 的 1,6-加成反应中的用途[62]。该团队还使用 NHC 作为碱，将 β-萘酚 **34** 加成到 p-QMs 中[63]，在不对称三芳基甲烷的合成中获得了有前景的结果（见图 1-11，产率在 74%~99%）。在这里，氮杂环卡宾 **A** 最初被氢化钠脱质子化，随后充当布朗斯特碱活化萘酚，然后与 p-QMs **14** 进行 1,6-加成反应。

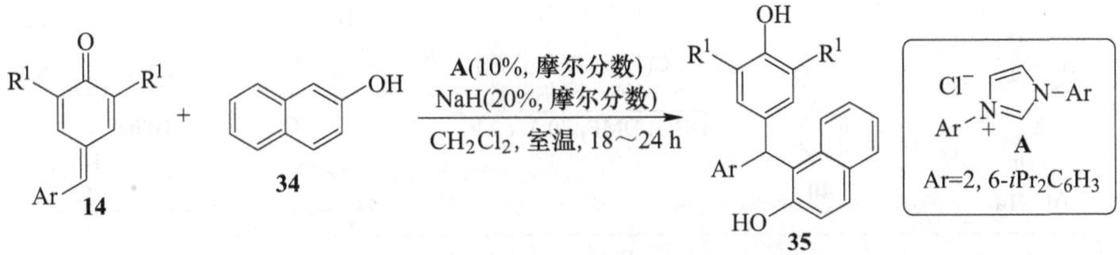

图 1-11 NHC 催化萘酚与 p-QMs 的 1,6-共轭加成

除了用作布朗斯特碱外，NHC 在过去几十年中还被广泛用作亲核性的有机催化剂，以促进许多重要转化[64-65]。该分子独特结构使其能够用于极性反转催化，允许使用醛等分子作为亲核试剂而不是亲电试剂。从这个意义上出发，一些研究小组探索了将 NHC 作为催化剂将不寻常的亲核试剂 1,6-加成到 p-QMs 中的策略。例如，Sun 团队利用 NHC 作为催化剂实现了芳香醛对 p-QMs 的 1,6-共轭加成反应[66]。作者提出了可能的反应的机制，首先醛 **36** 与 NHC 催化剂缩合得到 Breslow 中间体 **38**，该中间体作为亲核试剂参与对 p-QMs **14** 的 1,6-共轭加成，形成中间体 **39**(见图 1-12)。最后经催化剂 **B** 和产物 **37** 释放，完成催化循环。

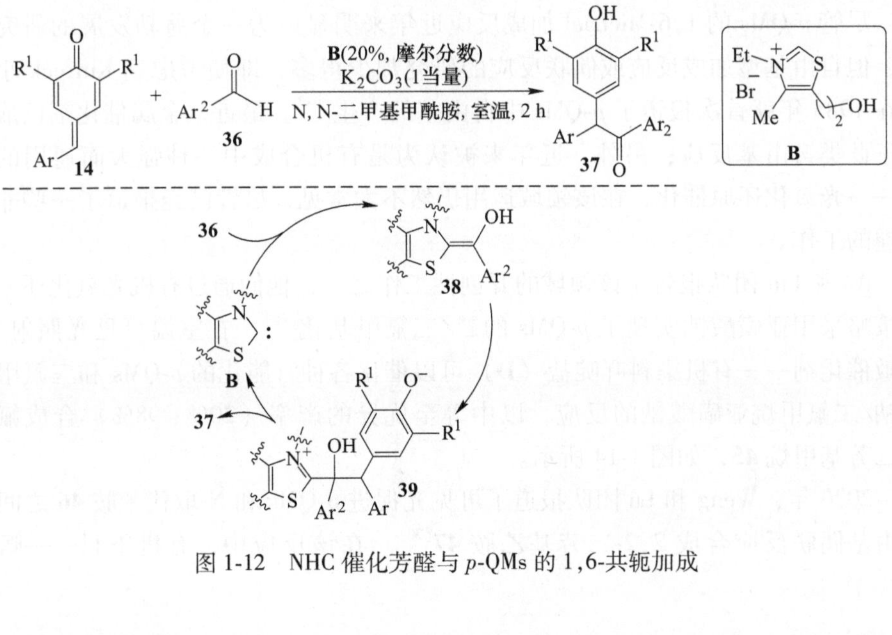

图 1-12 NHC 催化芳醛与 p-QMs 的 1,6-共轭加成

近年来，双氨基环丙烯亚基（BAC）等非杂环卡宾也被证明是有价值的催化剂，主要是因为与NHC催化剂相比，它们具有很强的σ供体能力和π受体能力。2018年，Anand课题组揭示了BAC催化剂**C**可用于催化α,β-不饱和环酮**40**与*p*-QMs的1,6-共轭加成反应[67]。其催化机制可能经历卡宾中间体**42**，该中间体随后与α,β-不饱和环酮1,4-加成，得到中间体**43**，最后经1,6-加成、消除过程得到目标产物**41**，如图1-13所示。

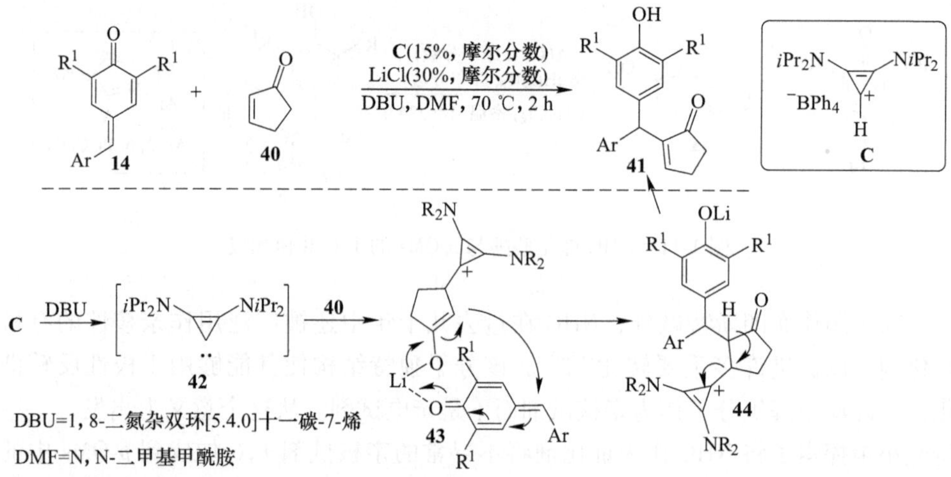

图1-13 BAC催化α,β-不饱和环酮与*p*-QMs的1,6-共轭加成

1.2.2 自由基型1,6-加成反应

尽管*p*-QMs的1,6-Michael加成反应近年来明显成为一个蓬勃发展的研究领域，但自由基型加成反应或偶联反应的研究却少得多，即使考虑到Kurreck小组早在1985年就首次报道了*p*-QMs中自由基的产生[68]。最近，金属催化剂已成功用于此类自由基反应；另外，近年来被认为是有机合成中一种强大而通用的工具——光氧化还原催化，在该领域运用仍然不太常见，尽管已经报道了一些非常有趣的工作。

Ao和Liu团队报告了该领域的开创性工作之一，他们通过有机光氧化还原催化策略采用亚磺酸钠实现了*p*-QMs的二/三氟甲基化[69]。在室温可见光照射下，光敏催化剂——有机染料吖啶盐（**D**）可以催化各种官能化的*p*-QMs和三氟甲磺酸钠/二氟甲烷亚磺酸钠的反应，以中等至优异的产率（20%~98%）合成氟烷基二芳基甲烷**45**，如图1-14所示。

2020年，Weng和Lu团队报道了可见光促进*p*-QMs和N-取代苯胺**46**之间的自由基偶联反应合成2,2-二芳基乙胺**47**[70]。在该反应中，有机染料——曙红

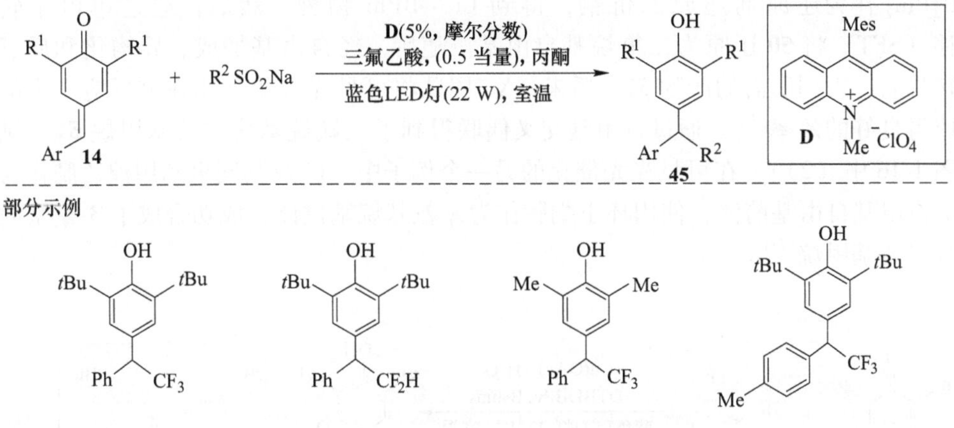

图 1-14 可见光催化 p-QMs 的二/三氟甲基化

Y(**E**) 被用作光催化剂，催化产生自由基 **48** 和 **49**，最后通过自由基交叉偶联得到产物 **46**，如图 1-15 所示。

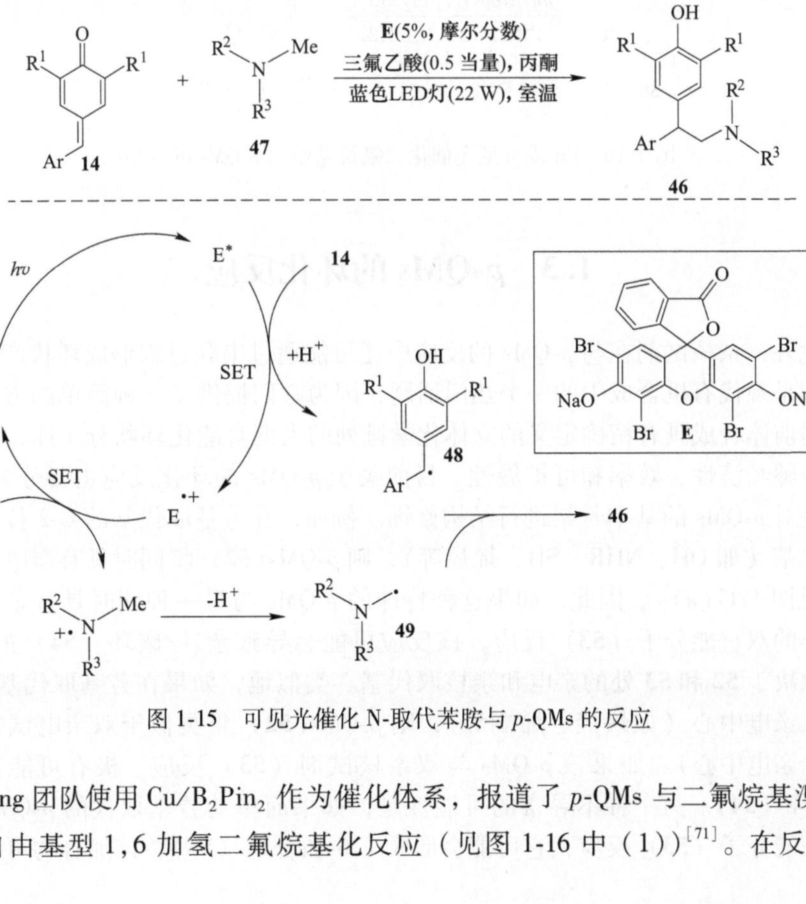

图 1-15 可见光催化 N-取代苯胺与 p-QMs 的反应

Song 团队使用 Cu/B_2Pin_2 作为催化体系，报道了 p-QMs 与二氟烷基溴化物 **50** 的自由基型 1,6 加氢二氟烷基化反应（见图 1-16 中（1））[71]。在反应中，

B_2Pin_2 作为还原剂还原二价铜，得到 Cu^{I}-BPin 物种。然后，通过单电子转移（SET）将 **50** 还原为二氟烷基自由基。随后，经自由基加成、异构化和质子转移后，得到所需的产物 **51**。后来，Xu 团队将可见光催化运用在该反应中也能取得良好的效率[72]。通过自由基交叉偶联得到了二氟烷基化二芳基甲烷 **51**（见图 1-16 中（2））。在可见光光催化的另一个例子中，Li 及其同事利用溴乙腈作为 α-氰甲基自由基前体，使用环丁酮肟作为 γ 氰基烷基供体，成功合成了 3-氰基丙基二芳基甲烷[73]。

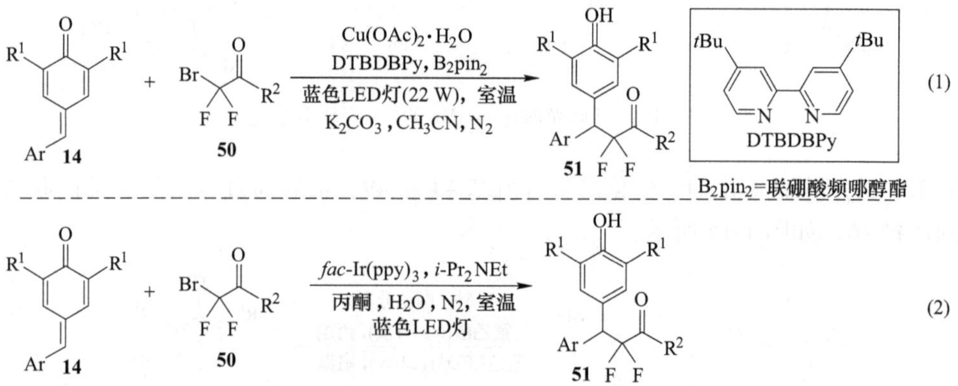

图 1-16　Cu 或可见光催化二氟烷基溴与 *p*-QMs 的反应

1.3　*p*-QMs 的环化反应

此外，亲核试剂在与 *p*-QMs 的反应中还可能通过串联过程形成环状产物。环化反应是现代有机合成中的一个热门话题，因为它们提供了一种简单的方法，从简单的前体合成具有精确定义的立体化学排列的大型官能化环状分子库，具有很高的步骤经济性、效率和可扩展性。目前关于 *p*-QMs 的环化反应主要分为两种，一种是对 *p*-QMs 的基本骨架进行结构修饰。例如，在芳基取代基的 C-2 位引入亲核取代基（如 OH、NHR、SH、烯烃等），则 *p*-QMs（**52**）将同时具有亲电和亲核性（见图 1-17(a)）。因此，如果这种特殊的 *p*-QMs 与另一种同时具有亲电和亲核中心的双官能分子（**53**）反应，该反应可能会导致杂环/碳环（**54**）的生成，具体取决于 **52** 和 **53** 处的亲电和亲核取代基。类似地，如果在芳基取代基的 C-2 位引入亲电中心（如炔烃、烯酮等），则 *p*-QMs（**52**）将类似于双亲电试剂（具有两个亲电中心）。如果该 *p*-QMs 与双亲核试剂（**53**）反应，极有可能获得杂环/碳环（**54**）。另一种不寻常的可能性是，如果简单的芳基取代的 *p*-QMs（**14**）与双官能分子（**53**）反应，它可能会形成 1,6-加合物（**55**），该加合物可能在原位生成的亲核性酚的影响下进一步经历去芳构化环化，得到螺环杂环/碳环（**56**）（见图 1-17(b)）。近年来，文献中出现了许多报道，通过探索这些概念来合成结构复杂的杂环和碳环。

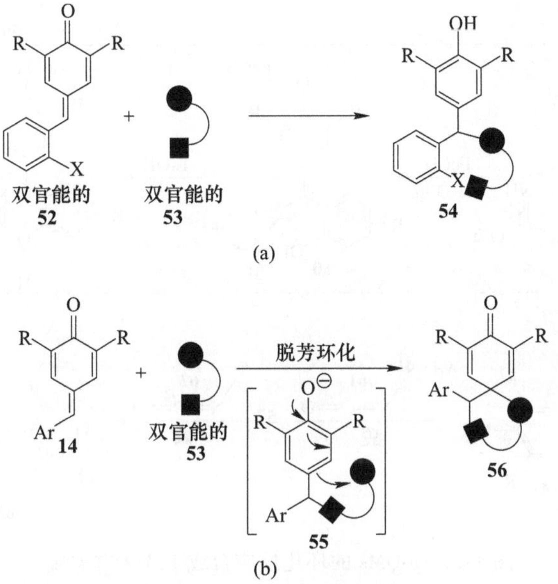

图 1-17 *p*-QMs 的环化反应

1.3.1 特殊 *p*-QMs 的环化

2019 年，Wang 小组使用氯化铁催化邻羟基苯基 *p*-QMs **57** 与亚胺酸酯 **58** 的环化反应实现了 2,4-二芳基-1,3-苯并恶嗪 **59** 的合成（见图 1-18 中（1））[74]。亚胺酸酯 **58** 通过向 *p*-QMs 进行 1,6-共轭加成，得到中间体 **60**，中间体 **60** 经过分子内环化及催化剂再生得到产物 **59**（见图 1-18 中（2））。Gao 团队在同一年也报道了类似反应，他们探索了邻羟基苯基取代的 *p*-QMs 和异氰酸酯 **61**、**62** 之间的［4+2］环加成反应（见图 1-18 中（3））[75]。2020 年，Xuan 团队也完成了 1,3-苯并恶嗪衍生物的合成，在该报道中不需要催化剂就可促进 *p*-QMs 和六氢-1,3,5-三嗪之间的环化反应[76]。

最近，Zhou 及其同事描述了一种使用 2-羟基苯基取代的 *p*-QMs（**57**）和烯烃（**65**）的碱促进的多米诺氧杂 Michael 加成/1,6-加成串联反应，以高产率得到具有优异非对映选择性（dr>99∶1）的螺环色满衍生物（**66**），如图 1-19 所示[77]。

Anand 团队开发了一种铜催化的 1,6-加成/点击序列反应，从 2-(炔基）苯基

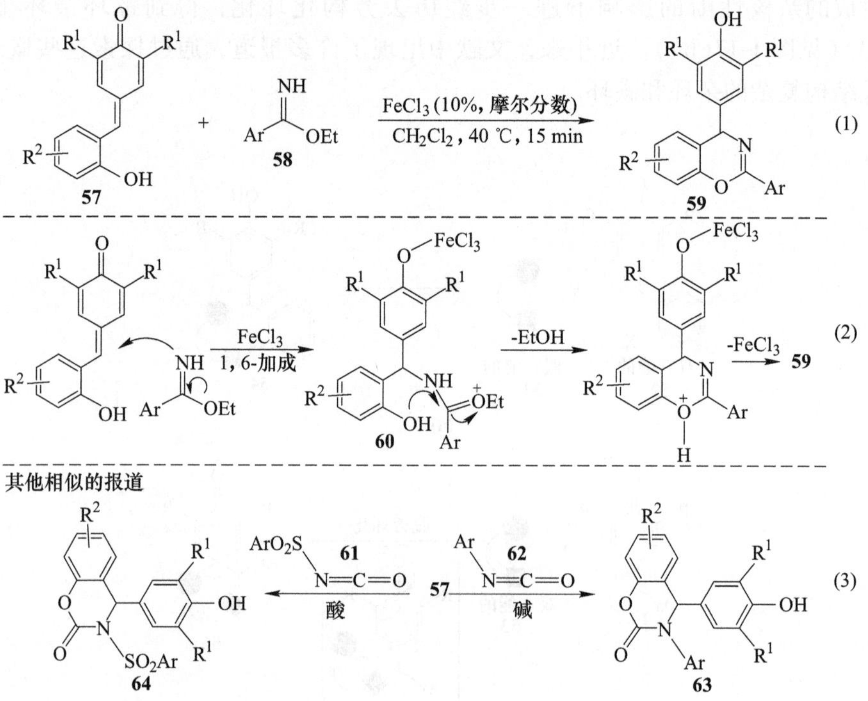

图 1-18　p-QMs 的环化反应合成 1,3-苯并恶嗪

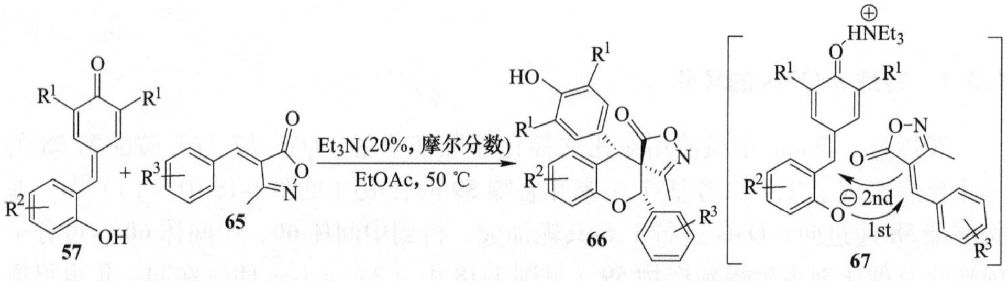

图 1-19　p-QMs 的环化反应合成螺环色满衍生物

取代的 p-QMs（**68**）和叠氮三甲基硅烷合成 1,2,3-三唑基异吲哚啉（**70**），如图 1-20 所示[78]。通过对照实验，作者提出了铜催化剂触发 1,6-共轭加成，形成 1,6-加合物 **69**，然后发生分子内点击反应得到目标分子的机理路程。

Samanta 团队公开了一种有趣的 1,4-二氮杂二环［2.2.2］辛烷（DABCO）介导的环化策略，由乙烯基取代的 p-QMs（**71**）和环状磺酰亚胺（**72**）合成取代的吡啶（**74**）[79]。作者提出，有机碱（DABCO）从 **72** 中提取一个质子以产生相应的阴离子，然后以 1,6-共轭加成的方式与 **71** 反应生成加合物 **72**。该中间体经

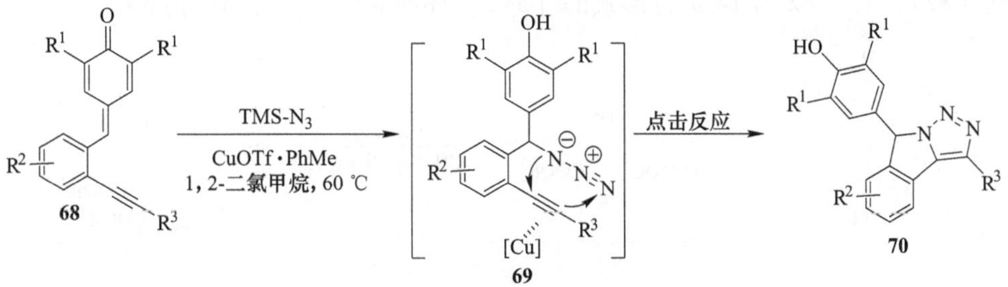

图 1-20 p-QMs 的环化反应合成 1,2,3-三氮唑骈异吲哚啉衍生物

SO_3 消除、异构化、氮杂电环化及氧化一系列步骤形成目标产物 **74**，如图 1-21 所示。

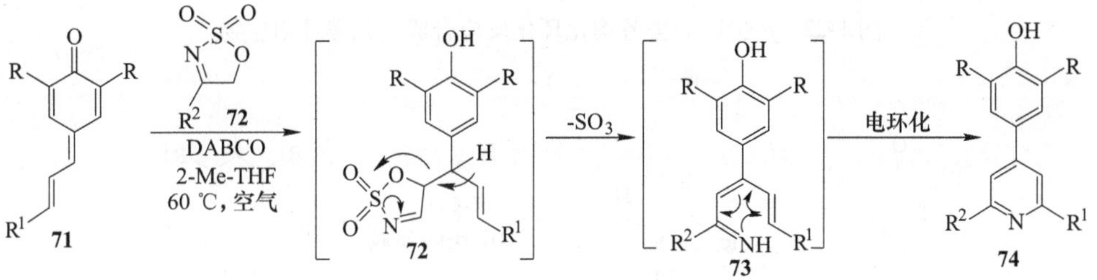

图 1-21 p-QMs 的环化反应合成取代吡啶衍生物

1.3.2 简单 *p*-QMs 的去芳构化环化

由于 *p*-QMs 原有的亲电性以及经 1,6-加成后生成的产物酚的亲核性，导致其很容易继续去芳构化环化得到多种多样的螺环化合物。利用此性质，许多课题组开展了相关研究，该类型反应优势在于 *p*-QMs 底物易于合成且螺环产物在药物活性分子中具有广泛用途。例如，Lin、Yao 团队开发了一种 1,6-加成/去芳构化环化策略，用于构建螺［2.5］八-4,7-二烯-6-酮 **76**，如图 1-22 所示[80]。该方法不需要金属催化剂，在温和条件下进行，以中等至优异的收率获得了含有两个或三个连续季碳中心的产物。在所提出的机制中，在 Cs_2CO_3 存在下，2-溴丙二酸酯 **75** 生成碳负离子 **77**，碳负离子 **77** 对 *p*-QMs **14** 进行 1,6-亲核加成得到中间体 **78**。接下来，中间体 **78** 经历分子内去芳构化环化步骤，得到最终产物 **76**。采用相似的策略，许多其他类似的工作也相继被报道了，如将苄氯[81]、硫叶立德[82]、锍盐[83]、季铵盐[84]、吡唑啉酮[85]等代替 2-溴丙二酸酯也能实现螺环丙烷化转化。

Su 及其同事报道了通过腙酰氯（**79**）与 *p*-QMs(**14**) 的［3+2］-环加成反应合成螺环吡唑啉衍生物（**80**）（见图 1-23）[86]。作者提出如下反应机制，碱与 **79** 反应，生成腈胺中间体，该中间体包含两个共振形式，即炔型（**81**）和联烯型（**82**），其中**82**与**14**进行形式的［3+2］环加成反应，得到产物**80**。

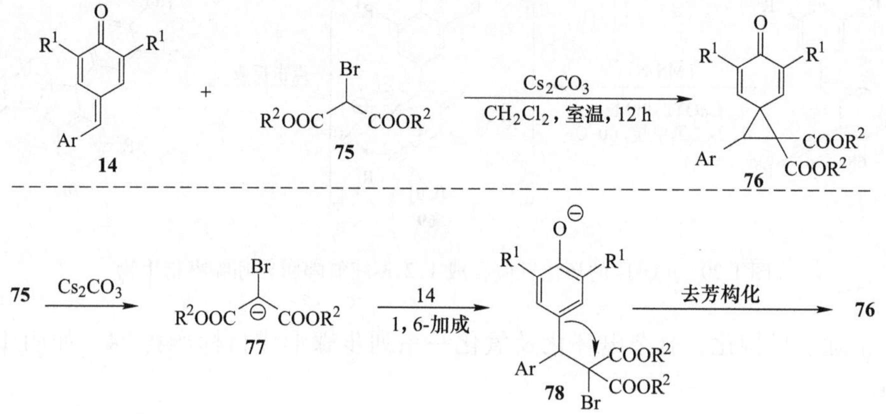

图 1-22　*p*-QMs 的去芳构化环化反应合成三元螺环衍生物

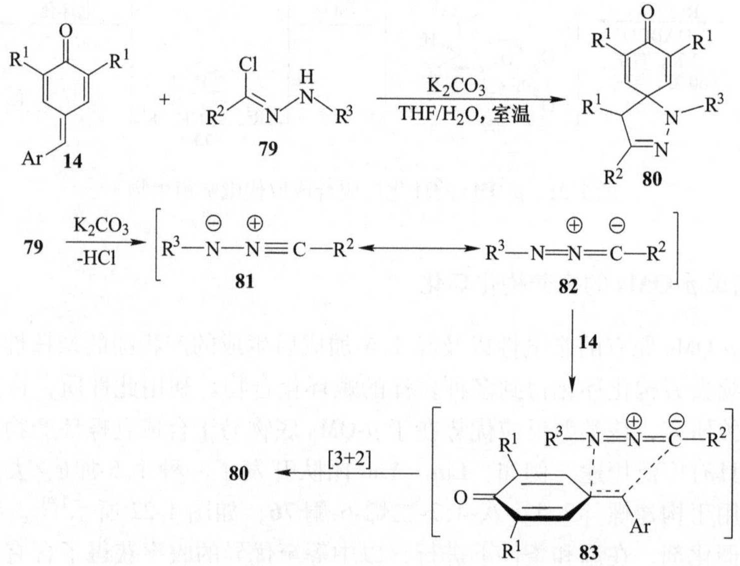

图 1-23　*p*-QMs 的去芳构化环化反应合成螺环吡唑啉衍生物

Lin、Yao 及其同事开发了一种钯催化的 *p*-QMs 与碳酸烯丙酯（**84**）的氧杂［4+2］环化反应，以中等至良好的收率获得螺环吡喃型衍生物（**85**）（见图 1-24）[87]。反应最初是通过碳酸烯丙酯（**84**）与 Pd(0) 物种的氧化加成反应进行的，所得 Pd 配合物**86**以 1,6-加成的形式与**14**反应，生成另一种中间体**87**，最终进行分子内环化，生成螺环产物**85**。

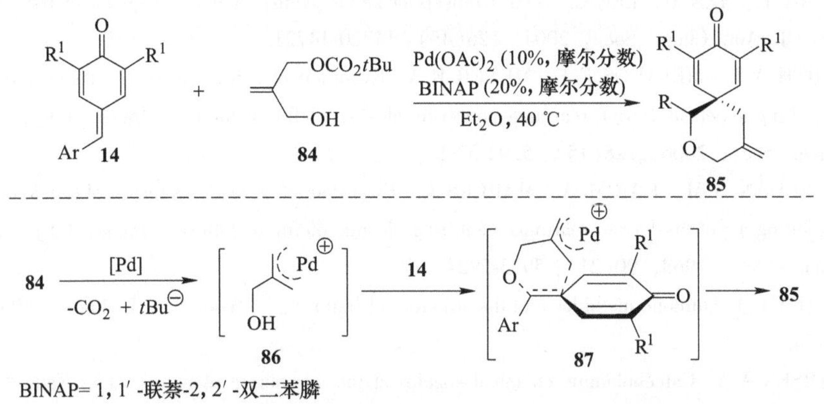

图 1-24　p-QMs 的去芳构化环化反应合成螺环吡喃型衍生物

1.4　本 章 小 结

在过去的几十年里，p-QMs 无疑已成为合成各种官能化分子的重要基石。从这个意义上讲，涉及这些分子的 1,6-亲核加成反应在此类化合物的适用性方面变得至关重要。在这一领域已经取得了巨大的进展，主要是在开发这些过程的催化方法方面。然而，使用 p-QMs 仍有机会，例如，它们在其他类型的反应中的应用，甚至使用替代催化剂。此外，当考虑到绿色和可持续化学日益增长的重要性时，还有很多改进要做。例如，已报道的大多数研究工作仍然使用有毒溶剂或化学计量的催化剂和助剂。虽然，在过去的几年里，已经取得了许多前沿化学成果，我们相信，在适当的时候，这一领域将会有巨大的发展。此外，杂环，尤其是含氧和含氮杂环，在生命中起着至关重要的作用，因为许多杂环直接参与生物过程。目前可用的大多数活性药物成分都是基于天然存在的 O-或 N-杂环，或源自简单有机分子的非天然杂环。因此，考虑到这些靶标在人类生活和其他生物中的重要性，设计合适的合成路线成为合成化学家的重要任务。在过去的几年里，研究者们有力地利用 p-QMs 的独特反应性优势，探索了各种有机转化，但反应类型仍然很局限。

参 考 文 献

[1] TAKAO K, SASAKI T, KOZAKI T, et al. Syntheses and absolute stereochemistries of UPA0043 and UPA0044, cytotoxic antibiotics having a p-quinone-methide structure [J]. Org. Lett., 2001, 3(26): 4291-4294.

[2] JANSEN R, GERTH K, STEINMETZ H, et al. Elansolid A3, a unique p-quinone methide antibiotic from chitinophaga sancti [J]. Chem. Eur. J., 2011, 17(28): 7739-7744.

[3] YUAN Y, MEN H, LEE C. Total synthesis of kendomycin: A macro-C-glycosidation approach [J]. J. Am. Chem. Soc., 2004, 126(45): 14720-14721.

[4] SMITH A B, MESAROS E F, MEYER E A. Evolution of a total synthesis of(-)-kendomycin exploiting a petasis-ferrier rearrangement/ring-closing olefin metathesis strategy [J]. J. Am. Chem. Soc., 2006, 128(15): 5292-5299.

[5] KUPCHAN S M, KARIM A, MARCKS C. Evolution of a total synthesis of(-)-kendomycin exploiting a petasis-ferrier rearrangement/ring-closing olefin metathesis strategy [J]. J. Am. Chem. Soc., 1968, 90(21): 5923-5924.

[6] LEARY G J. Quinone methides and the structure of lignin [J]. Wood Sci. Technol., 1980, 14: 21-34.

[7] LARSEN A A. Catecholamine chemical species at the adrenergic receptors [J]. Nature, 1969, 224: 25-27.

[8] HAMELS D, DANSETTE P M, HILLARD E A, et al. Ferrocenyl quinone methides as strong antiproliferative agents: Formation by metabolic and chemical oxidation of ferrocenyl phenols [J]. Angew. Chem., Int. Ed., 2009, 48(48): 9124-9126.

[9] MESSIANO G B, DA SILVA T, NASCIMENTO I R, et al. Biosynthesis of antimalarial lignans from holostylis reniformis [J]. Phytochemistry, 2009, 70(5): 590-596.

[10] ZHOU Q, QU Y, MANGRUM J B, et al. DNA alkylation with N-methylquinolinium quinone methide to N2-dG adducts resulting in extensive stops in primer extension with DNA polymerases and subsequent suppression of GFP expression in A549 cells [J]. Chem. Res. Toxicol., 2011, 24(3): 402-411.

[11] WANG P, SONG Y, ZHANG L, et al. Quinone methide derivatives: Important intermediates to DNA alkylating and DNA crosslinking actions [J]. Curr. Med. Chem., 2005, 12(24): 2893-2913.

[12] CHU W D, ZHANG L F, BAO X, et al. Asymmetric catalytic 1,6-conjugate addition/aromatization of para-quinone methides: Enantioselective introduction of functionalized diarylmethine stereogenic centers [J]. Angew. Chem., Int. Ed., 2013, 52(35): 9229-9233.

[13] ZHANG Q, YOU P, WU C, et al. Microwave-promoted solvent-free synthesis of para-quinone methides(*p*-QMs) derivatives [J]. Journal of Saudi Chemical Society, 2020, 24(1): 120-126.

[14] Fan Y, ZHOU L, LI S, et al. Catalytic asymmetric 1,6-conjugate addition of in situ generated para-quinone methides with tritylthiol [J]. Org. Chem. Front., 2018, 5: 1820-1824.

[15] MCLAUGHLIN M F, MASSOLO E, COPE T A, et al. Phenolic oxidation using H_2O_2 via in situ generated para-quinone methides for the preparation of para-spiroepoxydienones [J]. Org. Lett., 2019, 21(16): 6504-6507.

[16] POSPISEK J, PISOVA M, SOUCEK M. Ultraviolet spectra of 4-alkylidene-2,5-cyclohexadienones [J]. Collect. Czech. Chem. Commun., 1975, 40(1): 142-148.

[17] RICHTER D, HAMPEL N, SINGER T, et al. Synthesis and characterization of novel quinone

methides: Reference electrophiles for the construction of nucleophilicity scales [J]. Eur. J. Org. Chem., 2009(19): 3203-3211.

[18] KOUTEK B, PAVLICKOVA L, SOUCEK M, et al. A convenient preparation of 4-alkylidene-2,5-cyclohexadien-1-ones [J]. Synth. Commun., 1976, 6(4): 305-308.

[19] NIPATE D S, SHINDE S V N, RANGAN K, et al. TEMPO-mediated synthesis of indolyl/imidazo [1, 2-*a*] pyridinyl-substituted para-quinone methides from butylated hydroxytoluene [J]. J. Org. Chem., 2021, 86(23): 17090-17100.

[20] PARRA A, TORTOSA M. Para-quinone methide: A new player in asymmetric catalysis [J]. ChemCatChem, 2015, 7(10): 1524-1526.

[21] CARUANA L, FOCHI M, BERNARDI L. The emergence of quinone methides in asymmetric organocatalysis [J]. Molecules, 2015, 20(7): 11733-11764.

[22] LI W, XU X, ZHANG P, et al. Recent advances in the catalytic enantioselective reactions of para-quinone methides [J]. Chem. Asian J., 2018, 13(17): 2350-2359.

[23] MIURA T, URANO Y, TANAKA K, et al. Rational design principle for modulating fluorescence properties of fluorescein-based probes by photoinduced electron transfer [J]. J. Am. Chem. Soc., 2003, 125(28): 8666-8671.

[24] MONDAL S, PANDA G. Synthetic methodologies of achiral diarylmethanols, diaryl and triarylmethanes(TRAMs) and medicinal properties of diaryl and triarylmethanes-an overview [J]. RSC Adv., 2014, 4(54): 28317-28358.

[25] KSHATRIYA R, JEJURKAR V P, SAHA S. Advances in the catalytic synthesis of triarylmethanes(TRAMs) [J]. Eur. J. Org. Chem., 2019(24): 3818-3841.

[26] IRIE M. Light-induced reversible pH change [J]. J. Am. Chem. Soc., 1983, 105(7): 2078-2079.

[27] DUXBURY D F. The photochemistry and photophysics of triphenylmethane dyes in solid and liquid media [J]. Chem. Rev., 1993, 93(1): 381-433.

[28] YU L, CHEN D, LI J, et al. Preparation, characterization, and synthetic uses of lanthanide(Ⅲ) catalysts supported on ion exchange resins [J]. J. Org. Chem., 1997, 62(11): 3575-3581.

[29] SHCHEPINOV M S, KORSHUN V A. Recent applications of bifunctional trityl groups [J]. Chem. Soc. Rev., 2003, 32(3): 170-180.

[30] JIANG P, GUO Z. Fluorescent detection of zinc in biological systems: Recent development on the design of chemosensors and biosensors [J]. Coord. Chem. Rev., 2004, 248(1/2): 205-229.

[31] KIM H N, LEE M H, KIM H J, et al. A new trend in rhodamine-based chemosensors: Application of spirolactam ring-opening to sensing ions [J]. Chem. Soc. Rev., 2008, 37(8): 1465-1472.

[32] NOLAN E M, LIPPARD S J. Tools and tactics for the optical detection of mercuric ion [J]. Chem. Rev., 2008, 108(9): 3443-3480.

[33] BEIJA M, AFONSO C A M, MARTINHO J M G. Synthesis and applications of rhodamine

derivatives as fluorescent probes [J]. Chem. Soc. Rev., 2009, 38(8): 2410-2433.
[34] NAMBO M, CRUDDEN C M. Recent advances in the synthesis of triarylmethanes by transition metal catalysis [J]. ACS Catal., 2015, 5(8): 4734-4742.
[35] SALEH S A, TASHTOUSH H L. De-tert-butylation of substituted arenes [J]. Tetrahedron, 1998, 54(47): 14157-14177.
[36] LIMA C G S, PAULI F P, COSTA D C S. Para-quinone methides as acceptors in 1,6-nucleophilic conjugate addition reactions for the synthesis of structurally diverse molecules [J]. Eur. J. Org. Chem., 2020(18): 2650-2692.
[37] WANG J, HAO W, Tu S, et al. Recent developments in 1,6-addition reactions of para-quinone methides(*p*-QMs) [J]. Org. Chem. Front., 2020, 7(13): 1743-1778.
[38] SINGH G, PANDEY R, PANKHADE Y A, et al. Construction of oxygen- and nitrogen-based heterocycles from *p*-quinone methides [J]. Chem. Rec., 2021, 21(12): 4150-4173.
[39] CHU W, ZHANG L, BAO X, et al. Asymmetric catalytic 1,6-conjugate addition/aromatization of para-quinone methides: Enantioselective introduction of functionalized diarylmethine stereogenic centers [J]. Angew. Chem. Int. Ed., 2013, 52(35): 9229-9233.
[40] CARUANA L, KNIEP F, JOHANSEN T K, et al. A new organocatalytic concept for asymmetric α-alkylation of aldehydes [J]. J. Am. Chem. Soc., 2014, 136(45): 15929-15932.
[41] ZHANG L, ZHOU X, LI P, et al. Asymmetric synthesis of chromene skeletons via organocatalytic domino reactions of in situ generated ortho-quinone methide with malononitrile and β-functionalized ketone [J]. RSC Adv., 2017, 7(62): 39216-39220.
[42] ZHANG Z, XIE K, YANG C, et al. Asymmetric synthesis of dihydrocoumarins through chiral phosphoric acidcatalyzed cycloannulation of para-quinone methides and azlactones [J]. J. Org. Chem., 2018, 83(1): 364-373.
[43] MA C, HUANG Y, ZHAO Y. Stereoselective 1,6-conjugate addition/annulation of para-quinone methides with vinyl epoxides/cyclopropanes [J]. ACS Catal., 2016, 6(10): 6408-6412.
[44] KIM S, KITANO Y, TADA M, et al. Alkylindan synthesis via an intermolecular [3+2] cycloaddition between unactivated alkenes and in situ generated *p*-quinomethanes [J]. Tetrahedron Lett., 2000, 41(36): 7079-7083.
[45] QU C, SONG G, TANG D, et al. Microwave-assisted copper catalysis of α-difluorinated gem-diol toward difluoroalkyl radical for hydrodifluoroalkylation of para-quinone methides [J]. J. Org. Chem., 2020, 85(19): 12785-12796.
[46] QU C, GAO L, TANG Y, et al. Metal-free reductive coupling of para-quinone methides with 4-cyanopyridines enabled by pyridine-boryl radicals: Access to pyridylated diarylmethanes with anti-cancer activity [J]. Chem. Eur. J., 2022, 28(30): e202200264.
[47] SONG G, LIU Y, HU X, et al. Microwave-assisted copper catalyzed decarboxylative reductive coupling of para-quinone methides with 3-indoleacetic acids: Rapid access to polycyclic spiroindolequinone derivatives [J]. Org. Chem. Front., 2023, 10(6): 1512-1520.
[48] QU C, SONG G, HUANG J, et al. Tandem isonitrile insertion/azacyclopropylidene-annulated

cyclohexenone-tropone rearrangement of *p*-QMs and TosMIC: De novo synthesis of pyrrolotropones with anti-cancer activity [J]. Org. Chem. Front., 2021, 8(23): 6515-6521.

[49] QU C, CHEN S, ZHU L, et al. Organophotocatalytic site-selective radical deuteration at sterically hindered benzylic positions by consecutive hydrogen atom transfer [J]. Adv. Syn. Cat., 2025, 367(7): e202401436.

[50] HART D J, CAIN P A, EVANS D A. Approaches to the synthesis of masked *p*-quinone methides: Applications to the total synthesis of(.+-.)-cherylline [J]. J. Am. Chem. Soc., 1978, 100(5): 1548-1557.

[51] JIANG X, WU S, WANG J, et al. The [4 + 2] cyclization/retro-mannich reaction cascade of para-quinone methide derivatives with pd-containing 1,4-dipoles [J]. Org. Biomol. Chem., 2018, 16(37): 8395-8402.

[52] LIU Z, XU H, YAO T, et al. Catalyst-enabled chemodivergent construction of alkynyl- and vinyl-substituted diarylmethanes from *p*-quinone methides and alkynes [J]. Org. Lett., 2019, 21(18): 7539-7543.

[53] SHARMA B M, RATHOD J, GONNADE R G, et al. Harnessing nucleophilicity of allenol ester with *p*-quinone methides via gold catalysis: Application to the synthesis of diarylmethine-substituted enones [J]. J. Org. Chem., 2018, 83(16): 9353-9363.

[54] ZHUGE R, WU L, QUAN M, et al. Palladium-catalyzed addition of arylboronic acids to para-quinone methides for preparation of diarylacetates [J]. Adv. Synth. Catal., 2017, 359(6): 1028-1036.

[55] XIONG B, WANG G, ZHOU C, et al. Base-catalyzed stereoselective 1,6-conjugated addition/aromatization of P(O)—H compounds with para-quinone methides [J]. Eur. J. Org. Chem., 2019(20): 3273-3282.

[56] ZHANG B, LIU L, MAO S, et al. Base-catalyzed 1,6-hydrophosphonylation of *p*-quinone methides with diphenylphosphane oxide/phosphites [J]. Eur. J. Org. Chem., 2019(24): 3898-3907.

[57] AHER Y N, PAWAR A B. Catalyst- and reagent-free 1,6-hydrophosphonylation of *p*-quinone methides: A practical approach for the synthesis of diarylmethyl phosphine oxides [J]. Org. Biomol. Chem., 2019, 17(32): 7536-7546.

[58] JIANG C, CHEN Y, HUANG G, et al. Scandium(Ⅲ)-catalysed decarboxylative addition of β-ketoacids to para-quinone methides: Evidence for 1,6-addition and base-assisted decarboxylation tandem process [J]. Asian J. Org. Chem., 2019, 8(2): 257-260.

[59] GUPTA A K, AHAMAD S, VAISHANV N K, et al. Base-mediated 1,6-conjugate addition of the seyferth-gilbert reagent to para-quinone methides [J]. Org. Biomol. Chem., 2018, 16(25): 4623-4627.

[60] ROY D, PANDA G. Base-mediated 1,6-aza-michael addition of heterocyclic amines and amides to para-quinone methides leading to meclizine-, hydroxyzine- and cetirizine-like architectures [J]. Synthesis, 2019, 51(23): 4434-4442.

[61] ZHAO K, ZHI Y, WANG A, et al. Synthesis of malononitrile-substituted diarylmethines via

1,6-addition of masked acyl cyanides to para-quinone methides [J]. Synthesis, 2018, 50(4): 872-880.

[62] ARDE P, ANAND R V. N-heterocyclic carbene catalysed 1,6-hydrophosphonylation of *p*-quinone methides and fuchsones: An atom economical route to unsymmetrical diaryl- and triarylmethyl phosphonates [J]. Org. Biomol. Chem., 2016, 14(24): 5550-5554.

[63] ARDE P, ANAND R V. Expedient access to unsymmetrical triarylmethanes through N-heterocyclic carbene catalysed 1,6-conjugate addition of 2-naphthols to para-quinone methides [J]. RSC Adv., 2016, 6(81): 77111-77115.

[64] HOPKINSON M N, RICHTER C, SCHEDLER M, et al. An overview of N-heterocyclic carbenes [J]. Nature, 2014, 510: 485-496.

[65] FLANIGAN D M, ROMANOV-MICHAILIDIS F, WHITE N A, et al. Organocatalytic reactions enabled by N-heterocyclic carbenes [J]. Chem. Rev., 2015, 115(17): 9307-9387.

[66] ZHANG G, JIANG L, SHI W, et al. Direct access to α,α′-diarylated ketones through N-heterocyclic carbene-catalyzed 1,6-addition of aromatic aldehydes to para-quinone methides [J]. Synth. Commun., 2017, 47(8): 803-810.

[67] RAMANJANEYULU B T, MAHESH S, ANAND R V. Bis(amino) cyclopropenylidene-catalyzed 1,6-conjugate addition of aromatic aldehydes to para-quinone methides: Expedient access to α,α′-diarylated ketones [J]. Org. Lett., 2015, 17(16): 3952-3955.

[68] KIRSTE B, HARRER W, KURRECK H. ENDOR studies of novel di- and triphenylmethyl radicals generated from galvinols [J]. J. Am. Chem. Soc., 1985, 107(1): 20-28.

[69] WU Q, AO G, Liu F. Redox-neutral tri-/difluoromethylation of para-quinone methides with sodium sulfinates [J]. Org. Chem. Front., 2018, 5(13): 2061-2064.

[70] WU Q, GUO J, HUANG G, et al. Visible-light-promoted radical cross-coupling of para-quinone methides with N-substituted anilines: An efficient approach to 2,2-diarylethylamines [J]. Org. Biomol. Chem., 2020, 18(5): 860-864.

[71] KE M, SONG Q. Copper-catalyzed 1,6-hydrodifluoroacetylation of para-quinone methides at ambient temperature with bis(pinacolato) diboron as reductant [J]. Adv. Synth. Catal., 2017, 359(3): 384-389.

[72] ZHAO Y, LUO Y, WANG Z, et al. A new approach to access difluoroalkylated diarylmethanes via visible-light photocatalytic cross coupling reactions [J]. Chem. Commun., 2018, 54(32): 3993-3996.

[73] ZHANG W, YANG C, ZHANG Z, et al. Visible-light triggered cyanoalkylation of para-quinone methides and its application to the synthesis of GPR40 agonists [J]. Org. Lett., 2019, 21(11): 4137-4142.

[74] ZHANG J, JIN H, WANG R, et al. Synthesis of 2,4-diaryl-1,3-benzoxazines via $FeCl_3$-catalyzed annulation of ortho-hydroxyphenyl-substituted para-quinone methides with imidates [J]. Adv. Synth. Catal., 2019, 361(20): 4811-4816.

[75] CHENG Y, WANG C, LI T, et al. Organocatalytic [4 + 2] cyclizations of para-quinone methide derivatives with isocyanates [J]. Org. Biomol. Chem., 2019, 17(27): 6662-6670.

[76] CHENG X, ZHOU S, XU G, et al. [4+2]-cycloaddition of para-quinone methides with hexahydro-1,3,5-triazines: Access to 1,3-benzoxazine derivatives [J]. Adv. Synth. Catal., 2019, 362(3): 523-527.

[77] YE Z, BAI L, BAI Y, et al. High diastereoselective synthesis of spiro-isoxazolonechromans via domino oxa-michael/1,6-addition reactions of Ortho-hydroxyphenylsubstituted para-quinone methides with unsaturated isoxazolones [J]. Tetrahedron, 2019, 75(5): 682-687.

[78] JADHAV S A, PANKHADE Y A, ANAND R V. Tandem one-pot approach to access 1,2,3-triazole-fused isoindolines through Cu-catalyzed 1,6-conjugate addition of Me_3SiN_3 to *p*-quinone methides followed by intramolecular click cycloaddition [J]. J. Org. Chem., 2018, 83(15): 8596-8606.

[79] GUIN S, GUDIMELLA S K, SAMANTA S. 1,6-addition of vinyl *p*-quinone methides with cyclic sulfamidate imines: Access to 4-hydroxyaryl-2,6-diarylpyridines [J]. Org. Biomol. Chem., 2020, 18(7): 1337-1342.

[80] GAI K, FANG X, LI X, et al. Synthesis of spiro [2.5] octa-4,7-dien-6-one with consecutive quaternary centers via 1,6-conjugate addition induced dearomatization of para-quinone methides [J]. Chem. Commun., 2015, 51(87): 15831-15834.

[81] ZHAO S, ZHU Y, ZHANG M, et al. Base-mediated tandem 1,6-addition/cyclization/isomerization reactions between para-quinone methides and benzyl chlorides: Approaches to diverse frameworks at each cascade stage [J]. Synthesis, 2019, 51(10): 2136-2148.

[82] YUAN Z, FANG X, LI X, et al. 1,6-conjugated addition-mediated [2+1] annulation: Approach to spiro [2.5] octa-4,7-dien-6-one [J]. J. Org. Chem., 2015, 80(21): 11123-11130.

[83] ZHANG X, DU J, DENG Y, et al. Spirocyclopropanation reaction of para-quinone methides with sulfonium salts: The synthesis of spirocyclopropanyl para-dienones [J]. J. Org. Chem., 2016, 81(6): 2598-2606.

[84] ROISER L, WASER M. Enantioselective spirocyclopropanation of para-quinone methides using ammonium ylides [J]. Org. Lett., 2017, 19(9): 2338-2341.

[85] KALE S B, JORI P K, THATIKONDA T, et al. 1,6-conjugate-addition-induced [2+1] annulation of para-quinone methides and pyrazolones: Synthesis of bis-spiro compounds with contiguous quaternary spiro-centers [J]. Org. Lett., 2019, 21(19): 7736-7740.

[86] SU Y, ZHAO Y, CHANG B, et al. [3+2] cycloaddition of para-ouinone methides with nitrile imines: Approach to spiro-pyrazoline-cyclohexadienones [J]. J. Org. Chem., 2019, 84(11): 6719-6728.

[87] YUAN Z, PAN R, ZHANG H, et al. Palladium-catalyzed oxa-[4+2] annulation of para-quinone methides [J]. Adv. Synth. Catal., 2017, 359(23): 4244-4249.

2 微波辅助铜催化合成二氟烷基化二芳基甲烷

2.1 概　述

二氟亚甲基（CF_2）在有机化合物中的选择性掺入在当代有机合成中引起了极大的兴趣，因为它在核成像、材料科学、农用化学品和制药等领域有着重要的应用[1]。CF_2 基团可充当氧原子或羰基的电子等价体[1-3]，可以显著改变靶标分子的电子和化学性质，从而提高生物活性和药物性能。二芳基甲烷是各种天然产物和生物活性化合物的核心结构，如托特罗定[4]、宽叶素[5]、鬼臼毒素[6]、狭叶南五味子素 J[7]（见图 2-1），它们显示出抗菌、抗毒蕈碱、抗癌、细胞保护和抗糖尿病活性[4-7]。在过去十年中，具有不同生物和药理学特性的天然产物混合系统的合成受到了越来越多的关注[8-11]。因此，将 CF_2R 引入二芳基甲基基序中以组装二氟烷基甲烷骨架将丰富二芳基甲烷的多样性，从而为药物发现运动提供新的生物活性。

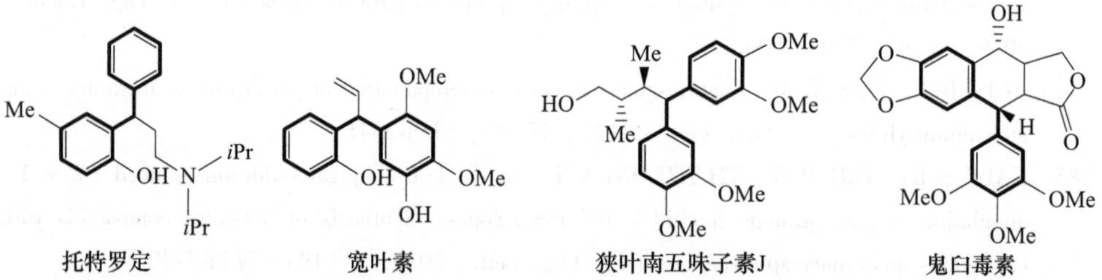

图 2-1　含有二芳基甲烷骨架的天然产物或生物活性分子

碳—碳键的构建在合成有机化学和药物化学中起着关键作用。催化 C—C 键构建的独特方案之一是对亚甲基苯醌（*p*-QMs）的 1,6-共轭加成[12-13]。然而，很少有关于在这种转化中使用其他方法的报道，如与 *p*-QMs 的自由基方案[14-19]。最近，报道了一种用于合成二氟烷基化二芳基甲烷的自由基或 1,6-共轭加成策略[15,17,20]，其中 $BrCF_2COR$ 或氟化烯醇硅醚被用作二氟烷基前体（见图 2-2）。

2011 年，Colby 团队首次披露，在碱的存在下，α-二氟偕二醇可通过脱三氟

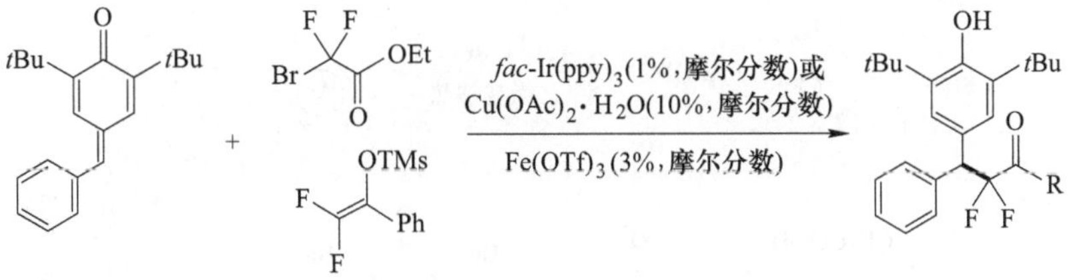

图 2-2 已有报道的 *p*-QMs 的二氟烷基化

乙酸策略（见图 2-3）产生二氟烯醇化物[21-23]。该方案温和且通用，在室温下可快速产生二氟烯醇化物。采用此策略，目前，已经探索了 Aldol、Mannich、卤化、亚磺酰化和胺化反应[24-28]。

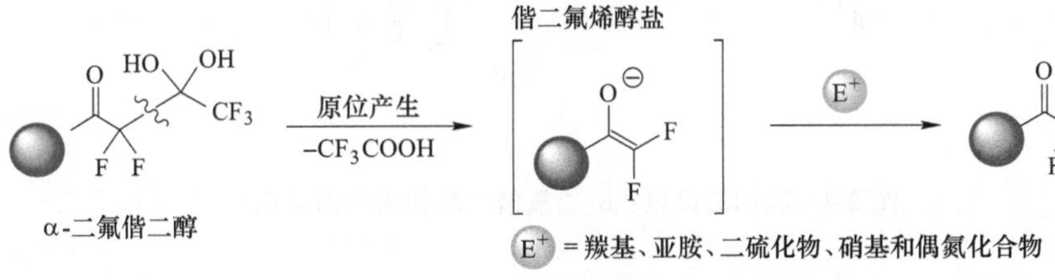

图 2-3 已有报道的 α-二氟偕二醇的反应类型

基于对自由基氟烷基化学的兴趣[29-33]，我们设想这种二氟烯醇盐是否可以通过过渡金属催化的单电子氧化产生二氟烷基自由基，并用合适的自由基受体实现自由基二氟烷基化。我们选择通过 *p*-QMs 的二氟烷基化来探索这一想法，如图 2-4 所示。我们设想 α-二氟偕二醇 **2** 可在碱作用下诱导脱三氟乙酸过程，生成二氟烯醇酯 **I** 。随后，二氟烯醇 **I** 在 Cu(Ⅱ) 下进行单电子氧化，得到二氟烷基自由基 **Ⅱ** 和 Cu(Ⅰ)。事实上，Su 和 Dong 的研究小组已经证明了 Cu(Ⅱ) 可催化烯醇化物形成 α-羰基自由基[34-36]。**Ⅱ** 可以与缺电子的 *p*-QMs **1** 进行区域选择性 Giese 加成反应，产生亲电烯丙基自由基 **Ⅲ**。所得 Cu(Ⅰ) 可以很容易地还原 **Ⅲ**，产生烯丙基阴离子 **Ⅳ** 和 Cu(Ⅱ)。最后，**Ⅴ** 被 CF_3COOH 质子化，得到产物 **3a**。此外，α-羰基阴离子 **I′** 也可能经历质子化过程，形成副产物 **3′**。为了实现这一想法，不仅需要满足二氟烷基自由基形成的热力学要求，还需要保持生成二氟烷基自由基的动力学反应性，以便后续转化。

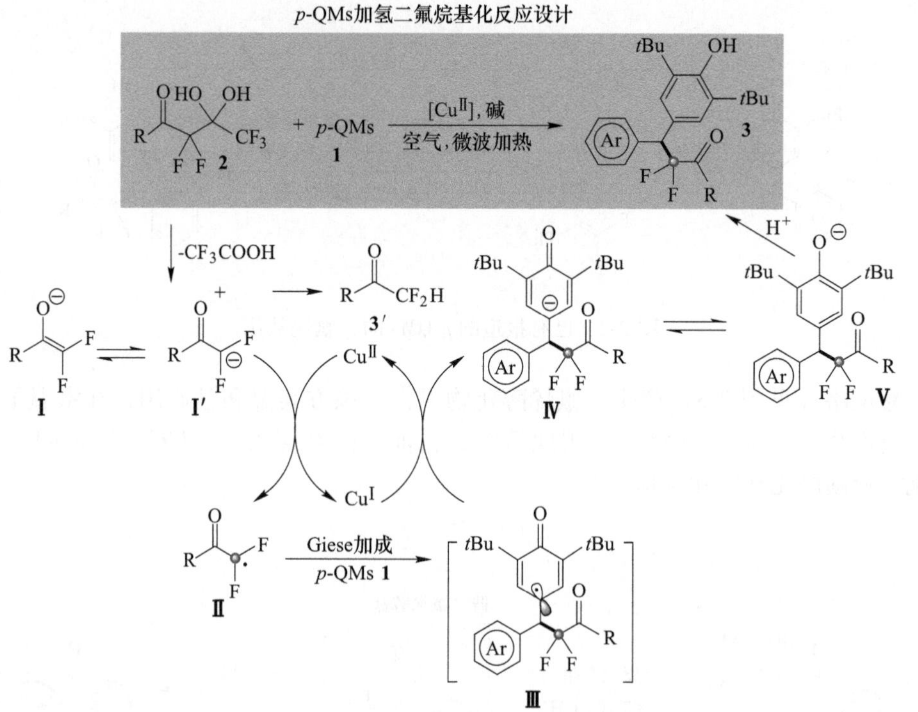

图 2-4　我们的设想：α-二氟偕二醇作为自由基前体

2.2　二氟烷基化二芳基甲烷的合成研究

2.2.1　条件筛选

有鉴于此，我们开始了利用廉价铜盐在微波辐照下生成二氟烷基自由基的研究。在此，我们选择了 *p*-QM **1a** 与 α-二氟烷基偕二醇 **2a** 的反应作为模型体系，以优化反应条件（见表 2-1）。在 NEt_3 存在下，在 100 ℃的空气中用 20%（摩尔分数）的 CuI 对 **1a** 和 **2a** 在四氢呋喃（THF）中的混合物进行辐照，得到了所需的产物 **3a**，收率为 61%，同时还得到了二氟烯醇质子化副产物 **3a′**（见表 2-1 中条目 1）。由于这一良好的结果，我们对多种路易斯酸进行了筛选（见表 2-1 中条目 2~9），发现 $Cu(OAc)_2$ 是最优催化剂，在微波辐照下于 100 ℃时的分离产率为 88%。溶剂筛选表明，1,4-二氧六环、乙腈、甲苯和 DMF 无法提高分离产率（见表 2-1 中条目 10 ~ 13）。碱的筛选表明，DIPEA 是最好的碱，产率为 91%（见表 2-1 中条目 15）。其他碱，如 TMEDA 和 K_2CO_3 的效果较差（见表 2-1 中条目 14 和条目 16）。对照实验表明，$Cu(OAc)_2$ 和微波辐照对这一转化至关重要（见表2-1中条目17~19）。

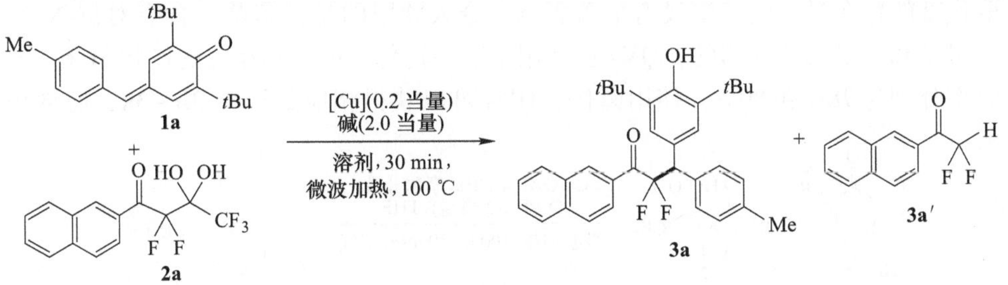

表 2-1　条件筛选①

条目	[Cu]	碱	溶剂	3a 产率②/%
1	CuI	Et_3N	THF	61③
2	CuBr	Et_3N	THF	64③
3	CuOAc	Et_3N	THF	74③
4	$CuSO_4 \cdot 5H_2O$	Et_3N	THF	47③
5	$CuCl_2 \cdot 2H_2O$	Et_3N	THF	—③
6	$Cu(OAc)_2 \cdot H_2O$	Et_3N	THF	85③
7	$CuBr_2$	Et_3N	THF	—③
8	$Cu(OTf)_2$	Et_3N	THF	76③
9	$Cu(OAc)_2$	Et_3N	THF	88③
10	$Cu(OAc)_2$	Et_3N	1,4-二氧六环	69③
11	$Cu(OAc)_2$	Et_3N	MeCN	71③
12	$Cu(OAc)_2$	Et_3N	甲苯	—③
13	$Cu(OAc)_2$	Et_3N	DMF	58③
14	$Cu(OAc)_2$	TMEDA	THF	46③
15	$Cu(OAc)_2$	DIPEA	THF	91
16	$Cu(OAc)_2$	K_2CO_3	THF	—④
17	$Cu(OAc)_2$	—	THF	79
18	—	DIPEA	THF	—③
19⑤	$Cu(OAc)_2$	DIPEA	THF	—④

注：Et_3N 为三乙胺，DIPEA 为 N,N-二异丙基乙胺，TMEDA 为四甲基乙二胺。

① 使用2.0当量的**2a**和2.0当量的碱在0.2 mmol的规模上进行反应，微波100 ℃，30 min。

②产率是通过柱色谱分离的产物产率。

③观察到**2a**分解，形成**3a′**。

④没有反应。

⑤在室温下进行两天的反应。

2.2.2　底物范围拓展

有了合成二氟化二芳基甲烷的最优反应条件（见表2-1中条目15），我们研

究了 *p*-QMs **1** 和 α-二氟偕二醇 **2** 的底物范围。如图 2-5 所示，*p*-QMs **1** 芳基环上取代基的存在对反应产率没有显著影响。令人欣慰的是，苯基上含有对位-N，N-二甲基和三甲氧基基团的 *p*-QMs 也适用于这一转化，可得到相应的产物 **3f** 和 **3g**，收率分别为 78%和 80%。使用卤代 *p*-QMs 可以获得相应的产物 **3h**～**3k**，收率极

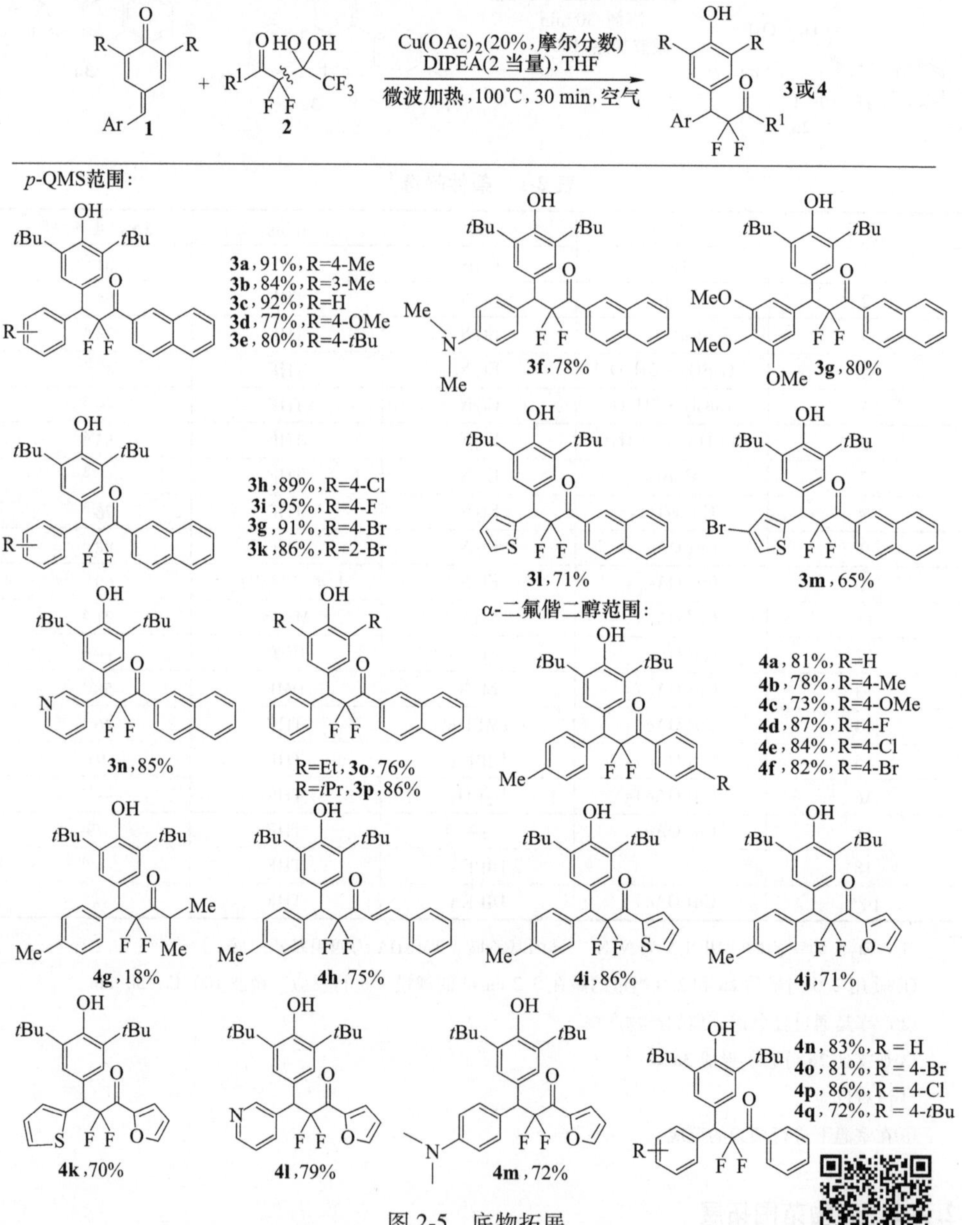

图 2-5　底物拓展

图 2-5 彩图

高（86%~95%）。值得注意的是，杂芳基衍生的 *p*-QMs 也是这种转化的良好底物（**3l**~**3n**）。此外，还对具有 2,6-二乙基和二异丙基取代的 *p*-QMs 进行了探索，得到所需产物 **3o** 和 **3p**，收率分别为 76%和 86%。接下来，我们探索了 α-二氟偕二醇 **2** 的底物范围，以检验它们在该体系中的适用性。苯环上带有不同官能团的 α-二氟偕二醇，无论是给电子基，如甲基（**4b**）、甲氧基（**4c**）还是吸电子卤基（**4d**~**4f**），都能与 **1** 顺利反应，以 73%至 87%的产率得到预期的产物 **4a**~**4f**。然而，脂肪族 α-二氟偕二醇的耐受性并不好；只得到了 18%的 **4g**，这表明氧化还原电位对这些二氟烷基自由基的生成至关重要。总的来说，这种新型的 α-二芳基甲烷化反应方案具有广泛的底物范围和较高的反应产率（70%~86%），并能适应多种敏感的官能团，包括烯烃（**4h**）和杂环（**4i**~**4m**）。

2.2.3 合成应用

重要的是，这种转化是可放大量的。在标准条件下，将 **1h**(0.99 g）或 **1j**(1.12 g）与 **2b**(1.2 g）反应，得到 **4p**(1.10 g）和 **4o**(1.14 g)，分离产率分别为 75% 和 72%（见图 2-6)。为了扩大这种新型合成方法的用途，在图 2-6 中对 **4p** 进行了多次转化。化合物 **4p** 可在室温下被 $NaBH_4$ 还原，生成二芳基甲烷 **5**，收率极高，非对映选择性适中。然而，$AlCl_3$ 通过反傅克烷基化反应介导的去叔丁基化并不成功，而且还观察到了 **4p** 的快速分解。值得注意的是，二氟化二芳基甲烷 **4** 可转化为二氟化螺醌 **6** 和 *p*-QMs **7**，从而明确了该方法的合成适用性。后期我们对该类二氟烷基化的二芳基甲烷化合物抗肿瘤抑制活性进行了检测，发现 **4h**（编号为 **M2-9**）化合物能够很好地抑制胰腺癌细胞 PANC 和头颈部鳞状细胞癌 HSC3、Cal27 以及 UM1 的生长（见图 2-6(b)）。化合物 **4h** 对头颈部鳞状细胞癌 Cal33、SCC15、UM1 以及 HSC3 的 IC_{50} 值分别为 2.953 μmol/L、5.861 μmol/L、5.107 μmol/L、4.428 μmol/L。这说明了二芳基甲烷类活性分子在抗癌活性方面具有重要的挖掘潜力和研究价值。

2.2.4 机理研究

为了验证二氟烷基自由基是否参与了反应，我们在标准条件下用两种自由基抑制剂—2,2,6,6-四甲基哌啶-1-羰基（TEMPO）和 2,6-二叔丁基-4-甲基苯酚（BHT）进行了自由基捕获实验（见图 2-7(a)）。我们发现反应受到了极大的抑制，没有形成所需的产物 **3a**。与此同时，我们利用 ESI-HRMS 技术也检测到了 TEMPO 捕获物 **8**。这些结果表明，二氟烷基自由基是在 Cu(Ⅱ)/微波条件下生成的。与已报道的涉及非自由基型亲核二氟烯醇的方法不同，该反应没有在室温下生成 **3a**（见表 2-1 中条目 19)，传统的油浴加热 24 h 也不能顺利进行（见图 2-7(b)）。此外，如果用其他没有氧化还原活性的路易斯酸（如 $Sc(OTf)_3$、

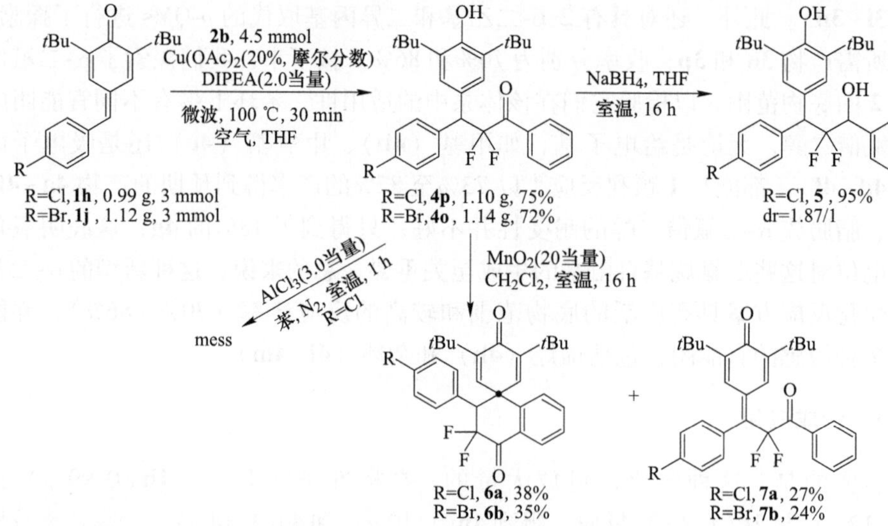

(a)

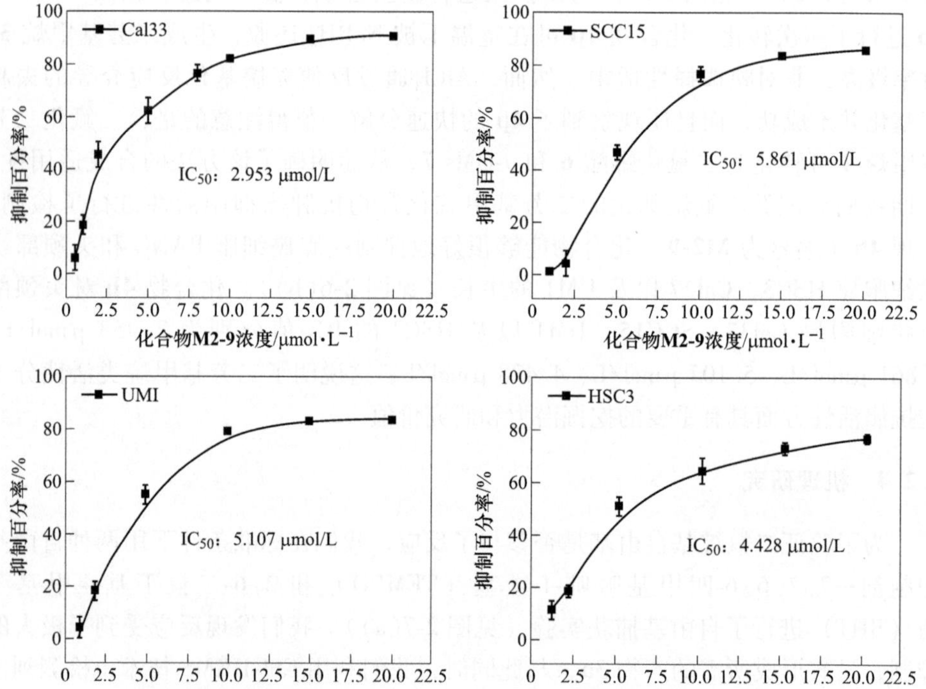

(b)

图 2-6　合成应用

(a) 克级反应和合成应用；(b) 生物活性研究（化合物 **M2-9** = 4 h）

$MgCl_2$ 和 $AlCl_3$）代替 $Cu(OAc)_2$，反应也不会发生。这些结果表明，铜盐和微波辐照完美地平衡了二氟烷基自由基生成的热力学要求和形成的二氟烷基自由基后续转化的动力学反应活性，铜盐在该体系中不仅是路易斯酸催化剂，还是氧化还原催化剂。

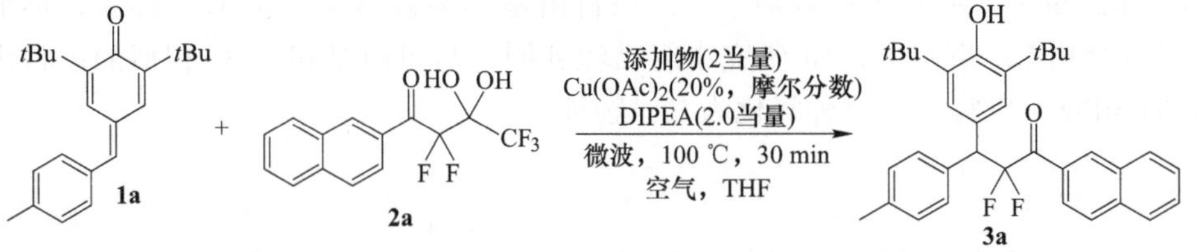

添加物	3a
TEMPO	0%
BHT	微量

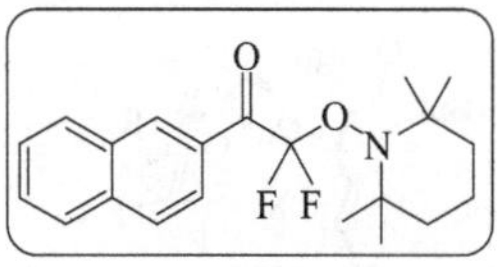

8

ESI-HRMS检测

(a)

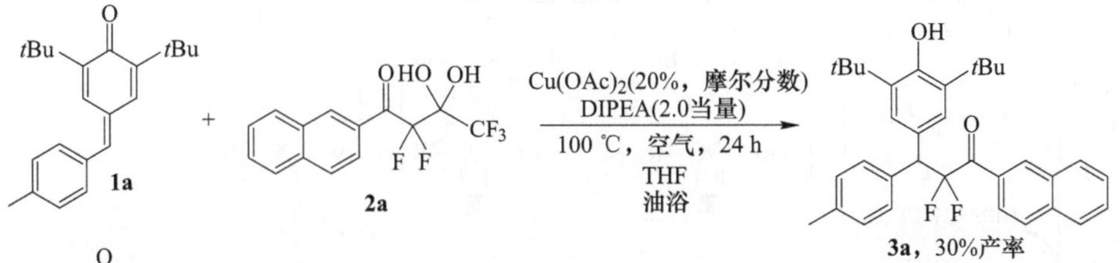

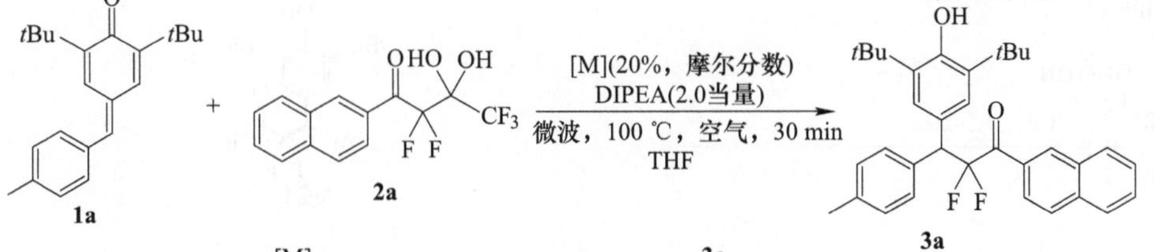

[M]	3a
$Sc(OTf)_3$	0%
$MgCl_2$	0%
$AlCl_3$	0%

(b)

图 2-7 机理研究

（a）自由基捕获实验；（b）对照实验

2.2.4.1 二氟烷基自由基的形成机制

根据 Su 研究组[34] 和 Dong 研究组[35] 提出的铜催化饱和酮、内酯和内酰胺的连续脱氢反应机制，并参考上述实验结果，图 2-8 提出了一个合理的机理。首先，通过碱促进 α-二氟偕二醇 **2** 脱三氟乙酸得到二氟烯醇 **I** 作为富电子中间体，很容易被路易斯酸 $Cu(OAc)_2$ 捕获。同时，*p*-QMs 作为一种潜在的烯烃配体，可以与 Cu^{II} 配位形成金属-烯醇复合物 **A**[35]。然后，在微波的照射下，Cu^{II}-烯醇键的均裂生成 Cu^{I} 物种和二氟烷基自由基 **Ⅱ**。中间体 **Ⅱ** 可被 TEMPO 捕获，形成 α-TEMPO 取代的酮 **8**。然后，二氟烷基自由基 **Ⅱ** 与缺电子的 *p*-QMs 反应生成亲电自由基 **Ⅲ** 或 **Ⅲ′**（自由基极性效应）[37]，该自由基容易被富电子的 Cu^{I} 捕获，形成 Cu^{II} 复合物 **C**。事实上，Su 研究小组已经证明，与自由基 **Ⅲ′** 结构相似的氧自由基 TEMPO 可以将 Cu^{I} 物种氧化为 Cu^{II} 物种。

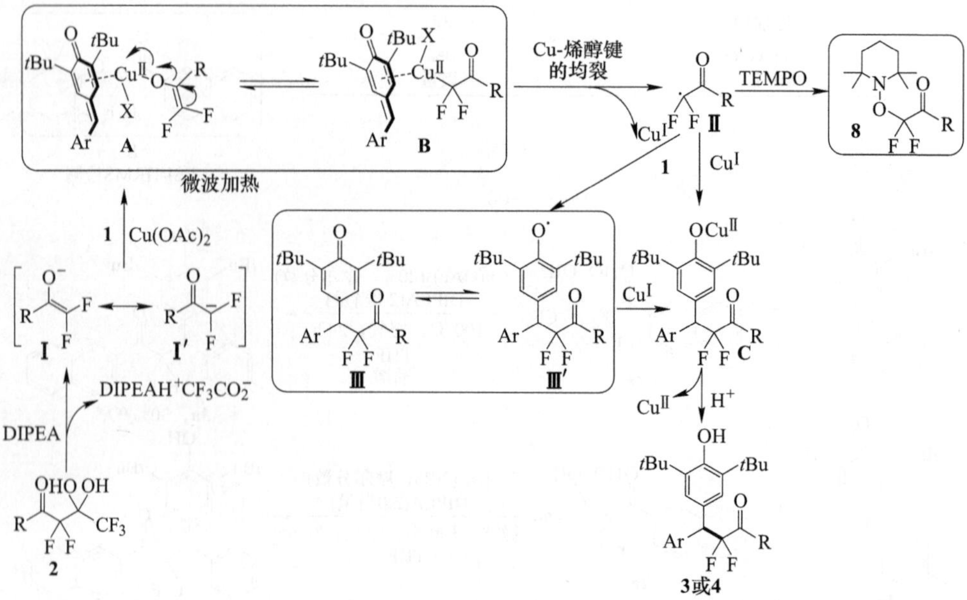

图 2-8　二氟烷基自由基形成机制

2.2.4.2　MnO_2 介导的二氟化螺醌形成机制

根据之前的文献报道[38-39]，MnO_2 介导的二氟烷基化二芳基甲烷氧化反应的机理推测如图 2-9 所示。最初，MnO_2 和 **4** 生成中间体 **D**，然后 **D** 发生分子内去芳构化羟醛缩合（aldol）型反应，生成螺环化中间体 **E**。环丁醇 **E** 被 MnO_2 单电子氧化，产生环丁氧自由基 **F**。然后，烯丙基同系物自由基 **G** 发生自由基环化反应，同时生成环己二烯自由基 **H**。最后，中间体 **H** 发生氧化去质子化，生成螺环化产物 **6**。

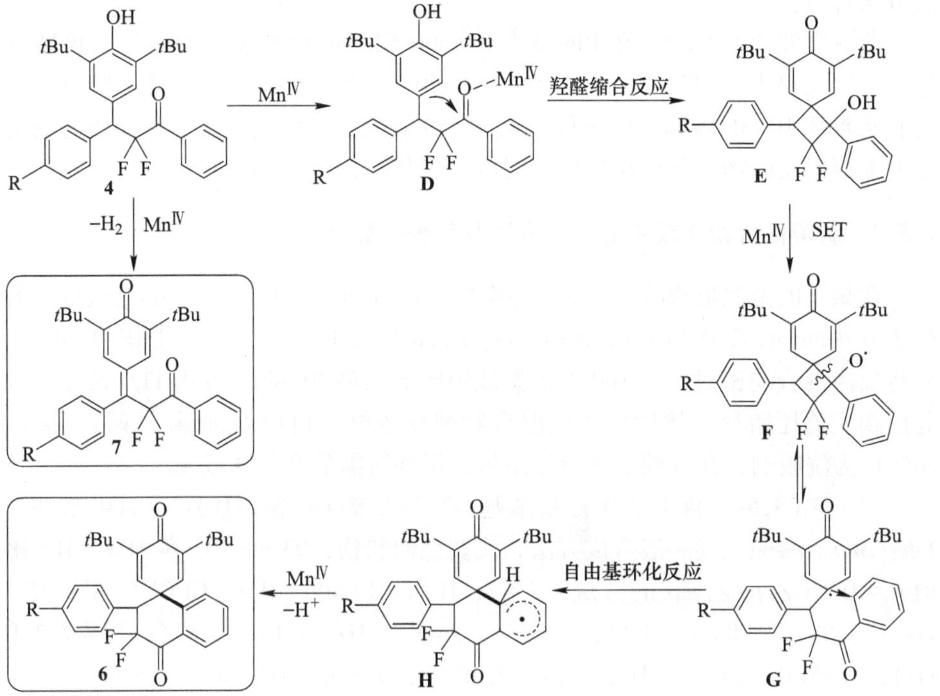

图 2-9　二氟化螺酮形成机制

2.3　实验部分及化合物相关数据

2.3.1　试剂与仪器

^{1}H 和^{13}C NMR 在 Bruker AVANCE Ⅲ 400 MHz 仪器上记录，TMS 作为内标。^{1}H NMR 数据报告如下：化学位移，单位为 ppm(δ)、多重性（s=单线态，d=双峰态，t=三线态，m=多重态）、耦合常数（Hz）、相对强度。^{13}C NMR 数据报告如下：化学位移，单位为 ppm(δ)。^{19}F NMR 数据报告如下：化学位移，单位为 ppm(δ)。相对于 TMS 的化学位移（δ）以 ppm 为单位给出，耦合常数 J 以 Hz 为单位给出。高分辨率质谱（HRMS）记录在赛默飞世尔科技 Q-Exactive（ESI Orbitrap）上，ESI 模式下获得的。除非另有说明，所有反应均在空气气氛下进行。所有溶剂均购自商业供应商。通过硅胶板（GF254）上的 TLC 监测反应，并在预涂的玻璃背衬硅胶板上进行分析薄层色谱（TLC）。产品通过 Biotage Isola™ Spektra 系统和石油醚/EtOAc 溶剂系统纯化。所有试剂和溶剂均购自商业来源，无须进一步纯化即可使用。原料 p-QMs **1**[15] 和 α-二氟烷基偕二醇 **2**[21] 参照文献合

成方法合成。

所有微波辐照实验均在 Biotage® Initiator Classic 微波装置中进行，该装置的连续辐照功率为 0~400 W，最大功率为 250 W 的标准吸光度水平。反应在用微波腔密封的 10 mL 玻璃管中进行。在规定的时间内，使用最大功率在所需的最高温度下照射反应物。然后用气体喷射冷却将其冷却至 50 ℃。

2.3.2 制备化合物 3 或 4 的一般方法及其表征数据

在烘干的微波玻璃管中，将 *p*-QM **1**(0.2 mmol，1.0 当量)、α-二氟烷基偕二醇 **2**(0.4 mmol，2.0 当量)、DIPEA(0.4 mmol，2.0 当量) 溶于 THF(4 mL)，然后将反应混合物密封，在 100 ℃的微波辐照下加热 30 min，并用 TLC 监测，直到起始物质消耗殆尽。然后将反应混合物减压浓缩，再以石油醚/乙酸乙酯（0~30%）为洗脱剂，在硅胶上进行柱层析，得到所需的产物 **3** 或 **4**。

（1）3-(3,5-二叔丁基-4-羟基苯基)-2,2-二氟-1-(萘-2-基)-3-(对甲苯基)丙-1-酮(**3a**)。参照上述一般合成方法，浅黄色油状物，93 mg，产率 91%，Rf(比移值) = 0.5(乙酸乙酯/正己烷 = 5%)；^{1}H NMR(400 MHz，$CDCl_3$) δ 8.35(s，1H)，7.90~7.78(m，4H)，7.60(t，*J* = 7.1 Hz，1H)，7.53(t，*J* = 7.2 Hz，1H)，7.35(d，*J* = 7.9 Hz，2H)，7.12(d，*J* = 5.8 Hz，4H)，5.08(s，1H)，4.88(dd，*J* = 19.6，16.9 Hz，1H)，2.30(s，3H)，1.30(s，18H) ppm；^{13}C NMR(100 MHz，$CDCl_3$) δ 191.1(t，*J* = 29.4 Hz)，153.2，137.0，135.8，135.6，133.8，132.2，132.0，130.9，129.9，129.5，129.2，129.0，128.2，127.7，126.8，126.6，126.4，124.8，119.6(t，*J* = 259.3 Hz)，55.20(t，*J* = 21.6 Hz)，34.3，30.2，21.0 ppm；^{19}F NMR(376 MHz，$CDCl_3$)δ −98.78(dd，*J* = 267.7，16.6 Hz，1F)，− 102.37(dd，*J* = 267.7，19.8 Hz，1F) ppm；HRMS(ESI) m/z：[M+Na]$^+$ = $C_{34}H_{36}F_2NaO_2^+$ 537.2576；测得 537.2579。

（2）3-(3,5-二叔丁基-4-羟基苯基)-2,2-二氟-1-(萘-2-基)-3-(间甲苯基)丙-1-酮(**3b**)。参照上述一般合成方法，无色油状物，86 mg，产率 84%，Rf = 0.5(乙酸乙酯/正己烷=5%)；^{1}H NMR(400 MHz，$CDCl_3$)δ 8.34(s，1H)，7.90~7.77(m，4H)，7.60(t，*J* = 7.4 Hz，1H)，7.53(t，*J* = 7.5 Hz，1H)，7.33~7.25(m，2H)，7.20(t，*J*=7.6 Hz，1H)，7.13(s，2H)，7.06(d，*J*=7.5 Hz，1H)，5.08(s，1H)，4.87(dd，*J* = 19.9，16.5 Hz，1H)，2.31(s，3H)，1.31(s，18H) ppm；^{13}C NMR(100 MHz，$CDCl_3$) δ 191.1(t，*J* = 29.5 Hz)，153.2，138.1，136.7，135.8，135.6，132.2，132.0，130.9，130.7，129.9，129.0，128.4，128.2(d，*J* = 3.1 Hz)，127.7，126.7(t，*J* = 14.5 Hz)，126.3(d，*J*=5.0 Hz)，124.8，119.6(t，*J*=259.4 Hz)，55.5(t，*J*=21.6 Hz)，34.3，30.2，21.5 ppm；^{19}F NMR(376 MHz，$CDCl_3$) δ −98.55(dd，*J* = 267.6，

16.1 Hz, 1F), −102.31(dd, J=267.7, 20.2 Hz, 1F) ppm; HRMS(ESI) m/z: [M+Na]$^+$=$C_{34}H_{36}F_2NaO_2^+$ 537.2575; 测得 537.2575。

(3) 3-(3,5-二叔丁基-4-羟基苯基)-2,2-二氟-1-(萘-2-基)-3-苯基-1-丙酮(**3c**)。参照上述一般合成方法，浅黄色油状物，92 mg，产率 92%，Rf=0.5(乙酸乙酯/正己烷=5%)；^{1}H NMR(400 MHz, $CDCl_3$) δ 8.35(s, 1H), 7.90~7.76(m, 4H), 7.60(t, J=7.5 Hz, 1H), 7.53(t, J=7.5 Hz, 1H), 7.47(d, J=7.5 Hz, 2H), 7.32(t, J=7.4 Hz, 2H), 7.24(t, J=3.5 Hz, 1H), 7.13(s, 2H), 5.09(s, 1H), 4.93(dd, J=19.9, 16.4 Hz, 1H), 1.30(s, 18H) ppm; ^{13}C NMR(100 MHz, $CDCl_3$) δ 191.0(t, J=29.6 Hz), 153.2, 136.9, 135.8, 135.6, 132.2, 132.0, 130.8, 129.9, 129.7, 129.0, 128.5, 128.2, 127.7, 127.4, 126.9, 126.6, 126.2, 124.7, 119.61(t, J=259.6 Hz), 55.51(t, J=21.6 Hz), 34.3, 30.2 ppm; ^{19}F NMR(376 MHz, $CDCl_3$) δ −98.55(dd, J=268.4, 16.1 Hz, 1F), −102.35(dd, J=268.4, 20.0 Hz, 1F) ppm; HRMS(ESI) m/z: [M+Na]$^+$=$C_{33}H_{34}F_2NaO_2^+$ 523.2419; 测得 523.2419。

(4) 3-(3,5-二叔丁基-4-羟基苯基)-2,2-二氟-3-(4-甲氧基苯基)-1-(萘-2-基)丙-1-酮(**3d**)。参照上述一般合成方法，浅黄色油状物，82 mg，产率 77%，Rf=0.4(乙酸乙酯/正己烷=5%)；^{1}H NMR(400 MHz, $CDCl_3$) δ 8.35(s, 1H), 7.89~7.78(m, 4H), 7.60(t, J=7.0 Hz, 1H), 7.53(t, J=7.1 Hz, 1H), 7.37(d, J=8.6 Hz, 2H), 7.12(s, 2H), 6.85(d, J=8.7 Hz, 2H), 5.09(s, 1H), 4.87(dd, J=19.0, 17.4 Hz, 1H), 3.77(s, 3H), 1.31(s, 18H) ppm; ^{13}C NMR(100 MHz, $CDCl_3$) δ 191.2(t, J=29.4 Hz), 158.8, 153.1, 135.8, 135.6, 132.2, 131.9, 130.8, 129.9, 129.0, 128.9, 128.2, 127.7, 126.8, 126.5, 124.8, 119.65(t, J=258.9 Hz), 113.9, 55.2, 54.8(t, J=21.7 Hz), 34.3, 30.2 ppm; ^{19}F NMR(376 MHz, $CDCl_3$) δ −99.18(dd, J=266.9, 18.8 Hz, 1F), −102.37(dd, J=267.1, 21.2 Hz, 1F) ppm; HRMS(ESI) m/z: [M+Na]$^+$=$C_{34}H_{36}F_2NaO_3^+$ 553.2525; 测得 553.2521。

(5) 3-(4-(叔丁基)苯基)-3-(3,5-二叔丁基-4-羟基苯基)-2,2-二氟-1-(萘-2-基)丙-1-酮(**3e**)。参照上述一般合成方法，浅黄色油状物，89 mg，产率 80%，Rf=0.3(乙酸乙酯/正己烷=5%)；^{1}H NMR(400 MHz, $CDCl_3$) δ 8.32(s, 1H), 7.88~7.76(m, 4H), 7.60(t, J=7.4 Hz, 1H), 7.53(t, J=7.5 Hz, 1H), 7.40(d, J=8.3 Hz, 2H), 7.32(d, J=8.4 Hz, 2H), 7.14(s, 2H), 5.08(s, 1H), 4.87(dd, J=20.1, 16.5 Hz, 1H), 1.31(s, 18H), 1.27(s, 9H) ppm; ^{13}C NMR(100 MHz, $CDCl_3$) δ 191.2(J=28.7 Hz), 153.2, 150.2, 135.8, 135.6, 133.7, 132.2, 131.9, 131.0, 129.9, 129.4, 129.0, 128.1, 127.7, 126.8, 126.6, 126.4, 125.4, 124.7, 119.7(t, J=260.3 Hz), 55.3(t, J=

21. 3 Hz), 34. 28(t, J=13. 6 Hz), 31. 3, 30. 2 ppm; ^{19}F NMR(376 MHz, $CDCl_3$) δ −98. 61(dd, J=265. 8, 16. 2 Hz, 1F), −102. 95(dd, J=265. 8, 20. 2 Hz, 1F) ppm; HRMS(ESI) m/z: [M+Na]$^+$ = $C_{37}H_{42}F_2NaO_2^+$ 579. 3045; 测得 579. 3043。

(6) 3-(3,5-二叔丁基-4-羟基苯基)-3-(4-(二甲基氨基)苯基)-2,2-二氟-1-(萘-2-基)丙-1-酮(**3f**)。参照上述一般合成方法，棕色，85 mg，产率 78%，Rf=0. 3(乙酸乙酯/正己烷=5%); ^{1}H NMR(400 MHz, $CDCl_3$) δ 8. 34(s, 1H), 7. 89~7. 78(m, 4H), 7. 59(t, J = 7. 5 Hz, 1H), 7. 52(t, J = 7. 5 Hz, 1H), 7. 30(d, J=8. 5 Hz, 2H), 7. 14(s, 2H), 6. 66(d, J=8. 6 Hz, 2H), 5. 06(s, 1H), 4. 80 (t, J = 18. 4 Hz, 1H), 2. 90 (s, 6H), 1. 31 (s, 18H) ppm; ^{13}C NMR(100 MHz, $CDCl_3$) δ 191. 5(t, J=29. 4 Hz), 153. 0, 149. 8, 135. 6(d, J= 12. 9 Hz), 132. 2, 131. 8 (d, J = 4. 7 Hz), 131. 1, 130. 4, 129. 9, 128. 9, 128. 1, 127. 7, 126. 9, 126. 8, 126. 5, 124. 8, 124. 3(d, J=3. 7 Hz), 119. 8(t, J= 258. 8 Hz), 112. 5, 54. 9 (t, J = 21. 7 Hz), 40. 5, 34. 2, 30. 2 ppm; ^{19}F NMR(376 MHz, $CDCl_3$) δ −99. 49(dd, J=264. 1, 17. 3 Hz, 1F), −102. 31(dd, J=264. 1, 19. 4 Hz, 1F) ppm; HRMS(ESI) m/z: [M+H]$^+$ = $C_{35}H_{40}F_2NO_2^+$ 544. 3022; 测得 544. 3021。

(7) 3-(3,5-二叔丁基-4-羟基苯基)-2,2-二氟-1-(萘-2-基)-3-(3,4,5-三甲氧基苯基)丙-1-酮(**3g**)。参照上述一般合成方法，浅黄色油状物，94 mg，产率 80%，Rf=0. 3(乙酸乙酯/正己烷=20%); ^{1}H NMR(400 MHz, $CDCl_3$) δ 8. 32(s, 1H), 7. 88~7. 77(m, 4H), 7. 61(t, J=7. 1 Hz, 1H), 7. 54(t, J=7. 3 Hz, 1H), 7. 18 (s, 2H), 6. 69 (s, 2H), 5. 12 (s, 1H), 4. 82 (dd, J = 19. 1, 16. 8 Hz,1H), 3. 80(s, 9H), 1. 32(s, 18H) ppm; ^{13}C NMR(100 MHz, $CDCl_3$) δ 191. 3 (t, J = 29. 1 Hz), 153. 3, 153. 0, 137. 5, 135. 8, 135. 6, 132. 2, 132. 1(d, J=3. 7 Hz), 131. 9(t, J=4. 3 Hz), 130. 9, 129. 9, 129. 1, 128. 2, 127. 7, 126. 9, 126. 6, 125. 9(d, J=4. 6 Hz), 124. 7, 119. 6(t, J=259. 7 Hz), 107. 2, 60. 8, 56. 1, 55. 6 (t, J = 21. 7 Hz), 34. 3, 30. 2 ppm; ^{19}F NMR (376 MHz, $CDCl_3$) δ −99. 37(dd, J=265. 6, 16. 4 Hz, 1F), −102. 10(dd, J= 265. 6, 19. 4 Hz, 1F) ppm; HRMS(ESI) m/z: [M+H]$^+$ = $C_{36}H_{41}F_2O_5^+$ 591. 2917; 测得 591. 2916。

(8) 3-(4-氯苯基)-3-(3,5-二叔丁基-4-羟基苯基)-2,2-二氟-1-(萘-2-基)丙-1-酮(**3h**)。参照上述一般合成方法，浅黄色油状物，95 mg，产率 89%，Rf = 0. 5(乙酸乙酯/正己烷 = 5%); ^{1}H NMR (400 MHz, $CDCl_3$) δ 8. 37(s, 1H), 7. 91~7. 78(m, 4H), 7. 61(t, J=7. 5 Hz, 1H), 7. 54(t, J=7. 0 Hz, 1H), 7. 40(d, J=8. 3 Hz, 2H), 7. 29(d, J=8. 2 Hz, 2H), 7. 08(s, 2H), 5. 12(s, 1H), 4. 92 (t, J = 17. 9 Hz, 1H), 1. 30 (s, 18H) ppm; ^{13}C NMR (100 MHz,

$CDCl_3$) δ 190.7(t, J = 29.5 Hz), 153.3, 136.0, 135.6(d, J = 3.5 Hz), 135.5, 133.3, 132.2, 132.1, 131.0, 130.6, 130.0, 129.2, 128.7, 128.3, 127.7, 126.9, 126.5, 125.8(d, J=4.9 Hz), 124.7, 119.4(t, J=259.5 Hz), 54.7(t, J = 21.6 Hz), 34.3, 30.1 ppm; ^{19}F NMR (376 MHz, $CDCl_3$) δ −98.24(dd, J=271.1, 15.9 Hz, 1F), −102.56(dd, J=271.1, 19.9 Hz, 1F) ppm; HRMS(ESI) m/z: $[M+Na]^+$ = $C_{33}H_{33}ClF_2NaO_2^+$ 557.2029; 测得 557.2028。

(9) 3-(3,5-二叔丁基-4-羟基苯基)-2,2-二氟-3-(4-氟苯基)-1-(萘-2-基)丙-1-酮(**3i**)。参照上述一般合成方法，无色油状物，98 mg，产率 95%，Rf=0.5(乙酸乙酯/正己烷 = 5%)；^{1}H NMR(400 MHz, $CDCl_3$) δ 8.36(s, 1H), 7.91 ~ 7.78(m, 4H), 7.61(t, J=7.4 Hz, 1H), 7.54(t, J=7.5 Hz, 1H), 7.43(dd, J=8.4, 5.5 Hz, 2H), 7.09(s, 2H), 7.01(t, J = 8.7 Hz, 2H), 5.11(s, 1H), 4.93(dd, J = 19.8, 16.2 Hz, 1H), 1.30(s, 18H) ppm; ^{13}C NMR (100 MHz, $CDCl_3$) δ 190.8(t, J = 28.7 Hz), 163.3, 160.9, 153.3, 135.9, 135.7, 132.7(t, J = 3.5 Hz), 132.2, 132.0, 131.3(d, J = 8.0 Hz), 130.7, 129.9, 129.1, 128.3, 127.7, 126.9, 126.5, 126.1(d, J = 5.0 Hz), 124.7, 119.4(t, J = 259.6 Hz), 115.5, 115.3, 54.6(t, J = 21.8 Hz), 34.3, 30.1 ppm; ^{19}F NMR (376 MHz, $CDCl_3$) δ −98.54(dd, J = 269.6, 16.1 Hz, 1F), −102.69(dd, J = 269.6, 19.9 Hz, 1F), −115.24 ~ −115.32(m, 1F) ppm; HRMS(ESI) m/z: $[M+Na]^+$ = $C_{33}H_{33}F_3NaO_2^+$ 541.2325; 测得 541.2325。

(10) 3-(4-溴苯基)-3-(3,5-二叔丁基-4-羟基苯基)-2,2-二氟-1-(萘-2-基)丙-1-酮(**3j**)。参照上述一般合成方法，无色油状物，105 mg，产率 91%，Rf = 0.3(乙酸乙酯/正己烷 = 5%)；^{1}H NMR(400 MHz, $CDCl_3$) δ 8.37(s, 1H), 7.89 ~ 7.79(m, 4H), 7.61(t, J = 7.4 Hz, 1H), 7.54(t, J = 7.5 Hz, 1H), 7.45(d, J=8.5 Hz, 2H), 7.34(d, J=8.4 Hz, 2H), 7.08(s, 2H), 5.12(s, 1H), 4.90(dd, J = 19.7, 16.1 Hz, 1H), 1.30(s, 18H) ppm; ^{13}C NMR (100 MHz, $CDCl_3$) δ 190.6(t, J = 29.7 Hz), 153.3, 136.1(d, J = 3.6 Hz), 136.0, 135.7, 132.2, 132.0, 131.6, 131.4, 130.6, 130.0, 129.2, 128.3, 127.7, 126.9, 126.5, 125.7(d, J = 5.0 Hz), 124.7, 121.5, 119.3(t, J = 259.7 Hz), 54.8(t, J=21.7 Hz), 34.3, 30.1 ppm; ^{19}F NMR(376 MHz, $CDCl_3$) δ −98.18(dd, J = 271.5, 15.9 Hz, 1F), −102.53(dd, J = 271.5, 19.9 Hz, 1F) ppm; HRMS(ESI) m/z: $[M + Na]^+$ = $C_{33}H_{33}BrF_2NaO_2^+$ 601.1524; 测得 601.1523。

(11) 3-(2-溴苯基)-3-(3,5-二叔丁基-4-羟基苯基)-2,2-二氟-1-(萘-2-基)丙-1-酮(**3k**)。参照上述一般合成方法，无色油状物，99 mg，产率 86%，Rf = 0.3(乙酸乙酯/正己烷 = 5%)；^{1}H NMR(400 MHz, $CDCl_3$) δ 8.47(s, 1H),

7.92~7.80(m, 5H), 7.61(t, J=7.3 Hz, 1H), 7.58~7.52(m, 2H), 7.32(t, J=7.4 Hz, 1H), 7.14(s, 2H), 7.13~7.08(m, 1H), 5.60(dd, J=21.0, 15.3 Hz, 1H), 5.11(s, 1H), 1.32(s, 18H) ppm; ^{13}C NMR(100 MHz, $CDCl_3$) δ 189.9(t, J=29.3 Hz), 153.3, 136.8, 135.7(d, J=1.6 Hz), 133.3(d, J=9.3 Hz), 132.3, 130.3, 130.0, 129.1, 128.8, 128.3, 127.63(d, J=16.9 Hz), 126.9, 126.0, 124.9, 119.4(t, J=259.4 Hz), 53.6(t, J=21.7 Hz), 34.3, 30.2 ppm; ^{19}F NMR(376 MHz, $CDCl_3$) δ −98.12(dd, J=270.9, 15.1 Hz, 1F), −100.93(dd, J=270.8, 21.1 Hz, 1F) ppm; HRMS(ESI) m/z: $[M+Na]^+$=$C_{33}H_{33}BrF_2NaO_2^+$ 603.1503; 测得 603.1507。

(12) 3-(3,5-二叔丁基-4-羟基苯基)-2,2-二氟-1-(萘-2-基)-3-(噻吩-2-基)丙-1-酮(**3l**)。参照上述一般合成方法，棕色油状，72 mg，产率71%，Rf=0.5(乙酸乙酯/正己烷 = 5%); ^{1}H NMR(400 MHz, $CDCl_3$) δ 8.36(s, 1H), 7.91~7.77(m, 4H), 7.60(t, J=7.4 Hz, 1H), 7.54(t, J=7.4 Hz, 1H), 7.25(s, 1H), 7.18(s, 2H), 7.12(d, J=3.1 Hz, 1H), 7.01~6.93(m, 1H), 5.24~5.16(m, 1H), 5.12(s, 1H), 1.32(s, 18H) ppm; $^{13}C\{^1H\}$ NMR(100 MHz, $CDCl_3$) δ 190.8(t, J = 29.0 Hz), 153.6, 138.6, 135.9, 135.6, 132.2, 132.0, 130.8, 130.0, 129.1, 128.2, 127.7, 126.9, 126.6, 125.5, 124.7, 118.7(t, J = 260.3 Hz), 51.2(t, J = 22.6 Hz), 34.3, 30.1 ppm; ^{19}F NMR (376 MHz, $CDCl_3$) δ −99.69(dd, J=264.5, 16.0 Hz, 1F), −104.28(dd, J=264.5, 18.4 Hz, 1F) ppm; HRMS(ESI) m/z: $[M+Na]^+$ = $C_{31}H_{32}F_2NaO_2S^+$ 529.1983; 测得 529.1986。

(13) 3-(4-溴噻吩-2-基)-3-(3,5-二叔丁基-4-羟基苯基)-2,2-二氟-1-(萘-2-基)丙-1-酮(**3m**)。参照上述一般合成方法，黄色油状，76 mg，产率65%，Rf=0.3(乙酸乙酯/正己烷 = 5%); ^{1}H NMR(400 MHz, $CDCl_3$) δ 8.38(s, 1H), 7.91~7.80(m, 4H), 7.62(t, J=7.5 Hz, 1H), 7.55(t, J=7.5 Hz, 1H), 7.15(d, J=1.3 Hz, 1H), 7.13(s, 2H), 7.05(s, 1H), 5.18~5.09(m, 2H), 1.31(s, 18H) ppm; ^{13}C NMR(100 MHz, $CDCl_3$) δ 190.2(t, J = 29.1 Hz), 153.8, 140.4(d, J=4.0 Hz), 136.1, 135.7, 132.2, 132.0, 130.5, 130.2, 130.0, 129.2, 128.3, 127.7, 126.9, 126.5, 124.6, 122.9, 118.5(t, J = 261.2 Hz), 109.3, 51.0(t, J=22.5 Hz), 34.3, 30.1 ppm; ^{19}F NMR(376 MHz, $CDCl_3$) δ −98.29(dd, J=268.1, 15.0 Hz, 1F), −104.89(dd, J=268.2, 19.0 Hz, 1F) ppm; HRMS(ESI) m/z: $[M+Na]^+$ = $C_{31}H_{31}BrF_2NaO_2S^+$ 607.1088; 测得 607.1089。

(14) 3-(3,5-二叔丁基-4-羟基苯基)-2,2-二氟-1-(萘-2-基)-3-(吡啶-3-基)丙-1-酮(**3n**)。参照上述一般合成方法，黄色油状，85 mg，产率85%，Rf=0.2(乙酸乙酯/正己烷=20%)；^{1}H NMR(400 MHz, $CDCl_3$) δ 8.70(d, J=1.5 Hz, 1H), 8.52(dd, J=4.7, 1.3 Hz, 1H), 8.39(s, 1H), 7.90~7.83(m, 5H), 7.61(t, J=7.1 Hz, 1H), 7.54(t, J=7.1 Hz, 1H), 7.28(dd, J=7.9, 4.9 Hz, 1H), 7.09(s, 2H), 5.16(s, 1H), 4.97(dd, J=20.7, 15.1 Hz, 1H), 1.30(s, 18H) ppm；^{13}C NMR(100 MHz, $CDCl_3$) δ 190.3(t, J=28.5 Hz), 153.5, 150.8, 148.5, 136.9, 136.2, 135.7, 133.0(d, J=3.0 Hz), 132.2 ~132.1(m), 130.4, 130.0, 129.2, 128.4, 127.7, 127.0, 126.5, 125.2(d, J = 5.3 Hz), 124.6, 123.4, 119.3(t, J = 257.3 Hz), 53.1(t, J = 22.0 Hz), 34.3, 30.1 ppm；^{19}F NMR(376 MHz, $CDCl_3$) δ −96.97(dd, J = 273.2, 15.0 Hz, 1F), −103.12(dd, J=273.2, 20.7 Hz, 1F) ppm; HRMS(ESI) m/z: $[M+H]^+ = C_{32}H_{34}F_2NO_2^+$ 502.2552; 测得 502.2552。

(15) 3-(3,5-二乙基-4-羟基苯基)-2,2-二氟-1-(萘-2-基)-3-苯基丙-1-酮(**3o**)。参照上述一般合成方法，黄色油状，67 mg，产率 76%，Rf=0.5(乙酸乙酯/正己烷=5%)；^{1}H NMR(400 MHz, $CDCl_3$) δ 8.47(s, 1H), 8.00~7.77(m, 4H), 7.56(dt, J = 14.9, 7.1 Hz, 2H), 7.44(d, J = 7.3 Hz, 2H), 7.36~7.19(m, 3H), 7.01(s, 2H), 4.96(t, J = 18.2 Hz, 1H), 4.66(s, 1H), 2.53(q, J=7.4 Hz, 4H), 1.13(t, J=7.5 Hz, 6H) ppm；^{13}C NMR(100 MHz, $CDCl_3$) δ 190.5(t, J = 29.7 Hz), 150.8, 136.9(d, J = 3.7 Hz), 135.7, 132.2(d, J = 5.9 Hz), 130.5, 130.0, 129.7, 129.3, 129.1, 128.5, 128.3, 128.2, 127.9(d, J=4.4 Hz), 127.7, 127.4, 126.9, 119.4(t, J=259.3 Hz), 54.83(t, J = 21.6 Hz), 23.1, 23.0, 13.9, 13.8 ppm；^{19}F NMR(376 MHz, $CDCl_3$) δ −96.85(dd, J = 274.5, 17.7 Hz, 1F), −100.90(dd, J = 274.5, 18.4 Hz, 1F) ppm; HRMS(ESI) m/z: $[M+Na]^+ = C_{29}H_{26}F_2NaO_2^+$ 467.1793; 测得 467.1797。

(16) 2,2-二氟-3-(4-羟基-3,5-二异丙基苯基)-1-(萘-2-基)-3-苯基丙-1-酮(**3p**)。参照上述一般合成方法，黄色油状，81 mg，产率 86%，Rf=0.5(乙酸乙酯/正己烷 = 5%)；^{1}H NMR(400 MHz, $CDCl_3$) δ 8.42(s, 1H), 7.91~7.77(m, 4H), 7.56(dt, J=14.9, 7.2 Hz, 2H), 7.45(d, J=7.5 Hz, 2H), 7.27(dt, J = 22.5, 5.7 Hz, 3H), 7.03(s, 2H), 5.07~4.92(m, 1H), 4.77(s, 1H), 3.05(dt, J=13.7, 6.8 Hz, 2H), 1.14(dd, J=13.6, 6.8 Hz, 12H) ppm；^{13}C NMR(100 MHz, $CDCl_3$) δ 190.8(t, J = 29.5 Hz), 149.5, 136.9(d, J=3.7 Hz), 135.7, 135.6, 133.7, 132.2, 132.08(t, J=4.4 Hz), 130.7, 129.9, 129.7, 129.1, 128.5, 128.5, 128.3, 127.8, 127.4, 125.2, 124.8, 119.5(t, J = 259.1 Hz), 55.2(t, J = 21.5 Hz), 27.2, 22.6, 22.6, 22.5 ppm；^{19}F NMR(376 MHz, $CDCl_3$) δ −98.43(dd, J = 271.8, 16.3 Hz,

1F), −101.91(dd, J=271.1, 19.8 Hz, 1F) ppm; HRMS(ESI) m/z: [M+Na]$^+$=$C_{31}H_{30}F_2NaO_2^+$ 495.2106; 测得 495.2106。

(17) 3-(3,5-二叔丁基-4-羟基苯基)-2,2-二氟-1-苯基-3-(对甲苯基)丙-1-酮(**4a**)。参照上述一般合成方法，浅黄色油状，75 mg，产率 81%，Rf=0.5(乙酸乙酯/正己烷=5%)；^{1}H NMR(400 MHz, $CDCl_3$) δ 7.77(d, J=7.8 Hz, 2H), 7.53(t, J=7.4 Hz, 1H), 7.41～7.29(m, 4H), 7.16～7.06(m, 4H), 5.10(s, 1H), 4.81(dd, J=20.3, 16.3 Hz, 1H), 2.30(s, 3H), 1.33(s, 18H) ppm; ^{13}C NMR(100 MHz, $CDCl_3$) δ 191.2(t, J=29.6 Hz), 153.2, 137.0, 135.8, 133.8, 133.5, 129.5, 129.2, 128.4, 126.6, 126.3(d, J=5.2 Hz), 119.4(t, J=259.2 Hz), 55.1(t, J=21.6 Hz), 34.3, 30.2, 21.0 ppm; ^{19}F NMR(376 MHz, $CDCl_3$) δ −98.91(dd, J=267.6, 16.1 Hz, 1F), −103.49(dd, J=267.6, 20.4 Hz, 1F) ppm; HRMS(ESI) m/z: [M+Na]$^+$=$C_{30}H_{34}F_2NaO_2^+$ 487.2419; 测得 487.2415。

(18) 3-(3,5-二叔丁基-4-羟基苯基)-2,2-二氟-1,3-二对甲苯基丙-1-酮(**4b**)。参照上述一般合成方法，浅黄色油状，75 mg，产率 78%，Rf=0.5(乙酸乙酯/正己烷=5%)；^{1}H NMR(400 MHz, $CDCl_3$) δ 7.71(d, J=8.0 Hz, 2H), 7.32(d, J=7.9 Hz, 2H), 7.18(d, J=8.1 Hz, 2H), 7.11(d, J=10.4 Hz, 4H), 5.09(s, 1H), 4.80(dd, J=19.8, 16.7 Hz, 1H), 2.38(s, 3H), 2.30(s, 3H), 1.34(s, 18H) ppm; ^{13}C NMR(100 MHz, $CDCl_3$) δ 190.6(t, J=29.3 Hz), 153.1, 144.6, 136.9, 135.7, 133.9(d, J=3.7 Hz), 131.0, 129.8(t, J=3.4 Hz), 129.5, 129.2, 129.1, 126.5(d, J=6.3 Hz), 119.5(t, J=259.2 Hz), 55.1(t, J=21.6 Hz), 34.3, 30.2, 21.7, 21.0 ppm; ^{19}F NMR(376 MHz, $CDCl_3$) δ −99.23(dd, J=267.8, 17.6 Hz, 1F), −102.98(dd, J=267.9, 21.0 Hz, 1F) ppm; HRMS(ESI) m/z: [M+Na]$^+$=$C_{31}H_{36}F_2NaO_2^+$ 501.2576; 测得 501.2577。

(19) 3-(3,5-二叔丁基-4-羟基苯基)-2,2-二氟-1-(4-甲氧基苯基)-3-(对甲苯基)丙-1-酮(**4c**)。参照上述一般合成方法，浅黄色油状，72 mg，产率 73%，Rf=0.3(乙酸乙酯/正己烷=5%)；^{1}H NMR(400 MHz, $CDCl_3$) δ 7.77(d, J=8.7 Hz, 2H), 7.25(d, J=7.8 Hz, 2H), 7.03(d, J=4.7 Hz, 4H), 6.78(d, J=8.9 Hz, 2H), 5.01(s, 1H), 4.74(t, J=17.2 Hz, 1H), 3.77(s, 3H), 2.23(s, 3H), 1.27(s, 18H) ppm; ^{13}C NMR(100 MHz, $CDCl_3$) δ 188.2(t, J=28.8 Hz), 162.9, 152.1, 135.8, 134.7, 133.0(d, J=3.7 Hz), 131.3(t, J=3.6 Hz), 128.5, 128.1, 125.7(d, J=4.8 Hz), 125.5, 125.3, 118.7(t, J=259.1 Hz), 112.7, 54.5, 54.1(t, J=21.7 Hz), 33.3, 29.2, 20.0 ppm; ^{19}F NMR(376 MHz, $CDCl_3$) δ −99.21(dd, J=267.9, 17.9 Hz, 1F), −102.21(dd, J=268.0, 20.7 Hz, 1F) ppm; HRMS(ESI) m/z: [M+H]$^+$=$C_{31}H_{37}F_2O_3^+$ 495.2705;

测得 495.2705。

（20）3-(3,5-二叔丁基-4-羟基苯基)-2,2-二氟-1-(4-氟苯基)-3-(对甲苯基)丙-1-酮(**4d**)。参照上述一般合成方法，浅黄色油状，84 mg，产率 87%，Rf = 0.5(乙酸乙酯/正己烷 = 5%)；^{1}H NMR(400 MHz, $CDCl_3$) δ 7.82(dd, J = 8.3, 5.6 Hz, 2H), 7.32(d, J = 7.9 Hz, 2H), 7.11(d, J = 9.1 Hz, 4H), 7.04(t, J = 8.6 Hz, 2H), 5.11(s, 1H), 4.79(dd, J = 20.1, 16.6 Hz, 1H), 2.30(s, 3H), 1.34(s, 18H) ppm；^{13}C NMR(100 MHz, $CDCl_3$) δ 189.7(t, J = 29.1 Hz), 167.2, 164.7, 153.2, 137.0, 135.9, 133.7(d, J = 3.6 Hz), 132.9 ~ 132.3(m), 130.0, 129.5, 129.2, 126.5, 126.3(d, J = 5.0 Hz), 119.5(t, J = 259.2 Hz), 115.7, 115.5, 55.1(t, J = 21.6 Hz), 34.3, 30.2, 21.0 ppm；^{19}F NMR(376 MHz, $CDCl_3$) δ −99.02(dd, J = 268.3, 16.2 Hz, 1F), −102.96(dd, J = 268.9, 20.8 Hz, 1F), −103.36 ~ −103.41(m, 1F) ppm；HRMS(ESI) m/z：$[M+Na]^+$ = $C_{30}H_{33}F_3NaO_2^+$ 505.2325；测得 505.2328。

（21）1-(4-氯苯基)-3-(3,5-二叔丁基-4-羟基苯基)-2,2-二氟-3-(对甲苯基)丙-1-酮(**4e**)。参照上述一般合成方法，浅黄色油状，84 mg，产率 84%，Rf = 0.5(乙酸乙酯/正己烷 = 5%)；^{1}H NMR(400 MHz, $CDCl_3$) δ 7.70(d, J = 8.3 Hz, 2H), 7.33(t, J = 8.8 Hz, 4H), 7.16~7.06(m, 4H), 5.12(s, 1H), 4.77(dd, J = 20.1, 16.6 Hz, 1H), 2.30(s, 3H), 1.34(s, 18H) ppm；^{13}C NMR(100 MHz, $CDCl_3$) δ 190.2(t, J = 30.0 Hz), 153.2, 140.2, 137.1, 135.9, 133.6(d, J = 3.6 Hz), 131.9, 131.0(t, J = 3.5 Hz), 129.5, 129.3, 128.7, 126.5, 126.2(d, J = 5.1 Hz), 119.4(t, J = 259.3 Hz), 55.1(t, J = 21.5 Hz), 34.3, 30.2, 21.0 ppm；^{19}F NMR(376 MHz, $CDCl_3$) δ −99.13(dd, J = 268.2, 17.3 Hz, 1F), −103.27(dd, J = 268.3, 21.8 Hz, 1F) ppm；HRMS(ESI) m/z：$[M+Na]^+$ = $C_{30}H_{33}ClF_2NaO_2^+$ 521.2029；测得 521.2029。

（22）1-(4-溴苯基)-3-(3,5-二叔丁基-4-羟基苯基)-2,2-二氟-3-(对甲苯基)丙-1-酮(**4f**)。参照上述一般合成方法，黄色油状，89mg，产率 82%，Rf = 0.5(乙酸乙酯/正己烷 = 5%)；^{1}H NMR(400 MHz, $CDCl_3$) δ 7.61(d, J = 8.5 Hz, 2H), 7.51(d, J = 8.6 Hz, 2H), 7.31(d, J = 7.9 Hz, 2H), 7.13~7.09(m, 4H), 5.12(s, 1H), 4.76(dd, J = 20.2, 16.5 Hz, 1H), 2.31(s, 3H), 1.34(s, 18H) ppm；^{13}C NMR(100 MHz, $CDCl_3$) δ 190.5(t, J = 30.0 Hz), 153.3, 137.1, 135.9, 133.5(d, J = 3.2 Hz), 132.4, 131.7, 131.0(t, J = 3.2 Hz), 129.5, 129.3, 129.0, 126.5, 126.1(d, J = 4.9 Hz), 119.4(t, J = 259.2 Hz), 55.1(t, J = 21.6 Hz), 34.3, 30.2, 21.0 ppm；^{19}F NMR(376 MHz, $CDCl_3$) δ −99.16(dd, J = 268.1, 16.3 Hz, 1F), −103.33(dd, J = 268.0, 19.8 Hz, 1F) ppm；HRMS(ESI) m/z：$[M+Na]^+$ = $C_{30}H_{33}BrF_2NaO_2^+$ 565.1524；测得 565.1527。

（23）1-(3,5-二叔丁基-4-羟基苯基)-2,2-二氟-4-甲基-1-(对甲苯基)戊-3-酮(**4g**)。参照上述一般合成方法，无色油状，15 mg，产率18%，Rf=0.5(乙酸乙酯/正己烷=5%)；^{1}H NMR(400 MHz, $CDCl_3$) δ 7.32(d, J=7.3 Hz, 2H), 7.17(s, 2H), 7.13(d, J=7.2 Hz, 2H), 5.14(s, 1H), 4.62(t, J=18.6 Hz, 1H), 2.87~2.82(m, 1H), 2.31(s, 3H), 1.40(s, 18H), 0.90(d, J=6.5 Hz, 3H), 0.82(d, J=6.4 Hz, 3H) ppm；^{13}C NMR(100 MHz, $CDCl_3$) δ 206.3(t, J=27.9 Hz), 153.2, 137.1, 135.8, 133.5(d, J=4.0 Hz), 129.5, 129.2, 126.4, 126.3(d, J=5.2 Hz), 118.8(t, J=259.8 Hz), 53.8(t, J=21.6 Hz), 36.0, 34.3, 30.3, 21.0, 17.8, 17.5 ppm；^{19}F NMR(376 MHz, $CDCl_3$) δ −104.85(dd, J=259.6, 16.7 Hz, 1F), −109.24(dd, J=259.6, 20.3 Hz, 1F) ppm；HRMS(ESI) m/z：[M+Na]$^+$=$C_{27}H_{36}F_2NaO_2^+$ 453.2576；测得453.2569。

（24）(E)-5-(3,5-二叔丁基-4-羟基苯基)-4,4-二氟-1-苯基-5-(对甲苯基)戊-1-烯-3-酮(**4h**)。参照上述一般合成方法，无色油状，74 mg，产率75%，Rf=0.4(乙酸乙酯/正己烷=5%)；^{1}H NMR(400 MHz, $CDCl_3$) δ 7.62(d, J=15.8 Hz, 1H), 7.45(d, J=7.4 Hz, 2H), 7.40~7.33(m, 5H), 7.20(s, 2H), 7.12(d, J=7.7 Hz, 2H), 6.88(d, J=15.9 Hz, 1H), 5.11(s, 1H), 4.66(t, J=18.4 Hz, 1H), 2.29(s, 3H), 1.36(s, 18H) ppm；^{13}C NMR(100 MHz, $CDCl_3$) δ 190.3(t, J=29.5 Hz), 153.2, 146.4, 137.1, 135.8, 134.1, 133.7(d, J=3.6 Hz), 131.3, 129.5, 129.3, 129.0, 128.8, 126.5, 118.7, 118.6(t, J=258.3 Hz), 54.5(t, J=22.0 Hz), 34.4, 30.3, 21.1 ppm；^{19}F NMR(376 MHz, $CDCl_3$) δ −107.09(dd, J=255.6, 17.1 Hz, 1F), −109.08(dd, J=255.6, 19.4 Hz, 1F) ppm；HRMS(ESI) m/z：[M+Na]$^+$=$C_{32}H_{36}F_2NaO_2^+$ 513.2576；测得513.2579。

（25）3-(3,5-二叔丁基-4-羟基苯基)-2,2-二氟-1-(噻吩-2-基)-3-(对甲苯基)丙-1-酮(**4i**)。参照上述一般合成方法，浅黄色油状，81 mg，产率86%，Rf=0.3(乙酸乙酯/正己烷=5%)；^{1}H NMR(400 MHz, $CDCl_3$) δ 7.76(d, J=2.7 Hz, 1H), 7.66(d, J=4.9 Hz, 1H), 7.36(d, J=7.9 Hz, 2H), 7.12(d, J=7.8 Hz, 4H), 7.07~7.01(m, 1H), 5.08(s, 1H), 4.79(dd, J=21.3, 15.4 Hz, 1H), 2.30(s, 3H), 1.34(s, 18H) ppm；^{13}C NMR(100 MHz, $CDCl_3$) δ 183.9(t, J=29.6 Hz), 153.2, 139.3, 137.0, 135.8(d, J=8.0 Hz), 135.5~135.2(m), 133.6(d, J=3.2 Hz), 129.5, 129.2, 128.4, 126.5, 119.4(t, J=259.2 Hz), 55.1(t, J=21.7 Hz), 34.3, 30.2, 21.0 ppm；^{19}F NMR(376 MHz, $CDCl_3$) δ −100.50(dd, J=260.5, 18.3 Hz, 1F), −105.12(dd, J=260.5, 23.2 Hz, 1F) ppm；HRMS(ESI) m/z：[M+Na]$^+$=$C_{28}H_{32}F_2NaO_2S^+$ 493.1983；测得493.1980。

（26）3-(3,5-二叔丁基-4-羟基苯基)-2,2-二氟-1-(呋喃-2-基)-3-(对甲苯基)丙-1-酮(**4j**)。参照上述一般合成方法，浅黄色油状，64 mg，产率71%，Rf = 0.3(乙酸乙酯/正己烷 = 5%)；^{1}H NMR(400 MHz，$CDCl_3$) δ 7.63(s，1H)，7.34(d，J=7.9 Hz，2H)，7.29~7.25(m，1H)，7.15(s，2H)，7.11(d，J=7.9 Hz，2H)，6.49(dd，J=3.6，1.4 Hz，1H)，5.10(s，1H)，4.83(dd，J=20.6，16.7 Hz，1H)，2.30(s，3H)，1.36(s，18H) ppm；^{13}C NMR(100 MHz，$CDCl_3$) δ 178.7(t，J = 30.7 Hz)，153.2，149.0，148.3，137.1，135.8，133.5(d，J=3.7 Hz)，129.5，129.2，126.4，122.9~122.4(m)，118.9(t，J=258.1 Hz)，112.5，54.7(t，J = 21.7 Hz)，34.3，30.2，21.0 ppm；^{19}F NMR(376 MHz，$CDCl_3$) δ −102.41(dd，J=262.3，16.5 Hz，1F)，−106.20(dd，J=262.3，20.7 Hz，1F) ppm；HRMS(ESI) m/z：$[M+Na]^+$ = $C_{28}H_{32}F_2NaO_3^+$ 477.2212；测得477.2210。

（27）3-(3,5-二叔丁基-4-羟基苯基)-2,2-二氟-1-(呋喃-2-基)-3-(噻吩-2-基)丙-1-酮(**4k**)。参照上述一般合成方法，黄色油状，63 mg，产率70%，Rf = 0.4(乙酸乙酯/正己烷 = 20%)；^{1}H NMR(400 MHz，$CDCl_3$) δ 7.63(s，1H)，7.27~7.21(m，4H)，7.10(d，J = 3.3 Hz，1H)，6.95(dd，J = 4.8，3.8 Hz，1H)，6.48(dd，J=3.5，1.3 Hz，1H)，5.20~5.08(m，2H)，1.37(s，18H) ppm；^{13}C NMR(100 MHz，$CDCl_3$) δ 178.4(t，J = 30.7 Hz)，153.6，148.8，148.5，138.1(d，J=4.3 Hz)，135.9，127.9，126.7，126.5，125.6，125.3(d，J= 4.7 Hz)，122.9(dd，J = 7.4，5.4 Hz)，117.9(t，J = 259.2 Hz)，112.6，50.8(t，J = 22.7 Hz)，34.3，30.2 ppm；^{19}F NMR(376 MHz，$CDCl_3$) δ −103.69(d，J = 258.9 Hz，1F)，−108.28(d，J = 258.9 Hz，1F) ppm；HRMS(ESI) m/z：$[M+Na]^+$ = $C_{25}H_{28}F_2NaO_3S^+$ 469.1619；测得469.1615。

（28）3-(3,5-二叔丁基-4-羟基苯基)-2,2-二氟-1-(呋喃-2-基)-3-(吡啶-3-基)丙-1-酮(**4l**)。参照上述一般合成方法，无色油状，70 mg，产率79%，Rf = 0.2(乙酸乙酯/正己烷 = 20%)；^{1}H NMR(400 MHz，$CDCl_3$) δ 8.69(s，1H)，8.51(d，J=4.3 Hz，1H)，7.83(d，J=7.8 Hz，1H)，7.66(s，1H)，7.32~7.26(m，2H)，7.11(s，2H)，6.52(d，J = 1.8 Hz，1H)，5.21(s，1H)，4.92(dd，J=21.7，14.7 Hz，1H)，1.35(s，18H) ppm；^{13}C NMR(100 MHz，$CDCl_3$) δ 177.9(t，J=29.7 Hz)，153.5，150.7，148.8，148.6，137.0，136.3，132.6，126.3，124.9(d，J=5.6 Hz)，123.4，123.1(dd，J=8.2，4.2 Hz)，118.4(t，J = 258.1 Hz)，112.7，34.3，30.2 ppm；^{19}F NMR(376 MHz，$CDCl_3$) δ −100.27(dd，J=266.1，14.4 Hz，1F)，−107.55(dd，J=266.2，21.5 Hz，1F) ppm；HRMS(ESI) m/z：$[M+H]^+$ = $C_{26}H_{30}F_2NO_3^+$ 442.2188；测得442.2188。

（29）3-(3,5-二叔丁基-4-羟基苯基)-3-(4-(二甲氨基)苯基)-2,2-二氟-1-(呋喃-2-基)丙-1-酮(**4m**)。参照上述一般合成方法，棕色油状，70 mg，产率 72%，Rf=0.2(乙酸乙酯/正己烷=10%)；^{1}H NMR(400 MHz，$CDCl_3$) δ 7.62(s，1H)，7.30(d，J=8.7 Hz，3H)，7.17(s，2H)，6.66(d，J=8.7 Hz，2H)，6.52～6.48(m，1H)，5.08(s，1H)，4.76(t，J=18.8 Hz，1H)，2.90(s，6H)，1.36(s，18H) ppm；^{13}C NMR(100 MHz，$CDCl_3$) δ 179.0(t，J=31.1 Hz)，153.0，149.8，149.1，148.2，135.7，130.4，126.9(d，J=4.7 Hz)，126.3，123.9(d，J=4.0 Hz)，122.6～122.4(m)，119.1(t，J=257.8 Hz)，112.5，54.3(t，J=21.8 Hz)，40.5，34.3，30.3 ppm；^{19}F NMR(376 MHz，$CDCl_3$) δ −103.05(dd，J=260.3，17.4 Hz，1F)，−105.82(dd，J=260.4，20.0 Hz，1F) ppm；HRMS(ESI) m/z：[M+H]$^+$=$C_{29}H_{36}F_2NO_3^+$ 484.2658；测得 484.2658。

(30) 3-(3,5-二叔丁基-4-羟基苯基)-2,2-二氟-1,3-二苯基丙-1-酮(**4n**)。参照上述一般合成方法，无色油状，75 mg，产率 83%，Rf=0.5(乙酸乙酯/正己烷=5%)；^{1}H NMR(400 MHz，$CDCl_3$) δ 7.78(d，J=8.0 Hz，2H)，7.55(t，J=7.4 Hz，1H)，7.46(d，J=7.4 Hz，2H)，7.39(t，J=7.8 Hz，2H)，7.32(t，J=7.3 Hz，2H)，7.28～7.25(m，1H)，7.11(s，2H)，5.13(s，1H)，4.87(dd，J=20.4，16.0 Hz，1H)，1.35(s，18H) ppm；^{13}C NMR(100 MHz，$CDCl_3$) δ 191.2(t，J=29.1 Hz)，153.2，136.8(d，J=3.6 Hz)，135.8，133.6，129.7，129.6(t，J=3.4 Hz)，128.4(d，J=9.4 Hz)，127.4，126.6，126.1(d，J=5.2 Hz)，119.4(t，J=259.4 Hz)，77.2，55.4(t，J=21.6 Hz)，34.3，30.2 ppm；^{19}F NMR(376 MHz，$CDCl_3$) δ −98.82(dd，J=268.3，15.9 Hz)，−103.40(dd，J=268.3，20.5 Hz) ppm；HRMS(ESI) m/z：[M+Na]$^+$=$C_{29}H_{32}F_2NaO_2^+$ 473.2263；测得 473.2260。

(31) 3-(4-溴苯基)-3-(3,5-二叔丁基-4-羟基苯基)-2,2-二氟-1-苯基丙-1-酮(**4o**)。参照上述一般合成方法，无色油状，86 mg，产率 81%，Rf=0.4(乙酸乙酯/正己烷=5%)；^{1}H NMR(400 MHz，$CDCl_3$) δ 7.79(d，J=7.7 Hz，2H)，7.56(t，J=7.4 Hz，1H)，7.45(d，J=8.5 Hz，2H)，7.40(t，J=7.8 Hz，2H)，7.32(d，J=8.4 Hz，2H)，7.05(s，2H)，5.14(s，1H)，4.83(dd，J=20.3，15.7 Hz，1H)，1.34(s，18H) ppm；^{13}C NMR(100 MHz，$CDCl_3$) δ 190.8(t，J=28.9 Hz)，153.4，136.0，133.8，133.4，131.6，131.3，129.6(t，J=3.1 Hz)，128.5，126.5，125.6(d，J=5.3 Hz)，121.5，119.1(t，J=259.6 Hz)，77.2，54.7(t，J=21.7 Hz)，34.3，30.2 ppm；^{19}F NMR(376 MHz，$CDCl_3$) δ −98.44(dd，J=271.1，15.6 Hz)，−103.63(dd，J=271.2，20.3 Hz) ppm；HRMS(ESI) m/z：[M+Na]$^+$=$C_{29}H_{31}BrF_2NaO_2^+$ 551.1368；测得 551.1369。

(32) 3-(4-氯苯基)-3-(3,5-二叔丁基-4-羟基苯基)-2,2-二氟-1-苯基丙-1-酮(**4p**)。参照上述一般合成方法，无色油状，83 mg，产率 86%，Rf=0.4(乙酸乙酯/正己烷 = 5%)；^{1}H NMR(400 MHz, $CDCl_3$) δ 7.78(d, J = 7.3 Hz, 2H), 7.59 ~ 7.48 (m, 1H), 7.45 ~ 7.34 (m, 4H), 7.28 (d, J = 8.4 Hz, 2H), 7.06(s, 2H), 5.14(s, 1H), 4.86(dd, J = 20.2, 15.8 Hz, 1H), 1.33(s, 18H) ppm; ^{13}C NMR (100 MHz, $CDCl_3$) δ 188.5 (t, J = 31.0 Hz), 186.2, 150.3, 149.9, 140.2(t, J = 23.3 Hz), 134.8, 134.7, 132.5, 131.9, 131.3, 130.2(t, J = 2.9 Hz), 129.91, 128.8, 127.5, 123.6, 116.4(t, J = 256.9 Hz), 35.8, 35.4, 29.4, 29.3(s) ppm; ^{19}F NMR(376 MHz, $CDCl_3$) δ −98.41(dd, J = 270.8, 16.7 Hz), −103.66(dd, J = 270.8, 21.5 Hz) ppm; HRMS(ESI) m/z: [M+Na]$^+$ = $C_{29}H_{31}ClF_2NaO_2^+$ 507.1873；测得 507.1877。

(33) 3-(4-(叔丁基)苯基)-3-(3,5-二叔丁基-4-羟基苯基)-2,2-二氟-1-苯基丙-1-酮(**4q**)。参照上述一般合成方法，无色油状，73 mg，产率 72%，Rf = 0.3(乙酸乙酯/正己烷 = 5%)；^{1}H NMR(400 MHz, $CDCl_3$) δ 7.75(d, J = 7.7 Hz, 2H), 7.56 ~ 7.50 (m, 1H), 7.40 ~ 7.31 (m, 6H), 7.11 (s, 2H), 5.11 (s, 1H), 4.81 (dd, J = 20.8, 15.8 Hz, 1H), 1.34 (s, 18H), 1.29 (s, 9H) ppm; ^{13}C NMR (100 MHz, $CDCl_3$) δ 191.4 (t, J = 29.4 Hz), 153.2, 150.2, 135.8, 133.8, 133.7 ~ 133.4 (m), 129.5, 129.3, 128.3, 126.6, 126.2 (d, J = 5.3 Hz), 125.4, 119.5 (t, J = 259.3 Hz), 77.2, 55.2 (t, J = 21.7 Hz), 34.3, 31.3, 30.2 ppm; ^{19}F NMR(376 MHz, $CDCl_3$) δ −98.70(dd, J = 265.7, 15.7 Hz), −104.07(dd, J = 265.8, 20.7 Hz) ppm; HRMS (ESI) m/z: [M+Na]$^+$ = $C_{33}H_{40}F_2NaO_2^+$ 529.2889；测得 529.2885。

2.3.3 合成 2,6-二叔丁基-4-(1-(4-氯苯基)-2,2-二氟-3-羟基-3-苯基丙基)苯酚(5)

在一支烘干的玻璃管（10 mL）中装有磁力搅拌棒，加入 **4p**(0.2 mmol, 97 mg)、$NaBH_4$(3.0 当量，0.6 mmol，23 mg)。用注射器加入 1.0 mL THF。所得溶液在室温下搅拌过夜，并通过 TLC 进行监测。反应结束后，在真空中浓缩混合物以除去 THF，残留物经硅胶色谱法（乙酸乙酯/正己烷 = 1/4）提纯，得到 **5**(无色油状，92 mg，产率 95%，dr = 1.87/1，Rf = 0.2(乙酸乙酯/正己烷 = 20%)；^{1}H NMR(400 MHz, $CDCl_3$) 7.38(d, J = 8.3 Hz, 2H), 7.35 ~ 7.20(m, 7H), 7.11 (s, 2H), 5.16 (s, 1H), 4.68 (dd, J = 15.3, 7.9 Hz, 1H), 4.29 (t, J = 17.9 Hz, 1H), 2.47 (d, J = 4.2 Hz, 1H), 1.40 (s, 18H); ^{13}C NMR(100 MHz, $CDCl_3$) 153.3, 153.2, 136.7 ~ 136.5(m), 136.2, 136.0, 133.2, 133.0, 131.1, 131.0, 129.0, 128.8, 128.7, 128.5, 128.3, 128.0, 127.7(d, J = 5.1 Hz), 127.1(d, J = 4.4 Hz), 126.4, 126.1, 123.0(t, J = 249.6 Hz), 74.7 ~ 73.6 (m), 54.4 ~ 53.7 (m), 34.5, 34.4, 30.4, 30.4; ^{19}F NMR(376 MHz, $CDCl_3$) − 110.47 ~ 113.22 (m); HRMS (ESI) m/z: [M +

Na]$^+$=$C_{29}H_{33}ClF_2NaO_2^+$ 509.2029；测得 509.2030。

2.3.4 制备化合物 6 和化合物 7 的一般步骤

在一支烘干的玻璃管（10 mL）中装有磁力搅拌棒，加入 **4p** 或 **4o**(0.3 mmol)、MnO_2(20 当量，6 mmol，522 mg)。用注射器加入 2.0 mL 二氯甲烷。所得溶液在室温下搅拌过夜，并通过 TLC 进行监测。反应结束后，在真空下浓缩混合物，除去二氯甲烷，残留物经硅胶色谱纯化（乙酸乙酯/正己烷=5%~20%），得到化合物 **6** 和化合物 **7**。

（1）3,5-二叔丁基-2′-(4-氯苯基)-3′,3′-二氟-2′H-螺[环己并[2,5]二烯-1,1′-萘]-4,4′(3′H)-二酮(**6a**)。参照上述一般合成方法，无色油状，55 mg，产率 38%，Rf=0.2(乙酸乙酯/正己烷=20%)；^{1}H NMR(400 MHz，$CDCl_3$) δ 8.26(d，J= 7.7 Hz，1H)，7.64(t，J = 7.5 Hz，1H)，7.53(t，J = 7.5 Hz，1H)，7.23(d，J=8.3 Hz，2H)，7.16(d，J=8.3 Hz，2H)，7.11(d，J=7.8 Hz，1H)，6.84(d，J=3.2 Hz，1H)，6.47(d，J=2.7 Hz，1H)，3.88(dd，J= 35.6，3.2 Hz，1H)，1.16(s，9H)，1.10(s，9H)；^{13}C NMR(100 MHz，$CDCl_3$) δ 184.8，184.2(t，J=26.0 Hz)，149.1，148.1，143.5，141.5，139.7(d，J= 6.6 Hz)，135.9，134.8，131.9，129.7，129.7，129.0，128.7(d，J=3.2 Hz)，128.6，128.0，113.0(dd，J = 255.8，249.6 Hz)，55.6(t，J = 20.0 Hz)，48.7(d，J = 7.0 Hz)，35.3，34.9，29.1；^{19}F NMR(376 MHz，$CDCl_3$) −106.20 (ddd，J=40.9，35.8，4.4 Hz)，−110.57(dd，J=279.0，3.7 Hz)；HRMS(ESI) m/z：[M+H]$^+$=$C_{29}H_{30}ClF_2O_2^+$ 483.1897；测得 483.1900。

（2）2,6-二叔丁基-4-(1-(4-氯苯基)-2,2-二氟-3-氧代-3-苯基亚丙基)环己-2,5-二烯酮(**7a**)。参照上述一般合成方法，无色油状，39 mg，产率 27%，Rf = 0.2(乙酸乙酯/正己烷=10%)；^{1}H NMR(400 MHz，$CDCl_3$) δ 7.94(d，J=7.5 Hz，2H)，7.64(t，J=7.3 Hz，1H)，7.45(dd，J=18.4，7.9 Hz，4H)，7.33(s，1H)，7.21(d，J = 7.9 Hz，2H)，6.68(s，1H)，1.22(s，9H)，1.11(s，9H)；^{13}C NMR(100 MHz，$CDCl_3$) δ 188.5(t，J = 31.0 Hz)，186.2，150.3，149.9，140.2(t，J=23.3 Hz)，135.3，134.9(t，J=4.8 Hz)，134.7，132.3，132.0，130.2，129.9，128.8，128.3，127.5，116.5(t，J=256.8 Hz)，35.8，35.4，29.4，29.3；^{19}F NMR(376 MHz，$CDCl_3$) δ −87.78；HRMS(ESI) m/z：[M+H]$^+$=$C_{29}H_{30}ClF_2O_2^+$ 483.1897；测得 483.1896。

（3）2′-(4-溴苯基)-3,5-二叔丁基-3′,3′-二氟-2′H-螺[环己并[2,5]二烯-1,1′-萘]-4,4′(3′H)-二酮(**6b**)。参照上述一般合成方法，无色油状，55 mg，产率 35%（dr=1.87/1），Rf=0.2(乙酸乙酯/正己烷=20%)；^{1}H NMR(400 MHz，$CDCl_3$) δ 8.19(d，J=7.8 Hz，1H)，7.60~7.52(m，1H)，7.46(t，J=7.5 Hz，

1H), 7.32(d, J = 8.4 Hz, 2H), 7.03(dd, J = 8.2, 2.7 Hz, 3H), 6.82~6.70(m, 1H), 6.39(d, J=3.1 Hz, 1H), 3.79(dd, J=35.5, 3.5 Hz, 1H), 1.09(s, 9H), 1.02(s, 9H);^{13}C NMR(100 MHz, $CDCl_3$) δ 184.7, 184.1(t, J=255.0 Hz), 149.1, 148.1, 143.5, 141.4, 139.6(d, J=6.6 Hz), 135.9, 132.2(d, J=2.6 Hz), 131.0, 130.2, 129.7, 129.0, 128.7(d, J=2.9 Hz), 128.5, 122.9, 113.0(dd, J=255.6, 249.8 Hz), 55.7(t, J=20.0 Hz), 48.6(d, J=6.6 Hz), 35.3, 34.9, 29.1;^{19}F NMR(376 MHz, $CDCl_3$) δ -106.19(ddd, J=279.3, 35.4, 4.1 Hz), -110.49(dd, J=278.9, 3.1 Hz); HRMS(ESI) m/z: $[M+Na]^+ = C_{29}H_{29}BrF_2NaO_2^+$ 549.1211; 测得 549.1214。

(4) 4-(1-(4-溴苯基)-2,2-二氟-3-氧代-3-苯基亚丙基)-2,6-二叔丁基环己-2,5-二烯酮(**7b**)。参照上述一般合成方法，无色油状，43 mg，产率 24%，Rf=0.2(乙酸乙酯/正己烷=10%);^{1}H NMR(400 MHz, $CDCl_3$) δ 7.86(d, J=7.8 Hz, 2H), 7.61~7.54(m, 1H), 7.51(d, J=8.4 Hz, 2H), 7.39(t, J=7.8 Hz, 2H), 7.25(s, 1H), 7.07(d, J=8.1 Hz, 2H), 6.61(s, 1H), 1.15(s, 9H), 1.04(s, 9H);^{13}C NMR(100 MHz, $CDCl_3$) δ 188.5(t, J=31.0 Hz), 186.2, 150.3, 149.9, 140.2(t, J=23.3 Hz), 134.9~134.7(m), 134.7, 132.5, 131.9, 131.3, 130.2(t, J=2.9 Hz), 129.9, 128.8, 127.5, 123.6, 116.4(t, J=256.8 Hz), 35.8, 35.4, 29.4, 29.3;^{19}F NMR(376 MHz, $CDCl_3$) δ -87.75; HRMS(ESI) m/z: $[M+H]^+ = C_{29}H_{30}BrF_2O_2^+$ 527.1392; 测得 527.1392。

2.4 本 章 小 结

在此，我们报道了一种前所未有的合成二氟烷基化二芳基甲烷的方法，该方法使用α-二氟偕二醇作为·CF_2R 源，通过碱诱导的 C—C 裂解，然后在微波辐射下进行铜催化的自由基反应。据我们所知，尚未有报道利用α-二氟偕二醇作为自由基二氟烷基化反应的·CF_2R 来源。总之，通过三氟乙酸盐释放和顺序自由基加成，开发出了一种 Cu(Ⅱ)-催化的 *p*-QMs 自由基二氟烷基化的高效方法。合成过程在微波辐照下快速进行，反应时间极短（30 min）、产率高、原料简单易得，并展示了广泛的底物范围和高度的官能团兼容性；这种方法的另一个合成用途是可方便合成复杂的螺环己二烯酮，这一结构片段广泛存在于许多天然产物之中，且具有优良的生物活性。此外，我们对合成得到的 32 个二氟烷基化的二芳基甲烷化合物的抗肿瘤抑制活性进行了检测，发现 **4h**（**M2-9**）化合物能够很好地抑制胰腺癌细胞 PANC 和头颈部鳞状细胞癌 HSC3、Cal27 以及 UM1 的生长。其对头颈部鳞状细胞癌 Cal33、SCC15、UM1 以及 HSC3 的 IC_{50} 值分别为 2.953 μmol/L、5.861 μmol/L、5.107 μmol/L、4.428 μmol/L。这说明了二氟烷基化二芳基甲烷类活性分子在抗癌活性方面具有重要的挖掘潜力和研究价值；而这种方法为获得该类分子提供了简便可规模化合成的途径。

参考文献

[1] BLACKBURN C M, ENGLAND D A, KOLKMANN F. Monofluoro- and Difluoro-methylenebisphosphonic acids: Isopolar analogues of pyrophosphoric acid [J]. J. Chem. Soc. Chem. Commun., 1981(17): 930-932.

[2] BLACKBURN C M, KENT D E, KOLKMANN F. The synthesis and metal binding characteristics of novel, isopolar phosphonate analogues of nucleotides [J]. J. Chem. Soc. Perkin Trans. 1, 1984(0): 1119-1129.

[3] ERICKSON J A, MCLOUGHLIN J I. Hydrogen bond donor properties of the difluoromethyl group [J]. J. Org. Chem., 1995, 60(6): 1626-1631.

[4] ABRAMS P, FREEMAN R, ANDERSTRÖM C, et al. Tolterodine, a new antimuscarinic agent: As effective but better tolerated than oxybutynin in patients with an overactive bladder [J]. Br. J. Urol., 1998, 81(6): 801-810.

[5] AN R, JEONG G, KIM Y. Flavonoids from the heartwood of dalbergia odorifera and their protective effect on glutamate-induced oxidative injury in HT22 cells [J]. Chem. Pharm. Bull., 2008, 56(12): 1722-1724.

[6] CANELA C, MORAESB R M, DAYANA F E, et al. Podophyllotoxin [J]. Phytochemistry, 2000, 54(2): 115-120.

[7] DAVIDSON S J, BARKER D. Synthesis of various lignans via the rearrangements of 1,4-diarylbutane-1,4-diols [J]. Tetrahedron Lett., 2015, 56(30): 4549-4553.

[8] CHRISTIAANS J A M, TIMMERMAN H. The fundamental variables of the biopharmaceutics classification system(bcs): A commentary [J]. Eur. J. Pharm. Sci., 1996, 4(1): 1-22.

[9] MEHTA G, SINGH V. Hybrid systems through natural product leads: An approach towards new molecular entities [J]. Chem. Soc. Rev., 2002, 31(6): 324-334.

[10] TIETZE L F, BELL H P, CHANDRASEKHAR S. Natural product hybrids as new leads for drug discovery [J]. Angew. Chem. Int. Ed., 2003, 42(34): 3996-4028.

[11] DECKER M. Hybrid molecules incorporating natural products: Applications in cancer therapy, neurodegenerative disorders and beyond [J]. Curr. Med. Chem., 2011, 18(10): 1464-1475.

[12] PARRA A, TORTOSA M. Para-quinone methide: A new player in asymmetric catalysis [J]. Chem. Cat. Chem., 2015, 7(10): 1524-1526.

[13] CHAUHAN P, KAYA U, ENDERS D. Advances in organocatalytic 1,6-addition reactions: Enantioselective construction of remote stereogenic centers [J]. Adv. Synth. Catal., 2017, 359(6): 888-912.

[14] KIRSTE B, HARRER W, KURRECK H. ENDOR studies of novel di- and triphenylmethyl radicals generated from galvinols [J]. J. Am. Chem. Soc., 1985, 107(1): 20-28.

[15] ZHAO Y, LUO Y, WANG Z, et al. A new approach to access difluoroalkylated diarylmethanes via visible-light photocatalytic cross-coupling reactions [J]. Chem. Commun., 2018, 54(32):

3993-3996.

[16] YU J, SHENG H, WANG S, et al. Copper-catalyzed radical cascades of para-quinone methides with AIBN and H_2O via α-cyanoalkylation by C—C bond cleavage: New access to benzofuran-2(3H)-ones [J]. Chem. Commun., 2019, 55(31): 4578-4581.

[17] KE M, SONG Q. Copper-catalyzed 1,6-hydrodifluoroacetylation of para-quinone methides at ambient temperature with bis(pinacolato) diboron as reductant [J]. Adv. Synth. Catal., 2017, 359(3): 384-389.

[18] SHEN Y, QI J, MAO Z, et al. Fe-catalyzed hydroalkylation of olefins with para-quinone methides [J]. Org. Lett., 2016, 18(11): 2722-2725.

[19] WU Q, AO G, LIU F. Redox-neutral tri-/difluoromethylation of para-quinone methides with sodium sulfinates [J]. Org. Chem. Front., 2018, 5(13): 2061-2064.

[20] HAO Y, HU X, YU J, et al. An efficient Fe(Ⅲ)-catalyzed 1,6-conjugate addition of para-quinone methides with fluorinated silyl enol ethers toward β,β-diaryl α-fluorinated ketones [J]. Tetrahedron, 2018, 74(52): 7395-7398.

[21] HAN C, KIM E H, COLBY D A. Cleavage of carbon-carbon bonds through the mild release of trifluoroacetate: Generation of α, α-difluoroenolates for aldol reactions [J]. J. Am. Chem. Soc., 2011, 133(15): 5802-5805.

[22] HAZLITT R A, TRAN Q L, SOWAILEH M F, et al. Generation of magnesium pentafluoropropen-2-olate from hexafluoroisopropanol and synthesis of 2,2,4,4,4-pentafluoro-3, 3-dihydroxyketones [J]. J. Org. Chem., 2017, 82(4): 2231-2236.

[23] NGUYEN A L, KHATRI H R, WOODS J R, et al. Magnesium-promoted additions of difluoroenolates to unactivated imines [J]. J. Org. Chem., 2018, 83(6): 3109-3118.

[24] ZHANG P, WOLF C. Catalytic enantioselective difluoroalkylation of aldehydes [J]. Angew. Chem. Int. Ed., 2013, 52(30): 7869-7873.

[25] JOHN J P, COLBY D A. Synthesis of α-halo-α,α-difluoromethyl ketones by a trifluoroacetate release/halogenation protocol [J]. J. Org. Chem., 2011, 76(21): 9163-9168.

[26] LI W, ZHU X, MAO H, et al. Visible-light-induced direct C(sp^3)—H difluromethylation of tetrahydro-isoquinolines with the in situ generated difluoroenolates [J]. Chem. Commun., 2014, 50(56): 7521-7523.

[27] LIN Y, YI W, SHEN W, et al. Route to α-fluoroalkyl sulfides from α-fluorodiaroylmethanes [J]. Org. Lett., 2016, 18(3): 592-595.

[28] REDDY M K, RAMAKRISHNA I, BAIDYA M. Divergent reactivity of gem-difluoro-enolates toward nitrogen electrophiles: Unorthodox nitroso aldol reaction for rapid synthesis of α-ketoamides [J]. Org. Lett., 2018, 20(15): 4610-4613.

[29] QU C, SONG G, XU J, et al. Merging visible light with cross-coupling: The photochemical direct C—H difluoroalkylation of imidazopyridines [J]. Org. Lett., 2019, 21(20): 8169-8173.

[30] QU C, WU Z, LI W, et al. Electron catalytic photochemical cascade carbodifluoroalkylation/radical cyclization of methylene-2-oxazolines [J]. Adv. Synth. Catal., 2017, 359(10): 1672-1677.

[31] QU C, XU P, MA W, et al. A novel visible light mediated radical cyclization of enol lactones: A concise method for fluorinated polycyclic lactone scaffolds [J]. Chem. Commun., 2015, 51(70): 13508-13510.

[32] SONG G, QU C, CHEN J, et al. Synthesis of monofluorooxazoles with quaternary C-F centers through photoredox-catalyzed radical addition of methylene-2-oxazolines [J]. Org. Biomol. Chem., 2020, 18(12): 2223-2226.

[33] SONG G, QU C, MENG J, et al. Photoredox catalytic cascade radical addition/aromatization of methylene-2-oxazolines: Mild access to C(sp^3)-difluorooxazole derivatives [J]. Tetrahedron Lett., 2019, 60(46): 151246.

[34] JIE X, SHANG Y, ZHANG X, et al. Cu-catalyzed sequential dehydrogenation-conjugate addition for β-functionalization of saturated ketones: Scope and mechanism [J]. J. Am. Chem. Soc., 2016, 138(17): 5623-5633.

[35] CHEN M, DONG G. Copper-catalyzed desaturation of lactones, lactams, and ketones under pH-neutral conditions [J]. J. Am. Chem. Soc., 2019, 141(37): 14889-14897.

[36] TRAMMEL R, RAJABIMOGHADAM K, GARCIA-BOSCH I. Copper-promoted functionalization of organic molecules: From biologically relevant Cu/O_2 model systems to organometallic transformations [J]. Chem. Rev., 2019, 119(4): 2954-3031.

[37] ROBERTS B P. Polarity-reversal catalysis of hydrogen-atom abstraction reactions: Concepts and applications in organic chemistry [J]. Chem. Soc. Rev., 1999, 28(1): 25-35.

[38] REN R, ZHAO H, HUAN L, et al. Manganese-catalyzed oxidative azidation of cyclobutanols: Regiospecific synthesis of alkyl azides by C—C bond cleavage [J]. Angew. Chem. Int. Ed., 2015, 54(43): 12692-12696.

[39] GAI K, FANG X, LI X, et al. Synthesis of spiro [2.5] octa-4,7-dien-6-one with consecutive quaternary centers via 1,6-conjugate addition induced dearomatization of para-quinone methides [J]. Chem. Commun., 2015, 51(87): 15831-15834.

3 吡啶-硼自由基介导合成吡啶化二芳基甲烷

3.1 概　　述

二芳基甲烷模块广泛存在于表现出非凡生物活性的天然产物和药物中（见图 3-1）[1-3]。其中，抗癌活性特别有吸引力，例如来曲唑（Letrozole）[4-5] 和恩曲替尼（Entrectinib）[6-7]，尤其是 2019 年 6 月 18 日获美国 FDA 优先批准上市的横跨十大癌症的广谱抗癌新星 Entrectinib 作为中枢神经系统活性的酪氨酸激酶抑制剂，可用于治疗携带 NTRK1/2/3（神经营养因子受体酪氨酸激酶）、ROS1（c-ros 肉瘤致癌因子-受体酪氨酸激酶）和 ALK（间变性淋巴瘤激酶）基因融合突变的局部晚期或转移性实体肿瘤。此外，吡啶是一种关键的结构单元，广泛存在于天然产物[8]、多功能配体[9-11]和生物活性化合物中[12-13]，如抗抑郁药物米氮平和抗肿瘤药物伊马替尼（见图 3-1）。构建具有多种生物和药物活性的混合系统一直以来都受到了药物化学家的广泛关注[14-17]。因此，将二芳基甲烷单元与吡啶基团合并组装成吡啶化二芳基甲烷骨架将具有诱人的潜在应用价值，并为药物发现提供可能。

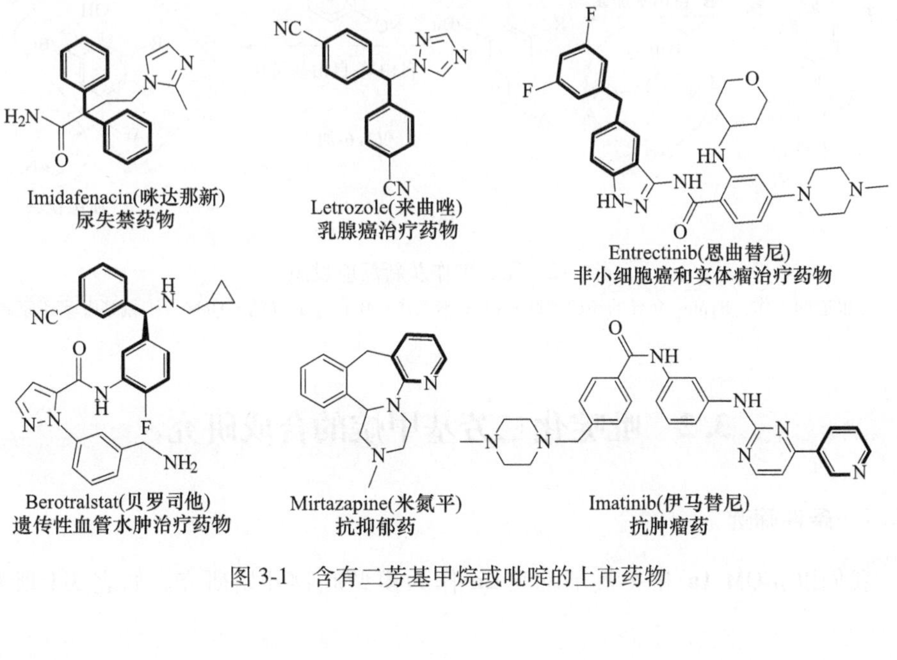

图 3-1　含有二芳基甲烷或吡啶的上市药物

2016 年，Li 研究组发现 B_2pin_2（联硼酸频哪醇酯）的 B—B 键可被 4-氰基吡啶活化，得到吡啶稳定的硼自由基物种，从而可实现一系列自由基型吡啶官能化转化[18-24]。这种策略以硼基自由基在 C ═ X（X ═ O 或 N）上加成以诱导新自由基物种的形成而闻名。羰基化合物是这一策略的合适底物，可以合成多种 4-取代或 2-取代的吡啶衍生物（见图 3-2(a)）。尽管取得了令人瞩目的进展，但羰基底物的范围主要局限于醛类、酮类和 α,β-不饱和酮类，而关于 *p*-QMs 还没有先例。对于 α,β-不饱和酮，偶联可以在烯酮的羰基碳或乙烯基末端碳上进行，分别得到 1,2-或 1,4-加成产物。受 Li 的研究和我们最近关于 *p*-QMs 的 1,6-共轭加成的研究启发[25-27]，我们设想 *p*-QMs 可以作为自由基前体，通过 B_2pin_2/4-氰基吡啶体系介导的硼基自由基加成过程提供二芳基甲基自由基物种（见图 3-2(b)）。

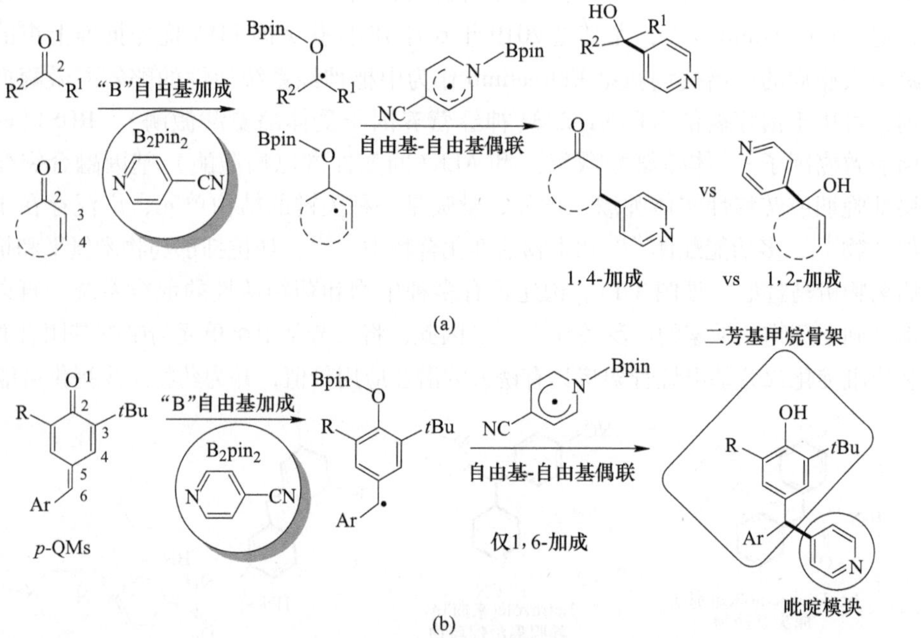

图 3-2　先驱工作及新反应设想

（a）已报道的工作：B_2pin_2 介导的还原偶联；（b）本工作：B_2pin_2 介导的 *p*-QMs 与 4-氰基吡啶还原偶联

3.2　吡啶化二芳基甲烷的合成研究

3.2.1　条件筛选

我们以 *p*-QM **1a** 和 4-氰基吡啶 **2a** 作为模型底物开始研究。如表 3-1 所示，当**1a**和**2a**在室温下在N_2气氛下用1.2当量的B_2pin_2在甲基叔丁基醚（MTBE）中反应24 h时，还原偶联产物**3a**以30%的收率分离出来（见表3-1中条目1）。然而，当反应置于空气中或反应浓度降低时，反应无法顺利进行（见表3-1中条目2~3），这表明N_2保护和反应浓度对反应是必要的。随后发现，当反应加热到80 ℃时，反应产率提高到83%（见表3-1中条目4）。与MTBE相比，没有其他溶剂是更好的溶剂（见表3-1中条目5~9）。

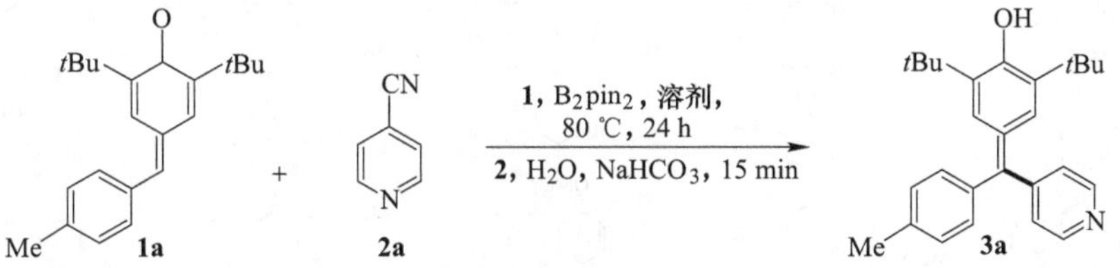

表3-1 条件筛选①

条目	温度/℃	气体	溶剂	产率/%①②
1	室温	N_2	甲基叔丁基醚	30
2	室温	空气	甲基叔丁基醚	NR
3③	室温	N_2	甲基叔丁基醚	NR
4	80	N_2	甲基叔丁基醚	83
5	80	N_2	MeCN	痕量
6	80	N_2	甲苯	10
7	80	N_2	N,N-二甲基甲酰胺	12
8	80	N_2	1,2-二氯甲烷	NR
9	80	N_2	四氢呋喃	痕量

① 反应条件：**1a**(0.2 mmol)、**2a**(0.3 mmol) 和B_2pin_2(0.24 mmol) 在1 mL溶剂中反应24 h。

② 分离产率。

③ 2 mL MTBE用于反应。

3.2.2 底物范围拓展

在确定了最佳条件后，我们进一步评估了这种还原偶联反应的底物范围。如图3-3所示，在该还原偶联反应中很容易容接纳各种取代的*p*-QMs，并以良好到优异的收率得到相应的吡啶化二芳基甲烷衍生物。位于*p*-QMs对位、邻位或间位的供电子基团和吸电子取代基都具有良好的耐受性，并以良好的收率（67%~86%）提供了所需的产物**3a**~**3r**。值得注意的是，由于温和反应条件的影响，在最佳反应条件下，带有甲基、甲氧基、叔丁基、N,N-二甲氨基、氟、氯、溴、甲氧羰基、氰基和三氟甲基等官能团的*p*-QMs具有良好的相容性。该方法的效率

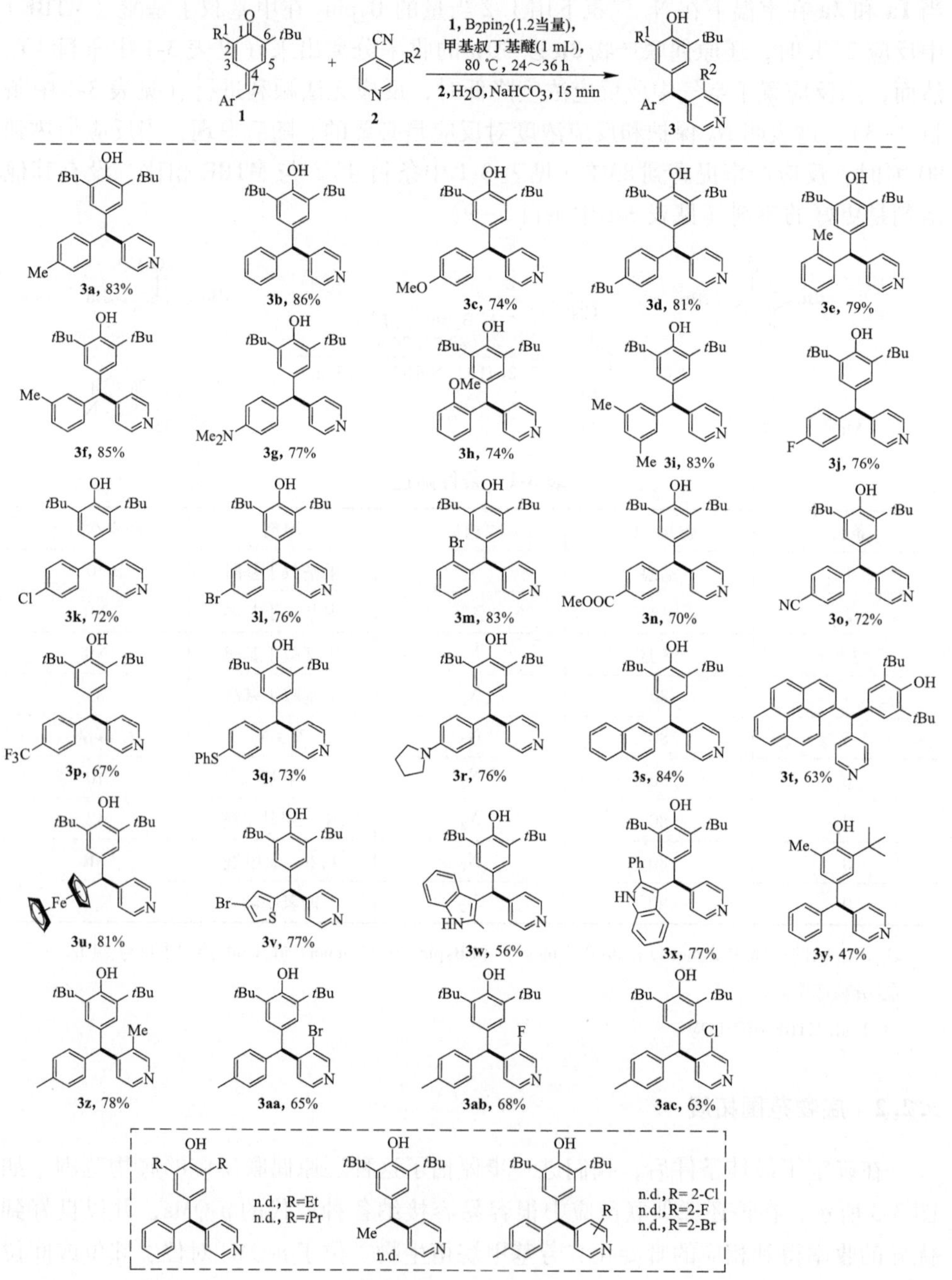

图 3-3　底物范围

不受苯环上取代基模式的影响。特别是，含有多种多环芳烃（如萘基 **1s**、芘 **1t** 和二茂铁 **1u**）的 *p*-QMs 以令人满意的收率（63%～84%）得到了 **3s**～**3u**。为了扩大该方法的稳健性和通用性，我们随后采用了与一系列杂环的还原偶联。噻吩基（**1v**）和吲哚基（**1w** 和 **1x**）以良好的产率高效地获得了所需产物。值得注意的是，*p*-QM **1y**(R^1=Me）也适用于该反应，以中等收率生成产物 **3y**。然而，对于含有 2,6-二乙基、2,6-二异丙基或 7-甲基的 *p*-QM，没有检测到所需的产物，这可能与自由基中间体的稳定性有关。接下来，我们还考察了吡啶的底物范围。在 3-位上含有甲基、溴基、氟基和氯基取代基的氰基吡啶底物能顺利地发生反应，生成相应的产物 **3z**～**3ac**，收率良好（63%～78%）。然而，在类似条件下，C-2 位上有取代基的其他吡啶的反应却失败了。这主要是因为这些吡啶衍生物不能活化 B_2pin_2 的 B—B 键，不能为还原交叉偶联反应提供关键的吡啶-硼自由基。

3.2.3 合成应用

3.2.3.1 抗肿瘤生物活性考察

考虑到我们合成的吡啶化二芳基甲烷含有二芳基甲烷和吡啶两种药理活性骨架，这促使我们筛选这些化合物的药物活性。癌症是世界上最主要的死亡病因，同时癌症治疗和抗癌药物合成面临着许多困难。因此，我们评估了一些吡啶二芳基甲烷衍生物的抗癌活性，并测定了这些化合物对胶质瘤细胞（U87）、头颈部鳞状细胞癌（HNSCC）细胞（Cal27）和胰腺癌细胞（BxPC3）等肿瘤细胞的抗增殖作用（见图 3-4）。结果发现，与其他类似物相比，**3v** 在化合物浓度为 10 μmol/L 时对 HNSCC 细胞（Cal27）有显著的抑制作用。这一观察结果鼓励我们进一步研究 **3v** 对其他 HNSCC 细胞株的抗增殖活性。我们用 0～100 μmol/L 的 **3v** 浓度处理 SCC15、Cal33、UM-1 和 Cal27 这四种 HNSCC 细胞株 48 h，结果发现 **3v** 对 SCC15 有强烈的增殖抑制作用，IC_{50}为 5 μmol/L，而且这种作用与剂量

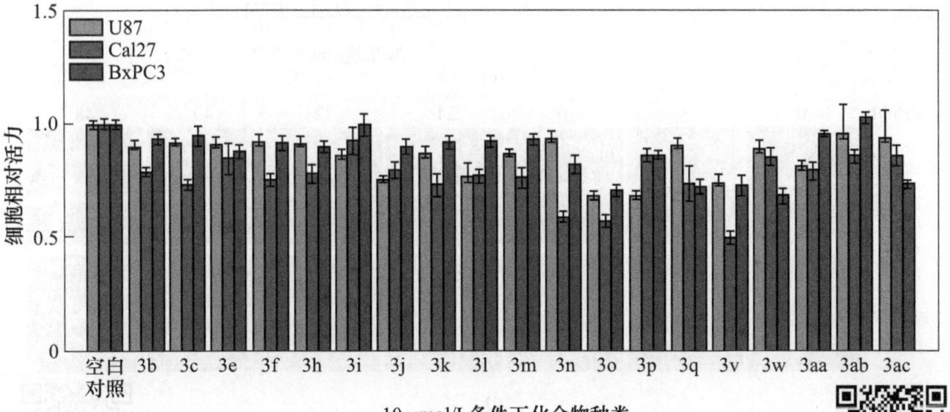

图 3-4 10 μmol/L 吡啶二芳基甲烷衍生物对不同肿瘤细胞的影响

图 3-4 彩图

有关（见图 3-5(a)）。为了探索活性分子 **3v** 的安全性，将正常头颈部鳞状细胞（NOK）暴露于 **3v** 后发现，**3v** 在 NOK 细胞中的 IC_{50} 值约为 150 μmol/L。因此，5 μmol/L 的 **3v** 对正常人 NOK 细胞几乎没有影响（见图 3-5(b)）。细胞生长能力是反映药物作用的一个重要指标。为了更生动地评价 **3v** 对 SCC15 细胞增殖能力的影响，我们进行了细胞克隆实验，结果证实 5 μmol/L 的 **3v** 能显著抑制 SCC15 细胞的增殖（见图 3-5(c)）。高内涵筛选系统可以实时检测细胞的生长和增殖能力，被认为是评价药物生物活性的重要手段。随后，我们通过高内涵分析系统评估了 **3v** 对 SCC15 细胞生长能力的影响。与对照组相比，用 **3v** 处理的细胞在 32 h 的处理过程中细胞增殖受到了明显的抑制（见图 3-5(d)）。通过上述实验发现，

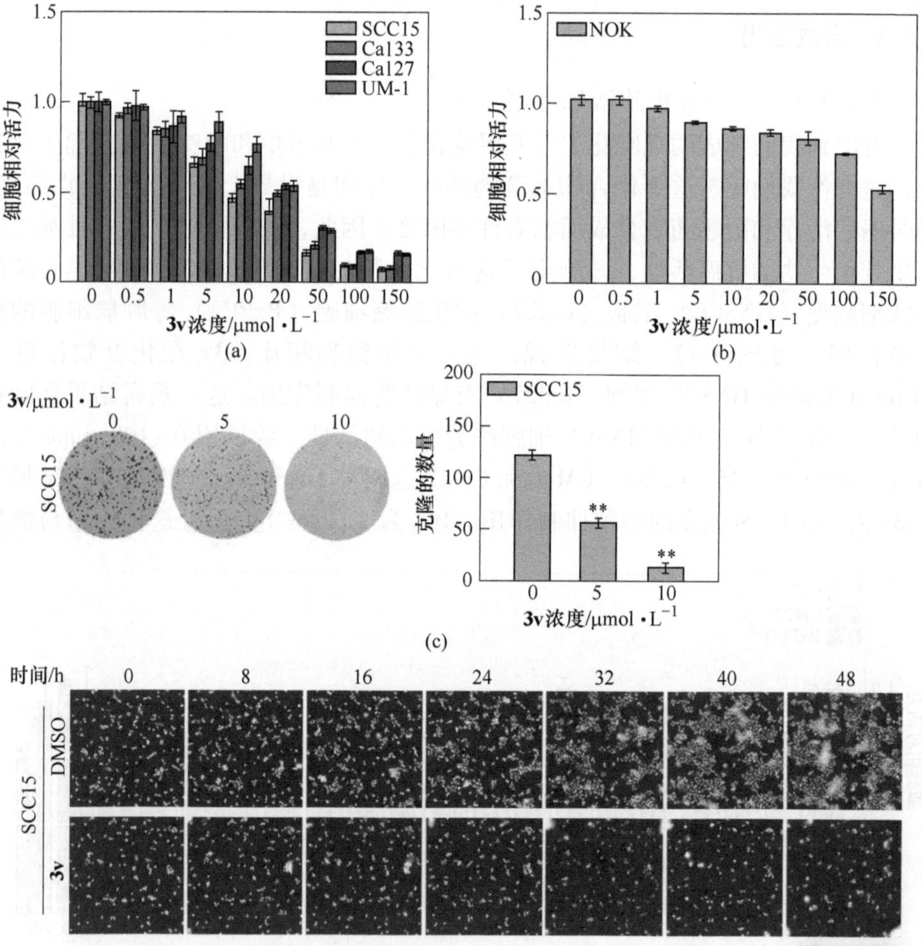

图 3-5　**3v** 的生物活性考察

图 3-5 彩图

3v 能显著抑制 HNSCC 细胞（SCC15）的增殖，但其药物作用的特定官能团尚不明确。因此，我们合成了缺少吡啶单元的二芳基甲烷 **4**，并通过细胞增殖对照试验检测了 SCC15 细胞对吡啶化二芳基甲烷或二芳基甲烷单元的敏感性（见图 3-6）。实验结果表明，**3v** 对细胞增殖的抑制效果优于化合物 **4**。因此，我们认为 **3v** 的吡啶基团和二芳基甲烷单元的杂化体系在抗肿瘤活性中发挥了重要作用。

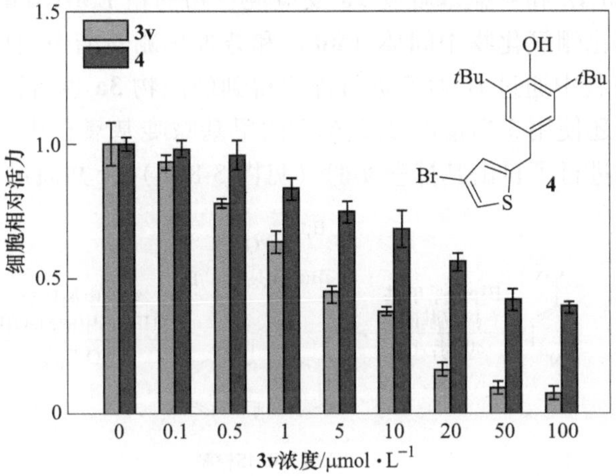

图 3-6 彩图

图 3-6 **3v** 和 **4** 化合物在 SCC15 细胞中的生物活性

3.2.3.2 放大合成和产物衍生化

放大合成和产物衍生化这种方法在合成吡啶化二芳基甲烷方面的实用性可以通过 **3b** 的半克合成得到证明（见图 3-7）。在标准条件下，以 *p*-QM **1b** 和 4-氰基

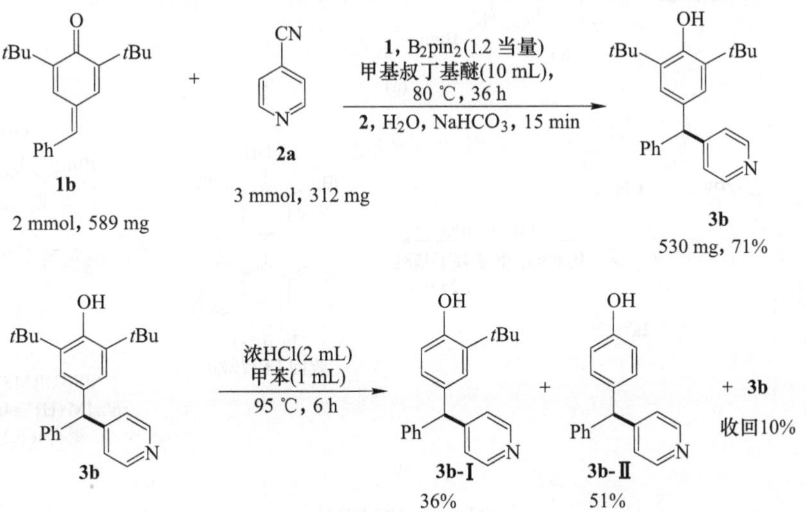

图 3-7 **3b** 的放大合成和 **3b** 的转化

吡啶 **2a** 为底物，可分离出吡啶化二芳基甲烷 **3b**，2 mmol 的产率为 71%。**3b** 的叔丁基可在浓盐酸存在下去除，从而得到 **3b-Ⅰ** 和 **3b-Ⅱ**。

3.2.4　机理研究

为了深入了解这一还原偶联反应的机理，我们进行了几个对照实验。如图 3-8 所示，通过 *p*-QM **1a** 和 4-氰基吡啶 **2a** 反应混合物的粗 ESI-HRMS 技术分析，可以检测到去芳构化硼氧化物中间体（**int**）和芳香化硼酸酯中间体（**5**）。在空气中或在 HRMS 过程中通过 H^+对 **5** 进行淬火得到的产物 **3a** 也可以通过 ESI-HRMS 检测到。此外，还使用 3 当量的 2,2,6,6-四甲基哌啶基氧自由基（TEMPO）作为自由基淬灭剂进行了自由基捕获实验（见图 3-8(b)），并通过 ESI-HRMS 技术

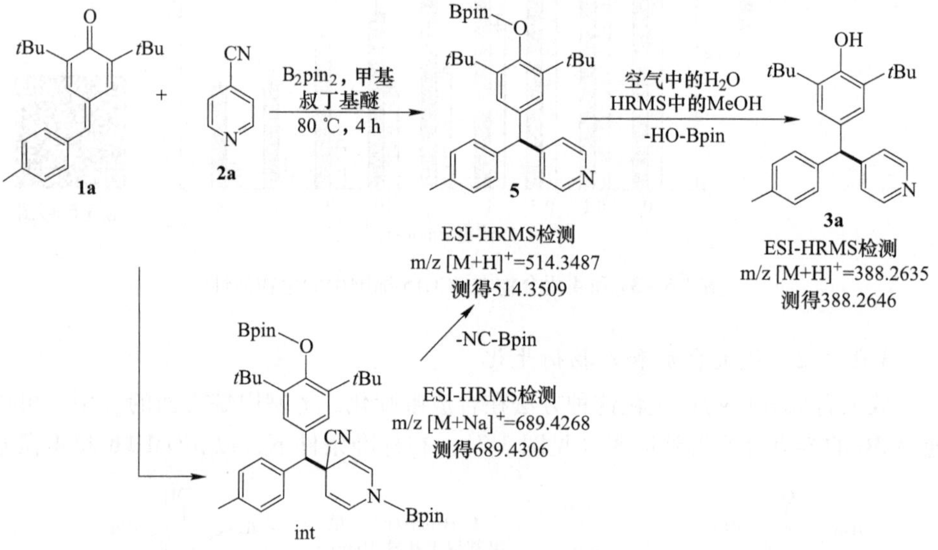

(a)

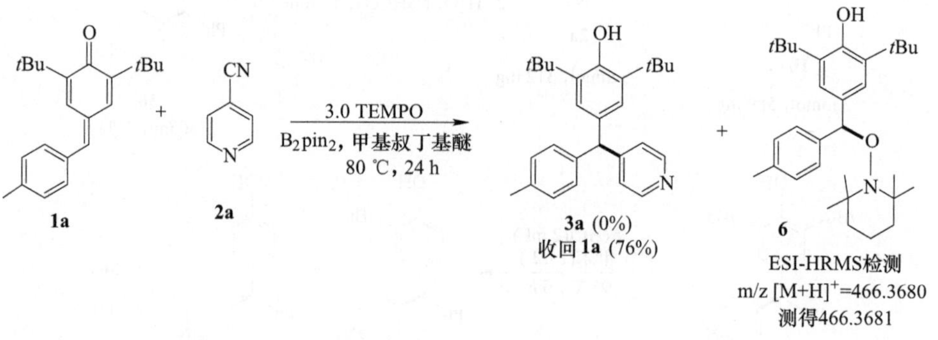

(b)

图 3-8　控制实验

（a）通过 ESI-HRMS 捕获 B-O 中间体；（b）用 TEMPO 捕获二芳基甲基自由基

检测到了自由基捕获产物 **6**。同时，该反应过程完全被抑制，没有检测到产物 **3a**。这些结果表明，在该体系中确实存在通过硼自由基加成到 *p*-QMs 的 C ═ O 键而形成的二芳基甲基自由基。

根据上述结果和以前的文献报道，这种吡啶-硼自由基 **A** 诱导 *p*-QMs 和 4-氰基吡啶还原偶联的合理机理如图 3-9 所示。首先，硼烷自由基从 **A** 转移到 *p*-QMs **1**，生成二芳基甲基自由基 **C**（**C** 是 O 键硼烷基自由基 **B** 的共振结构）。而二芳基甲基自由基 **C** 可被视为后续还原偶联反应的稳定自由基。然后，自由基 **C** 和自由基 **A** 发生交叉偶联反应，生成 1,6-加成中间体 **D**。随后，通过消除 CN-Bpin 快速芳香化，生成芳香化 B-O 中间体 **F**。最后，生成的中间体 **F** 在水的帮助下进行脱硼化生成所需的产品 **3**。

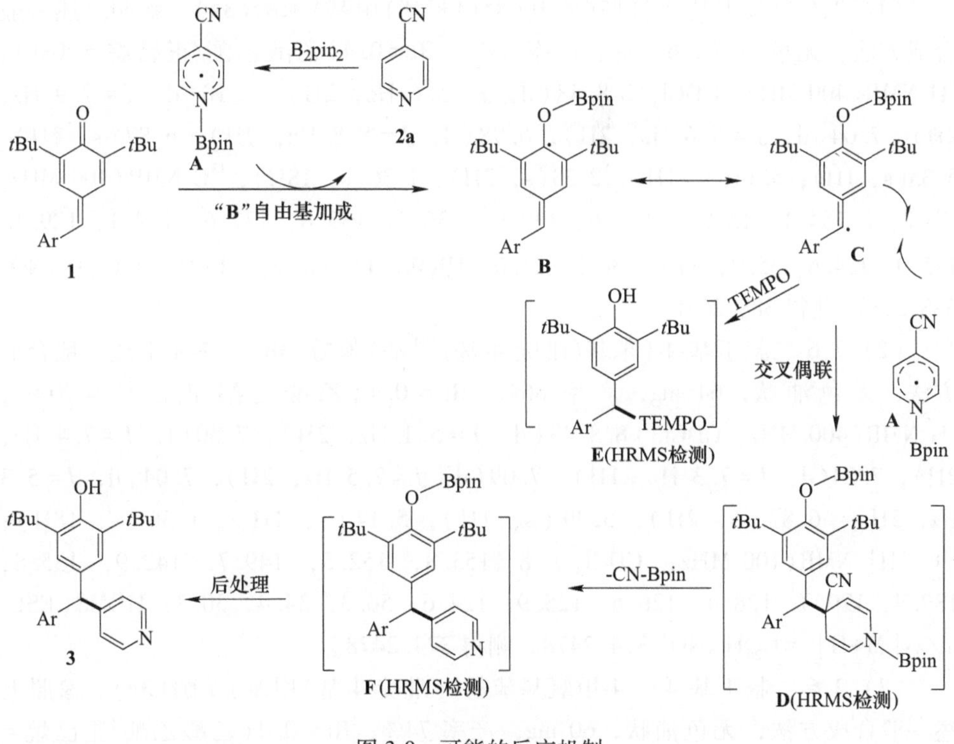

图 3-9 可能的反应机制

3.3 实验部分及化合物相关数据

3.3.1 试剂与仪器

同 2.3.1 节。

3.3.2　制备吡啶化二芳基甲烷 3 的一般方法及其表征数据

在装有磁力搅拌棒和氮气入口的 10 mL 干燥 Schlenk 烧瓶中，向 B_2pin_2（0.24 mmol，1.2 当量）和 **2**（0.3 mmol，1.5 当量）的混合物中加入 *p*-QM **1**（0.2 mmol，1 当量）。通过三次抽空烧瓶并回充氮气对混合物进行吹扫，然后用注射器加入 1 mL 干无水甲基叔丁基醚。该混合物在 80 ℃下搅拌 24 h。冷却至室温后，用饱和 $NaHCO_3$ 水溶液（2 mL）淬灭反应混合物，并在空气中搅拌 15 min。然后，用 EtOAc（3×5 mL）萃取反应混合物。合并的有机层用无水 Na_2SO_4 干燥，真空浓缩，残留物经柱层析（硅胶，EtOAc∶正己烷=1∶4）纯化，得到所需的产物 **3**。

（1）2,6-二叔丁基-4-(吡啶-4-基(对甲苯基)甲基)苯酚(**3a**)。参照上述一般合成方法，无色油状，64 mg，产率 83%，Rf=0.4(乙酸乙酯/正己烷=20%)，^{1}H NMR(400 MHz，$CDCl_3$)δ 8.48(d，J=5.6 Hz，2H)，7.10(d，J=7.9 Hz，2H)，7.04(d，J=5.6 Hz，2H)，6.98(d，J=7.8 Hz，2H)，6.87(s，2H)，5.35(s，1H)，5.14(s，1H)，2.33(s，3H)，1.36(s，18H)；^{13}C NMR(100 MHz，$CDCl_3$)δ 154.1，152.5，149.6，139.9，136.2，135.8，132.6，129.1，129.1，125.9，124.6，55.9，34.4，30.3，21.0；HRMS(ESI)m/z:[M+H]$^+$ = $C_{27}H_{34}NO^+$ 388.2635，测得 388.2631。

（2）2,6-二叔丁基-4-(苯基(吡啶-4-基)甲基)苯酚(**3b**)。参照上述一般合成方法，无色油状，64 mg，产率 86%，Rf = 0.4(乙酸乙酯/正己烷 = 20%)；^{1}H NMR(400 MHz，CDCl3)δ 8.49(d，J=5.1 Hz，2H)，7.30(t，J=7.4 Hz，2H)，7.24(d，J=7.3 Hz，1H)，7.09(d，J=7.5 Hz，2H)，7.04(d，J=5.3 Hz，2H)，6.87(s，2H)，5.39(s，1H)，5.14(s，1H)，1.36(s，18H)；^{13}C{^{1}H} NMR(100 MHz，$CDCl_3$) δ 153.8，152.5，149.7，142.9，135.8，132.4，129.3，128.4，126.6，125.9，124.6，56.3，34.4，30.3；HRMS(ESI) m/z:[M+H]$^+$=$C_{26}H_{32}NO^+$ 374.2478，测得 374.2478。

（3）2,6-二叔丁基-4-((4-甲氧基苯基)(吡啶-4-基)甲基)苯酚(**3c**)。参照上述一般合成方法，无色油状，60 mg，产率 74%，Rf=0.4(乙酸乙酯/正己烷=30 %)；^{1}H NMR(400 MHz，$CDCl_3$)δ 8.48(s，2H)，7.00(dd，J=14.1，6.0 Hz，4H)，6.92～6.78(m，4H)，5.34(s，1H)，5.14(s，1H)，3.79(s，3H)，1.36(s，18H)；^{13}C NMR(100 MHz，$CDCl_3$)δ 158.2，154.1，152.4，149.6，135.8，135.1，132.8，130.2，125.8，124.6，113.8，55.5，55.3，34.4，30.3；HRMS(ESI)m/z:[M+H]$^+$=$C_{27}H_{34}NO_2^+$ 404.2584，测得 404.2588。

（4）2,6-二叔丁基-4-((4-(叔丁基)苯基)(吡啶-4-基)甲基)苯酚(**3d**)。参照上述一般合成方法，无色油状，69 mg，产率 81%，Rf=0.4(乙酸乙酯/正己烷=

20%);^{1}H NMR(400 MHz, $CDCl_3$)δ 8.49(d, J=5.1 Hz, 2H), 7.31(d, J=8.2 Hz, 2H), 7.06(d, J=5.4 Hz, 2H), 7.01(d, J=8.2 Hz, 2H), 6.88(s, 2H), 5.35(s, 1H), 5.15(s, 1H), 1.36(s, 18H), 1.31(s, 9H);^{13}C NMR(100 MHz, $CDCl_3$)δ 154.3, 152.5, 149.4, 139.7, 135.8, 132.6, 128.8, 125.9, 125.3, 124.7, 55.9, 34.4, 34.4, 31.4, 30.3; HRMS(ESI) m/z:[M+H]$^+$=$C_{30}H_{40}NO^+$ 430.3104, 测得 430.3105。

(5) 2,6-二叔丁基-4-(吡啶-4-基(邻甲苯基)甲基)苯酚(**3e**)。参照上述一般合成方法，无色油状，61 mg，产率 79%，Rf=0.4(乙酸乙酯/正己烷=20%);^{1}H NMR(400 MHz, $CDCl_3$)δ 8.42(s, 2H), 7.07(m, 4H), 6.93(s, 2H), 6.73(s, 2H), 5.45(s, 1H), 5.09(s, 1H), 2.14(s, 3H), 1.28(s, 18H);^{13}C NMR(100 MHz, $CDCl_3$)δ 153.6, 152.4, 149.5, 141.3, 136.5, 135.9, 131.8, 130.5, 129.2, 126.7, 126.1, 125.9, 124.8, 52.9, 34.4, 30.3, 20.0; HRMS(ESI)m/z:[M+H]$^+$=$C_{27}H_{34}NO^+$ 388.2635, 测得 388.2635。

(6) 2,6-二叔丁基-4-(吡啶-4-基(间甲苯基)甲基)苯酚(**3f**)。参照上述一般合成方法，无色油状，66 mg，产率 85%，Rf=0.4(乙酸乙酯/正己烷=20%);^{1}H NMR(400 MHz, $CDCl_3$)δ 8.49(d, J=5.1 Hz, 2H), 7.18(t, J=7.6 Hz, 1H), 7.04(d, J=5.3 Hz, 3H), 6.93(s, 1H), 6.87(d, J=5.5 Hz, 3H), 5.35(s, 1H), 5.14(s, 1H), 2.30(s, 3H), 1.36(s, 18H);^{13}C NMR(100 MHz, $CDCl_3$) δ 153.9, 152.5, 149.6, 142.8, 138.0, 135.8, 132.5, 130.1, 128.3, 127.4, 126.3, 125.9, 124.6, 56.3, 34.4, 30.3, 21.5; HRMS(ESI) m/z:[M+H]$^+$=$C_{27}H_{34}NO^+$ 388.2635, 测得 388.2634。

(7) 2,6-二叔丁基-4-((4-(二甲基氨基)苯基)(吡啶-4-基)甲基)苯酚(**3g**)。参照上述一般合成方法，无色油状，64 mg，产率 77%，Rf=0.3(乙酸乙酯/正己烷=20%);^{1}H NMR(400 MHz, $CDCl_3$)δ 8.47(d, J=5.1 Hz, 2H), 7.05(d, J=5.3 Hz, 2H), 6.95(d, J=8.6 Hz, 2H), 6.89(s, 2H), 6.67(d, J=8.6 Hz, 2H), 5.29(s, 1H), 5.11(s, 1H), 2.93(s, 6H), 1.36(s, 18H);^{13}C NMR(100 MHz, $CDCl_3$)δ 154.7, 152.3, 149.5, 149.2, 135.7, 133.1, 130.9, 129.9, 125.8, 124.6, 112.5, 55.4, 40.6, 34.4, 30.3; HRMS(ESI) m/z:[M+H]$^+$=$C_{28}H_{37}N_2O^+$ 417.2900, 测得 417.2901。

(8) 2,6-二叔丁基-4-((2-甲氧基苯基)(吡啶-4-基)甲基)苯酚(**3h**)。参照上述一般合成方法，无色油状，60 mg，产率 74%，Rf=0.3(乙酸乙酯/正己烷=30%);^{1}H NMR(400 MHz, $CDCl_3$)δ 8.74(d, J=5.3 Hz, 1H), 8.39(s, 1H), 7.45(d, J = 5.7 Hz, 1H), 7.16~7.13(m, 1H), 6.96(s, 2H), 6.83~6.74(m, 4H), 5.67(s, 1H), 5.08(s, 1H), 3.63(s, 3H), 1.28(s, 18H);^{13}C NMR(100 MHz, $CDCl_3$) δ 157.0, 154.3, 152.4, 150.8, 149.2, 135.7,

132.1，131.6，130.1，127.9，126.2，126.1，125.3，120.4，110.6，55.4，49.3，34.4，34.3，30.3，30.2；HRMS(ESI)m/z：[M+H]$^+$=$C_{27}H_{34}NO_2^+$ 404.2584，测得 404.2580。

（9）2,6-二叔丁基-4-((3,4-二甲基苯基)(吡啶-4-基)甲基)苯酚(**3i**)。参照上述一般合成方法，无色油状，67 mg，产率 83%，Rf=0.4(乙酸乙酯/正己烷=20%)；^{1}H NMR(400 MHz，$CDCl_3$)δ 8.40(d，*J*=5.1 Hz，2H)，7.03~6.93(m，3H)，6.81(s，3H)，6.72(d，*J*=7.6 Hz，1H)，5.24(s，1H)，5.07(s，1H)，2.16(s，3H)，2.13(s，3H)，1.29(s，18H)；^{13}C NMR(100 MHz，$CDCl_3$)δ 157.0，154.3，152.4，150.8，149.2，135.7，132.1，131.6，130.1，127.9，126.2，126.1，125.3，120.4，110.6，55.4，49.3，34.4，34.3，30.3，30.2；HRMS(ESI)m/z：[M+H]$^+$=$C_{28}H_{36}NO^+$ 402.2791，测得 402.2792。

（10）2,6-二叔丁基-4-((4-氟苯基)(吡啶-4-基)甲基)苯酚(**3j**)。参照上述一般合成方法，无色油状，59 mg，产率 76%，Rf=0.4(乙酸乙酯/正己烷=20%)；^{1}H NMR(400 MHz，$CDCl_3$)δ 8.51(d，*J*=4.9 Hz，2H)，7.09~6.93(m，6H)，6.84(s，2H)，5.38(s，1H)，5.18(s，1H)，1.36(s，18H)；^{13}C NMR(100 MHz，$CDCl_3$)δ 162.8，160.4，153.5，152.6，149.8，138.7(d，*J*=3.2 Hz)，136.0，132.3，130.7(d，*J*=8.0 Hz)，125.8，124.5，115.4，115.1，55.5，34.4，30.3；^{19}F NMR(376 MHz，$CDCl_3$)δ−116.3(tt，*J*=8.9 Hz，5.4 Hz)；HRMS(ESI)m/z：[M+H]$^+$=$C_{26}H_{31}FNO^+$ 392.2384，测得 392.2384。

（11）2,6-二叔丁基-4-((4-氯苯基)(吡啶-4-基)甲基)苯酚(**3k**)。参照上述一般合成方法，无色油状，59 mg，产率 72%，Rf=0.4(乙酸乙酯/正己烷=20%)；^{1}H NMR(400 MHz，$CDCl_3$)δ 8.51(d，*J*=4.3 Hz，2H)，7.27(d，*J*=8.4 Hz，2H)，7.02(d，*J*=7.5 Hz，4H)，6.84(s，2H)，5.36(s，1H)，5.18(s，1H)，1.36(s，18H)；^{13}C NMR(100 MHz，$CDCl_3$)δ 153.2，152.7，149.8，141.5，136.0，132.5，131.9，130.6，128.6，125.8，124.5，55.6，34.4，30.3；HRMS(ESI)m/z：[M+H]$^+$=$C_{26}H_{31}ClNO^+$ 408.2089，测得 408.2091。

（12）4-((4-溴苯基)(吡啶-4-基)甲基)-2,6-二叔丁基苯酚(**3l**)。参照上述一般合成方法，无色油状，68 mg，产率 76%，Rf=0.4(乙酸乙酯/正己烷=20%)；^{1}H NMR(400 MHz，$CDCl_3$)δ 8.51(d，*J*=5.0 Hz，2H)，7.42(d，*J*=8.2 Hz，2H)，7.02(d，*J*=5.4 Hz，2H)，6.97(d，*J*=8.3 Hz，2H)，6.84(s，2H)，5.34(s，1H)，5.18(s，1H)，1.36(s，18H)；^{13}C NMR(100 MHz，$CDCl_3$)δ 153.1，152.7，149.8，142.1，136.0，131.8，131.5，131.0，125.8，124.5，120.6，55.7，34.4，30.3，30.2；HRMS(ESI)m/z：[M+H]$^+$=$C_{26}H_{31}BrNO^+$ 452.1584，测得 452.1592。

（13）4-((2-溴苯基)(吡啶-4-基)甲基)-2,6-二叔丁基苯酚(**3m**)。参照上述一般合成方法，无色油状，75 mg，产率 83%，Rf = 0.4（乙酸乙酯/正己烷 = 20%）；^{1}H NMR（400 MHz，$CDCl_3$）δ 8.50（d，J = 5.1 Hz，2H），7.58（d，J = 7.9 Hz，1H），7.23（d，J = 7.7 Hz，1H），7.12（t，J = 7.6 Hz，1H），7.00（d，J = 5.1 Hz，2H），6.94（d，J = 7.7 Hz，1H），6.83（s，2H），5.80（s，1H），5.16（s，1H），1.36（s，18H）；^{13}C NMR（100 MHz，$CDCl_3$）δ 152.6，152.4，149.7，142.3，135.9，133.2，131.3，131.0，128.3，127.4，126.2，125.5，124.7，55.3，34.4，30.3；HRMS（ESI）m/z：$[M+H]^+$ = $C_{26}H_{31}BrNO^+$ 452.1584，测得 452.1581。

（14）4-((3,5-二叔丁基-4-羟基苯基)(吡啶-4-基)甲基)苯甲酸甲酯（**3n**）。参照上述一般合成方法，无色油状，60 mg，产率 70%，Rf = 0.2（乙酸乙酯/正己烷 = 20%）；^{1}H NMR（400 MHz，$CDCl_3$）δ 8.51（s，2H），7.97（t，J = 6.8 Hz，2H），7.17（t，J = 7.0 Hz，2H），7.01（d，J = 6.0 Hz，2H），6.84（d，J = 6.7 Hz，2H），5.44（s，1H），5.18（s，1H），3.91（s，3H），1.36（s，18H）；^{13}C NMR（100 MHz，$CDCl_3$）δ 166.9，152.8，152.7，149.9，148.2，136.1，131.7，129.8，129.4，128.6，125.8，124.5，56.2，52.1，34.4，30.2；HRMS（ESI）m/z：$[M+H]^+$ = $C_{28}H_{34}NO_3^+$ 432.2533，测得 432.2528。

（15）4-((3,5-二叔丁基-4-羟基苯基)(吡啶-4-基)甲基)苯腈（**3o**）。参照上述一般合成方法，无色油状，57 mg，产率 72%，Rf = 0.4（乙酸乙酯/正己烷 = 20%）；^{1}H NMR（400 MHz，$CDCl_3$）δ 8.46（d，J = 3.5 Hz，2H），7.53（d，J = 7.9 Hz，2H），7.14（d，J = 7.9 Hz，2H），6.94（d，J = 4.5 Hz，2H），6.75（s，2H），5.37（s，1H），5.14（s，1H），1.29（s，18H）；^{13}C NMR（100 MHz，$CDCl_3$）δ 152.9，152.2，149.9，148.5，136.3，132.3，131.0，130.1，125.7，124.5，118.8，110.6，56.2，34.4，30.2；HRMS（ESI）m/z：$[M+H]^+$ = $C_{27}H_{31}N_2O^+$ 399.2431，测得 399.2429。

（16）2,6-二叔丁基-4-(吡啶-4-基(4-(三氟甲基)苯基)甲基)苯酚（**3p**）。参照上述一般合成方法，无色油状，59 mg，产率 67%，Rf = 0.4（乙酸乙酯/正己烷 = 20%）；^{1}H NMR（400 MHz，$CDCl_3$）δ 8.46（s，2H），7.49（d，J = 8.1 Hz，2H），7.15（d，J = 8.1 Hz，2H），6.96（d，J = 4.5 Hz，2H），6.78（s，2H），5.38（s，1H），5.14（s，1H），1.29（s，18H）；^{13}C NMR（100 MHz，$CDCl_3$）δ 152.8，149.8，147.0，136.2，131.5，129.6，125.8，125.4，124.6，125.3（q，J = 248.5 Hz），56.0，34.4，30.2；^{19}F NMR（376 MHz，$CDCl_3$）δ −62.4（s）；HRMS（ESI）m/z：$[M+H]^+$ = $C_{27}H_{31}F_3NO^+$ 442.2352，测得 442.2357。

（17）2,6-二叔丁基-4-((4-(苯硫基)苯基)(吡啶-4-基)甲基)苯酚（**3q**）。参照上述一般合成方法，无色油状，70 mg，产率 73%，Rf = 0.4（乙酸乙酯/正己烷 = 20%）；^{1}H NMR（400 MHz，$CDCl_3$）δ 8.44（s，2H），7.26～7.24（m，3H），

7.22(d, J=2.8 Hz, 2H), 6.97~6.95(m, 4H), 6.77(s, 2H), 5.30(s, 1H), 5.09(s, 1H), 1.29(s, 18H); ^{13}C NMR(100 MHz, $CDCl_3$) δ 153.4, 152.6, 149.7, 142.0, 135.9, 135.7, 133.9, 132.1, 131.1, 130.9, 130.2, 129.2, 127.1, 125.8, 124.6, 55.8, 34.4, 30.3; HRMS(ESI) m/z: $[M+H]^+$ = $C_{32}H_{36}NOS^+$ 482.2512, 测得 482.2510。

(18) 2,6-二叔丁基-4-(吡啶-4-基(4-(吡咯烷-1-基)苯基)甲基)苯酚(**3r**)。参照上述一般合成方法，红棕色油状，67 mg，产率 76%，Rf=0.4(乙酸乙酯/正己烷=20%); ^{1}H NMR(400 MHz, $CDCl_3$) δ 8.39(d, J=5.6 Hz, 2H), 6.98(d, J=6.0 Hz, 2H), 6.86(d, J=7.6 Hz, 2H), 6.82(s, 2H), 6.42(d, J=8.4 Hz, 2H), 5.22(s, 1H), 5.03(s, 1H), 3.19(t, J=6.4 Hz, 4H), 1.93~1.90(m, 4H), 1.29(s, 18H); ^{13}C NMR(100 MHz, $CDCl_3$) δ 154.9, 152.3, 149.5, 146.6, 135.6, 133.3, 130.0, 129.6, 125.8, 124.6, 111.5, 55.5, 47.6, 34.4, 30.3, 25.5; HRMS(ESI) m/z: $[M+H]^+$ = $C_{30}H_{39}N_2O^+$ 443.3057, 测得 443.3061。

(19) 2,6-二叔丁基-4-(萘-2-基(吡啶-4-基)甲基)苯酚(**3s**)。参照上述一般合成方法，无色油状，71 mg，产率 84%，Rf=0.4(乙酸乙酯/正己烷=20%); ^{1}H NMR(400 MHz, $CDCl_3$) δ 8.55(s, 2H), 7.81(dd, J=19.3, 10.6 Hz, 3H), 7.50(dd, J=8.2, 5.1 Hz, 3H), 7.30(d, J=9.3 Hz, 1H), 7.13(s, 2H), 6.98(s, 2H), 5.60(s, 1H), 5.23(s, 1H), 1.40(s, 18H); ^{13}C NMR(100 MHz, $CDCl_3$) δ 153.7, 152.6, 149.7, 140.5, 136.0, 133.4, 132.3, 128.1, 127.9, 127.8, 127.7, 127.6, 126.1, 126.0, 125.8, 124.8, 56.4, 34.4, 30.3; HRMS(ESI) m/z: $[M+H]^+$ = $C_{30}H_{34}NO^+$ 424.2635, 测得 424.2628。

(20) 2,6-二叔丁基-4-(芘-1-基(吡啶-4-基)甲基)苯酚(**3t**)。参照上述一般合成方法，无色油状，63 mg，产率 63%，Rf=0.4(乙酸乙酯/正己烷=20%); ^{1}H NMR(400 MHz, $CDCl_3$) δ 8.41(d, J=5.2 Hz, 2H), 8.14(d, J=9.2, 1H), 8.10(dd, J=10.3, 7.6 Hz, 1H), 8.03(d, J=7.9 Hz, 1H), 8.01~7.95(m, 1H), 7.93(t, J=7.6 Hz, 1H), 7.46(d, J=7.6 Hz, 1H), 7.00(d, J=5.6 Hz, 2H), 6.88(s, 2H), 6.41(s, 1H), 5.11(s, 1H), 1.27(s, 18H); ^{13}C NMR(100 MHz, $CDCl_3$) δ 154.1, 152.6, 149.8, 136.6, 136.0, 132.5, 131.4, 130.7, 130.3, 128.9, 127.9, 127.5, 127.4, 127.3, 126.4, 126.0, 125.4, 125.1, 124.9, 124.8, 124.7, 123.3, 52.7, 34.4, 30.3; HRMS(ESI) m/z: $[M+H]^+$ = $C_{36}H_{36}NO^+$ 498.2791, 测得 498.2793。

(21) 2,6-二叔丁基-4-(二茂铁(吡啶-4-基)甲基)苯酚(**3u**)。参照上述一般合成方法，棕色油状，78 mg，产率 81%，Rf=0.4(乙酸乙酯/正己烷=20%); ^{1}H NMR(400 MHz, $CDCl_3$) δ 8.39(d, J=4.8 Hz, 2H), 7.00(d, J=5.6 Hz, 2H),

6.89(s, 2H), 5.08(s, 1H), 4.91(s, 1H), 4.09(dd, J=3.5, 2.1 Hz, 2H), 3.91(s, 6H), 3.85(d, J=1.0 Hz, 1H), 1.33(s, 18H); ^{13}C NMR(100 MHz, $CDCl_3$) δ 154.5, 152.4, 149.5, 135.6, 133.7, 125.4, 123.9, 90.9, 68.7, 68.6, 68.5, 67.9, 67.8, 51.2, 34.4, 30.4; HRMS(ESI) m/z: $[M+H]^+$ = $C_{30}H_{35}FeNO^+$ 481.2068, 测得 481.2065。

(22) 4-((4-溴噻吩-2-基)(吡啶-4-基)甲基)-2,6-二叔丁基苯酚(**3v**)。参照上述一般合成方法，无色油状，70 mg，产率 77%，Rf=0.4(乙酸乙酯/正己烷=20%); ^{1}H NMR(400 MHz, $CDCl_3$) δ 8.47(d, J=5.0 Hz, 2H), 7.06(d, J=1.5 Hz, 3H), 6.89(s, 2H), 6.56(s, 1H), 5.39(s, 1H), 5.15(s, 1H), 1.31(s, 18H); ^{13}C NMR(100 MHz, $CDCl_3$) δ 153.1, 152.5, 149.9, 148.3, 136.2, 131.6, 129.0, 125.3, 123.8, 122.3, 109.2, 51.6, 34.4, 30.2; HRMS(ESI) m/z: $[M+H]^+$ = $C_{24}H_{29}BrNOS^+$ 458.1148, 测得 458.1135。

(23) 2,6-二叔丁基-4-((2-甲基-1H-吲哚-3-基)(吡啶-4-基)甲基)苯酚(**3w**)。参照上述一般合成方法，棕色油状，48 mg，产率 56%，Rf=0.4(乙酸乙酯/正己烷=40%); ^{1}H NMR(400 MHz, $CDCl_3$) δ 8.39(s, 2H), 7.95(s, 1H), 7.18(s, 1H), 7.08(d, J=3.8 Hz, 2H), 6.98(dd, J=12.7, 9.7 Hz, 4H), 6.85(t, J=7.0 Hz, 1H), 5.52(s, 1H), 5.06(s, 1H), 2.14(s, 3H), 1.27(s, 18H); ^{13}C NMR(100 MHz, $CDCl_3$) δ 155.1, 152.4, 148.7, 135.8, 135.3, 132.1, 132.0, 127.9, 125.7, 124.5, 121.0, 119.3, 119.3, 112.9, 110.3, 47.2, 34.4, 30.3, 24.9; HRMS(ESI) m/z: $[M+H]^+$ = $C_{29}H_{35}N_2O^+$ 427.2744, 测得 427.2739。

(24) 2,6-二叔丁基-4-((2-苯基-1H-吲哚-3-基)(吡啶-4-基)甲基)苯酚(**3x**)。参照上述一般合成方法，棕色油状，75 mg，产率 77%，Rf=0.4(乙酸乙酯/正己烷=40%); ^{1}H NMR(400 MHz, $CDCl_3$) δ 8.34(dd, J=4.4, 1.5 Hz, 3H), 7.42~7.38(m, 2H), 7.37~7.31(m, 3H), 7.29(d, J=8.4 Hz, 1H), 7.06(t, J=7.6 Hz, 1H), 7.02~7.00(m, 5H), 6.85(t, J=7.5 Hz, 1H), 5.58(s, 1H), 5.05(s, 1H), 1.25(s, 18H); ^{13}C NMR(100 MHz, $CDCl_3$) δ 154.3, 152.3, 149.3, 136.2, 136.1, 135.8, 132.9, 132.5, 128.8, 128.7, 128.1, 127.7, 125.9, 124.3, 122.1, 121.2, 119.6, 114.2, 110.9, 47.3, 34.4, 30.3; HRMS(ESI) m/z: $[M+H]^+$ = $C_{34}H_{37}N_2O^+$ 489.2900, 测得 489.2907。

(25) 2-(叔丁基)-6-甲基-4-(苯基(吡啶-4-基)甲基)苯酚(**3y**)。参照上述一般合成方法，无色油状，31 mg，产率 47%，Rf=0.5(乙酸乙酯/正己烷=20%); ^{1}H NMR(400 MHz, $CDCl_3$) δ 8.42(s, 2H), 7.23(dd, J=9.9, 4.5 Hz, 2H), 7.17(d, J=7.2 Hz, 1H), 7.02(d, J=7.2 Hz, 2H), 6.98(d, J=5.4 Hz, 2H), 6.80(d, J=2.0 Hz, 1H), 6.60(d, J=1.8 Hz, 1H), 5.32(s,

1H)，4.90(s，1H)，2.11(s，3H)，1.27(s，9H)；^{13}C NMR(100 MHz，$CDCl_3$) δ153.7，151.5，149.6，142.7，135.8，133.1，129.3，129.2，128.5，126.7，126.2，124.7，123.2，55.9，34.6，29.7，16.2；HRMS(ESI) m/z：$[M+H]^+$ = $C_{23}H_{26}NO^+$ 332.2009，测得 332.2017。

(26) 2,6-二叔丁基-4-((3-甲基吡啶-4-基)(对甲苯基)甲基)苯酚(**3z**)。参照上述一般合成方法，无色油状，62 mg，产率 78%，Rf = 0.4(乙酸乙酯/正己烷 = 20%)；^{1}H NMR(400 MHz，$CDCl_3$) δ 8.26(d，J = 6.8 Hz，2H)，7.01(d，J = 7.9 Hz，2H)，6.84(d，J = 7.9 Hz，2H)，6.73(s，2H)，6.69(d，J = 5.0 Hz，1H)，5.37(s，1H)，5.06(s，1H)，2.25(s，3H)，2.11(s，3H)，1.28(s，18H)；^{13}C NMR(100 MHz，$CDCl_3$) δ 152.4，152.4，150.7，147.4，139.1，136.0，135.7，132.2，132.0，129.3，129.1，126.0，123.8，52.7，34.4，30.3，21.1，16.7；HRMS(ESI) m/z：$[M+H]^+$ = $C_{28}H_{36}NO^+$ 402.2791，测得 402.2787。

(27) 4-((3-溴吡啶-4-基)(对甲苯基)甲基)-2,6-二叔丁基苯酚(**3aa**)。参照上述一般合成方法，无色油状，60 mg，产率 65%，Rf = 0.4(乙酸乙酯/正己烷 = 20%)；^{1}H NMR(400 MHz，$CDCl_3$) δ 8.68(d，J = 4.9 Hz，1H)，7.26(d，J = 5.0 Hz，1H)，7.23(s，1H)，7.05(d，J = 7.9 Hz，2H)，6.94(d，J = 7.9 Hz，2H)，6.85(s，2H)，5.51(s，1H)，5.07(s，1H)，2.25(s，3H)，1.29(s，18H)；^{13}C NMR(100 MHz，$CDCl_3$) δ 166.3，152.7，150.3，139.1，136.4，135.9，131.9，129.3，129.0，125.8，125.1，122.5，120.6，116.8，58.8，34.4，30.3，21.1；HRMS(ESI) m/z：$[M+H]^+$ = $C_{27}H_{33}BrNO^+$ 466.1740，测得 466.1737。

(28) 2,6-二叔丁基-4-((3-氟吡啶-4-基)(对甲苯基)甲基)苯酚(**3ab**)。参照上述一般合成方法，无色油状，55 mg，产率 68%，Rf = 0.4(乙酸乙酯/正己烷 = 20%)；^{1}H NMR(400 MHz，$CDCl_3$) δ 8.37~8.16(m，2H)，7.03(d，J = 7.8 Hz，2H)，6.88(dd，J = 16.0，4.9 Hz，3H)，6.80(s，2H)，5.60(s，1H)，5.08(s，1H)，2.26(s，3H)，1.29(s，18H)；^{13}C NMR(100 MHz，$CDCl_3$) δ 151.6，144.5(d，J = 5.1 Hz)，139.9(d，J = 12.1 Hz)，137.5，136.8(d，J = 24.9 Hz)，135.3，134.8，130.1，128.3，128.1，128.0，127.8，124.7，124.0，47.5，47.5，33.3，29.2，20.0；^{19}F NMR(376 MHz，$CDCl_3$) δ −130.73(d，J = 5.4 Hz)；HRMS(ESI) m/z：$[M+H]^+$ = $C_{27}H_{33}FNO^+$ 406.2541，测得 406.2547。

(29) 2,6-二叔丁基-4-((3-氯吡啶-4-基)(对甲苯基)甲基)苯酚(**3ac**)。参照上述一般合成方法，无色油状，53 mg，产率 63%，Rf = 0.4(乙酸乙酯/正己烷 = 20%)；^{1}H NMR(400 MHz，$CDCl_3$) δ 8.68(d，J = 4.9 Hz，1H)，7.27(dd，J = 5.0，1.1 Hz，1H)，7.23(s，1H)，7.05(d，J = 7.9 Hz，2H)，6.94(d，J = 7.9 Hz，2H)，6.85(s，2H)，5.51(s，1H)，5.07(s，1H)，2.26(s，3H)，

1.29(s, 18H); ^{13}C NMR(100 MHz, $CDCl_3$) δ 166.3, 152.7, 150.3, 139.1, 136.4, 135.9, 131.9, 129.3, 129.0, 125.8, 125.1, 122.5, 120.6, 116.8, 58.8, 34.4, 30.3, 21.1; HRMS(ESI) m/z: $[M+H]^+$ = $C_{27}H_{33}ClNO^+$ 422.2245, 测得 422.2241。

3.3.3 合成化合物 3b-Ⅰ 和 3b-Ⅱ 的一般步骤

在装有磁力搅拌棒的烘干玻璃管（10 mL）中加入 **3b**(150 mg, 0.4 mmol)、浓盐酸（2 mL）和干燥甲苯（1.0 mL），所得溶液在 95 ℃下搅拌 6 h。反应结束后，用 KOH 饱和溶液将所得混合物淬至中性，并用乙酸乙酯（3×10 mL）萃取。合并的有机层用盐水洗涤，并用无水 Na_2SO_4 干燥。过滤掉 Na_2SO_4，减压浓缩溶剂。残留物在硅胶上进行柱层析（乙酸乙酯/正己烷 = 20%～35%），得到 **3b-Ⅰ**(46 mg, 36%) 和 **3b-Ⅱ**(53 mg, 51%)。

(1) 2-(叔丁基)-4-(苯基(吡啶-4-基)甲基)苯酚(**3b-Ⅰ**)。参照上述一般合成方法，无色油状，46 mg，产率 36%，Rf = 0.3(乙酸乙酯/正己烷 = 20%); ^{1}H NMR(400 MHz, $CDCl_3$) δ 8.41(d, J = 5.4 Hz, 2H), 7.22(t, J = 7.4 Hz, 2H), 7.17(d, J = 8.6 Hz, 2H), 7.03～6.97(m, 4H), 6.93(s, 1H), 6.58(s, 2H), 5.35(s, 1H), 1.28(s, 9H); ^{13}C NMR(100 MHz, $CDCl_3$) δ 154.2, 153.7, 149.2, 142.6, 136.4, 133.2, 129.3, 128.5, 128.2, 127.4, 126.7, 124.8, 116.5, 55.8, 34.6, 30.2, 29.5; HRMS(ESI) m/z: $[M+H]^+$ = $C_{22}H_{24}NO^+$ 318.1852, 测得 318.1859。

(2) 4-(苯基(吡啶-4-基)甲基)苯酚(**3b-Ⅱ**)。参照上述一般合成方法，白色固体，53 mg，产率 51%，Rf = 0.3(乙酸乙酯/正己烷 = 30%); ^{1}H NMR(400 MHz, $CDCl_3$) δ 8.41(d, J = 5.1 Hz, 2H), 7.23(dd, J = 7.9, 6.5 Hz, 2H), 7.17(d, J = 2.2 Hz, 1H), 7.01(t, J = 6.4 Hz, 4H), 6.83(d, J = 8.4 Hz, 2H), 6.77～6.68(m, 2H), 5.37(s, 1H); ^{13}C NMR(100 MHz, $CDCl_3$) δ 155.8, 154.5, 148.8, 142.3, 133.1, 130.4, 129.3, 128.6, 126.9, 125.0, 115.7, 55.5; HRMS(ESI) m/z: $[M+H]^+$ = $C_{18}H_{16}NO^+$ 262.1226, 测得 262.1233。

3.4 本章小结

总之，我们提出了一种新的方案，涉及吡啶-硼自由基介导的 p-QMs 和 4-氰基吡啶之间的还原偶联，该方法提供了一种操作简单的方法，可在无金属过程中从廉价易得原料出发快速合成吡啶二芳基甲烷，并具有优异的 1,6-加成化学选择性。这一无金属自由基-自由基交叉偶联方案，通过 B_2pin_2 和 4-氰基吡啶体系介导的自由基加成/偶联途径，以优异的化学选择性合成得到吡啶化二芳基甲烷衍生物。生成的二芳基甲烷结构分子在天然产物和药学方面具有重要意义。对这些衍生物生物活性的初步筛选证实，**3v** 具有良好的抗肿瘤活性，这为抗肿瘤药物发现提供可能。此外，机理研究还为二芳基甲烷自由基与吡啶硼烷自由基之间的还原交叉偶联过程提供了重要见解。将硼自由基加成到 *p*-QMs 的羰基氧上生成的二芳基甲烷自由基再与吡啶-硼自由基偶联，最后通过去除 CN-Bpin，再进行脱硼质子化，就能得到吡啶化的二芳基甲烷。这些反应在极其温和的条件下进行，无需任何过渡金属催化剂。可以设想，这项工作的报告将为发现二芳基甲基自由基介导的反应提供新的策略。

参 考 文 献

[1] CANELA C, MORAESB R M, DAYANA F E, et al. Podophyllotoxin [J]. Phytochemistry, 2000, 54(2): 115-120.

[2] ABRAMS P, FREEMAN R, ANDERSTRÖM C, et al. Tolterodine, a new antimuscarinic agent: As effective but better tolerated than oxybutynin in patients with an overactive bladder [J]. Br. J. Urol., 1998, 81(6): 801-810.

[3] AN R, JEONG G, KIM Y. Flavonoids from the heartwood of dalbergia odorifera and their protective effect on glutamate-induced oxidative injury in HT22 cells [J]. Chem. Pharm. Bull., 2008, 56(12): 1722-1724.

[4] MORADAN S, NIKKHAH N, MIRMOHAMMADKHANAI M. Comparing the administration of letrozole and megestrol acetate in the treatment of women with simple endometrial hyperplasia without atypia: A randomized clinical trial [J]. Adv. Ther., 2017, 34, 1211-1220.

[5] RAHIDEH S T, KERAMATIPOUR M, NOURBAKHSH M, et al. The effects of nobiletin, hesperetin, and letrozole in a combination on the activity and expression of aromatase in breast cancer cells [J]. Cell Mol. Biol., 2017, 63(2): 9-13.

[6] DRILON A, SIENA S, DZIADZIUSZKO R, et al. Entrectinib in ROS1 fusion-positive non-small-cell lung cancer: Integrated analysis of three phase 1~2 trials [J]. Lancet Oncol., 2020, 21(2): 261-270.

[7] COLEMAN N, YOUSAF N, ARKENAU H T, et al. Lorlatinib salvages central nervous system-only relapse on entrectinib in ROS1-positive NSCLC [J]. J. Thorac. Oncol., 2020, 15(1): 142-144.

[8] POZHARSKII A F, SOLDATENKOV A T, KATRITZKY A R. Heterocycles in life and society: An introduction to heterocyclic chemistry [M]. 2nd ed. Biochemistry and Applications, John Wiley & Sons Wiley: Hoboken, 2011.

[9] CHELUCCI G, THUMMEL R P. Chiral 2,2′-bipyridines, 1,10-phenanthrolines, and 2,2′: 6′, 2″-terpyridines: Syntheses and applications in asymmetric homogeneous catalysis [J]. Chem. Rev., 2002, 102(9): 3129-3170.

[10] DESIMONI G, FAITA G, QUADRELLI P. Pyridine-2,6-bis(oxazolines), helpful ligands for asymmetric catalysts [J]. Chem. Rev., 2003, 103(8): 3119-3154.

[11] YANG G, ZHANG W. Renaissance of pyridine-oxazolines as chiral ligands for asymmetric catalysis [J]. Chem. Soc. Rev., 2018, 47(5): 1783-1810.

[12] HARRISON T S, SCOTT L J. Atazanavir [J]. Drugs, 2005, 65: 2309-2336.

[13] VITAKU E, SMITH D T, NJARDARSON J T. Analysis of the structural diversity, substitution patterns, and frequency of nitrogen heterocycles among U. S. FDA approved pharmaceuticals [J]. J. Med. Chem., 2014, 57(24): 10257-10274.

[14] CHRISTIAANS J A M, TIMMERMAN H. Cardiovascular hybrid drugs: Combination of more than one pharmacological property in one single molecule [J]. Eur. J. Pharm. Sci., 1996, 4(1): 1-22.

[15] MEHTA G, SINGH V. Hybrid systems through natural product leads: An approach towards new molecular entities [J]. Chem. Soc. Rev., 2002, 31(6): 324-334.

[16] TIETZE L F, BELL H P, CHANDRASEKHAR S. Natural product hybrids as new leads for drug discovery [J]. Angew. Chem. Int. Ed., 2003, 42(34): 3996-4028.

[17] DECKER M. Hybrid molecules incorporating natural products: Applications in cancer therapy, neurodegenerative disorders and beyond [J]. Curr. Med. Chem., 2011, 18(10): 1464-1475.

[18] WANG G, ZHANG H, ZHAO J, et al. Homolytic cleavage of a B—B bond by the cooperative catalysis of two lewis bases: Computational design and experimental verification [J]. Angew. Chem. Int. Ed., 2016, 55(20): 5985-5989.

[19] WANG G, CAO J, GAO L, et al. Metal-free synthesis of C-4 substituted pyridine derivatives using pyridine-boryl radicals via a radical addition/coupling mechanism: A combined computational and experimental study [J]. J. Am. Chem. Soc., 2017, 139(10): 3904-3910.

[20] CHEN D, XU G, ZHOU Q, et al. Practical and asymmetric reductive coupling of isoquinolines templated by chiral diborons [J]. J. Am. Chem. Soc., 2017, 139(29): 9767-9770.

[21] CAO J, WANG G, GAO L, et al. Perfluoroalkylative pyridylation of alkenes via 4-cyanopyridine-boryl radicals [J]. Chem. Sci., 2019, 10(9): 2767-2772.

[22] KONIARCZYK J L, GREENWOOD J W, ALEGRE-REQUENA J V, et al. A pyridine-pyridine cross-coupling reaction via dearomatized radical intermediates [J]. Angew. Chem. Int. Ed., 2019, 58(42): 14882-14886.

[23] GAO L, WANG G, CAO J, et al. Lewis acid-catalyzed selective reductive decarboxylative pyridylation of N-Hydroxyphthalimide esters: Synthesis of congested pyridine-substituted quaternary carbons [J]. ACS Catal., 2019, 9(11): 10142-10151.

[24] GAO L, WANG G, CHEN H, et al. Metal-free reductive coupling of aliphatic aldehydes/ketones with 4-cyanopyridines: Expanded scope and mechanistic studies [J]. Org. Chem. Front., 2020, 7(18): 2744-2751.

[25] QU C, SONG G, TANG D, et al. Microwave-assisted copper catalysis of α-difluorinated gem-diol toward difluoroalkyl radical for hydrodifluoroalkylation of para-quinone methides [J]. J. Org. Chem., 2020, 85(19): 12785-12796.

[26] QU C, SONG G, HUANG J, et al. Tandem isonitrile insertion/azacyclopropylidene-annulated cyclohexenone-tropone rearrangement of *p*-QMs and TosMIC: De novo synthesis of

pyrrolotropones with anti-cancer activity [J]. Org. Chem. Front., 2021, 8(23): 6515-6521.
[27] QU C, HUANG R, LI Y, et al. Selective sulfonylation and isonitrilation of para-quinone methides employing tosmic as a source of sulfonyl group or isonitrile group [J]. Beilstein J. Org. Chem., 2021, 17: 2822-2831.

4 微波辅助铜催化快速获得多环螺吲哚醌衍生物

4.1 概　　述

高效绿色合成高价值化学品是加速现代药物发现的最重要方法之一[1-3]。当代有机合成的主要挑战涉及效率、选择性、温和条件、避免有毒试剂和副产物的形成。微波辐射（MW）是电磁波谱中的一个频带，范围从 300 MHz 到 300 GHz，对化学反应过程有快速有效的影响[4-6]。微波能量的应用在加速化学过程方面优于传统的加热方法（如油浴或加热块），可以高产率、温和安全的反应条件实现快速转化。因此，在过去的几十年里，微波辐射已被广泛用作化学合成和工业过程中的有力工具，完全符合绿色化学的规则[7-9]。碳—碳（C—C）单键的形成在构建各种结构简单精细的分子中起着基础作用[10]。在越来越多的 C—C 键构建方法中，过渡金属催化因其强大的催化活性而占据突出地位[11-14]。事实上，过渡金属催化剂是合成化学家的关键工具。它最好坚持绿色化学的原则，即它是可持续的，具有良好的效率、选择性、成本效益和低毒性。在这种苛刻的背景下，铜作为地壳、海水和人类血浆中含量最丰富、毒性最小、价格最便宜的过渡金属之一[15-16]，正在引领 21 世纪的金属催化领域[17-21]。

羧酸是自然界中来源于可再生生物质的最丰富的原料化学品之一[22-23]。它们稳定、无毒、易得。近年来，过渡金属[22-25]或可见光[26-28]催化的自由基脱羧官能化在有机合成中取得了巨大成功。例如，Gooßen 和其他人利用苯甲酸、炔基、烯基和脂肪酸通过金属催化脱羧偶联构建了多功能的碳—碳和碳杂原子键。此外，MacMillan 和其他人在可见光介导的羧酸脱羧偶联方面取得了令人印象深刻的成功[26-28]。尽管取得了这些重大进展，但微波辐射引发的自由基脱羧偶联几乎没有得到探索。

考虑到羧酸的合成潜力及构建具有不同生物和药物活性的混合体系的重要性[29]，以及我们在 *p*-QMs 的 1,6-共轭加成方面的持续努力[30-33]，我们非常感兴趣的是使用微波辐射对 *p*-QMs 与羧酸通过自由基脱羧进行还原偶联的影响，其中羧酸既用作还原剂又用作起始原料。尽管目前已经开发了越来越多的高效催化体系，用于 *p*-QMs 与各种亲核试剂[34-35]和少量自由基的 1,6-共轭加成反应，但很少有报道使用 *p*-QMs 作为自由基前体。最近，Xu[36]、Li[37]、Cai[38]和 Lu[39-40]课题组成功地将 *p*-QMs 转化为二芳基甲基自由基，并通过光催化单电子还原过程将其与二氟烷基、氰基烷基、α-氨基烷基或烷基偶联（见图 4-1(a)）。

最近发现，二芳基甲基自由基物种可以通过 B_2pin_2/4-氰基吡啶体系诱导的硼基自由基加成过程产生（见图 4-1(b)）[33]。然而，还没有通过铜催化将 *p*-QMs 作为自由基前体的先例。在此，我们设计并提出了一种快速且可扩展的微波辅助铜催化的 *p*-QMs 与 3-吲哚乙酸的脱羧还原偶联，用于获得吲哚化二芳基甲烷（见图 4-2）。二芳基甲烷或吲哚基序在药物化学中的重要性是众所周知的。其中许多化合物被称为抗癌剂、抗糖尿病剂、抗菌剂和抗毒蕈碱剂。此外，通过氧化脱芳烃环化策略，二芳基甲烷/吲哚杂化体系可以很容易地进一步转化为多环螺吲哚醌衍生物，这进一步强调了这种新方法的合成实用性。

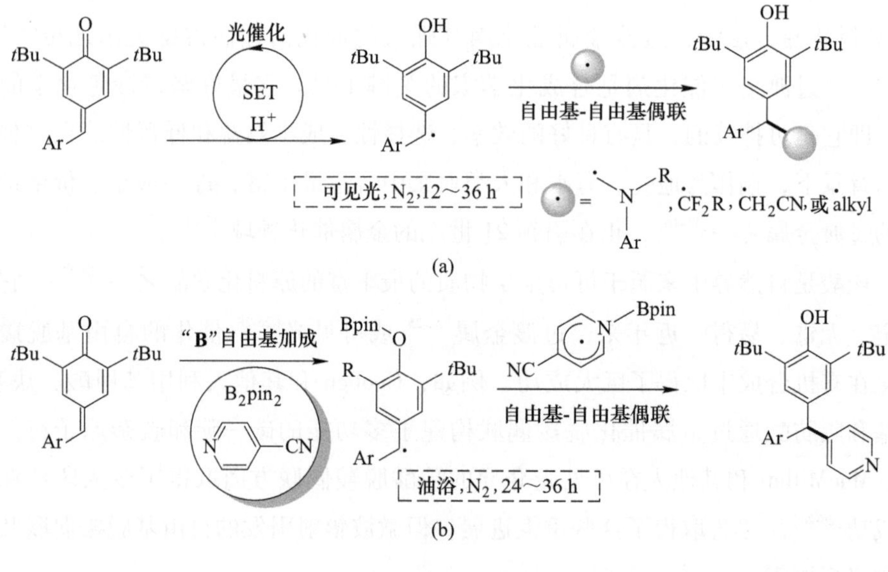

图 4-1　前期工作

（a）Xu、Li、Cai、Lu 的工作：光氧化还原介导的还原偶联；

（b）我们前期的工作：B_2pin_2 介导的还原偶联

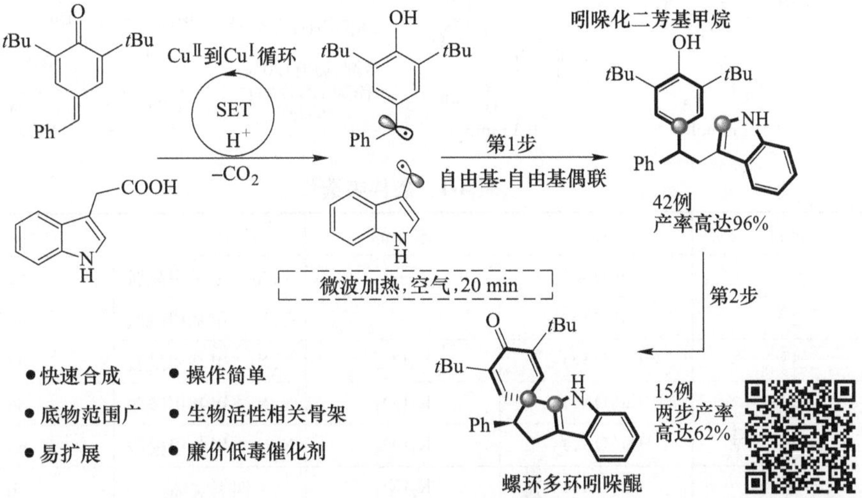

图 4-2 本工作设想

图 4-2 彩图

4.2 吲哚甲基化二芳基甲烷的微波合成研究

4.2.1 条件筛选

依据上述反应设想，选择了 *p*-QM **1a** 和 3-吲哚乙酸 **2a** 作为模型底物进行优化研究（见表 4-1）。令人欣喜的是，以 Cu(OAc)$_2$ 为催化剂，DMF 为溶剂，在 120 ℃微波辐照 20 min 的条件下，以 51%的分离产率得到化合物 **3**(见表 4-1 中条目 1)。为了进行比较，在探索性实验中使用了常规加热条件（见表 4-1 中条目 2~4)。在 120 ℃下反应 10 h 后，产物 **3** 的产率低于微波辐照下的产率（见表 4-1 中条目 2)。这一现象表明，微波辐照适用于脱羧偶联反应，它能迅速将电磁能转化为热能。加入碱可以提高所需产物的产量（见表 4-1 中条目 3~4)。基于上述结果，我们打算继续使用微波辐射进行条件筛选。接下来，我们测试了 DMF、THF 和 DMSO 等不同溶剂的效果，其中发现 DMSO 是最好的溶剂，在微波辐照 20 min、温度为 120 ℃的条件下，其分离产率为 77%（见表 4-1 中条目 5~7)。对其他铜盐如 $CuCl_2 \cdot 2H_2O$、$CuBr_2$、$CuSO_4 \cdot 5H_2O$ 和 $CuClO_4$(见表 4-1 中条目 8~11) 的考察没有发现任何收率提高。碱的筛选结果表明，K_2HPO_4 是最好的碱，产率为 93%（见表 4-1 中条目 12~15)。此外，在常规加热条件下 10 h，观察到所需偶联产物 **3** 的产率为 63%（见表 4-1 中条目 16)。

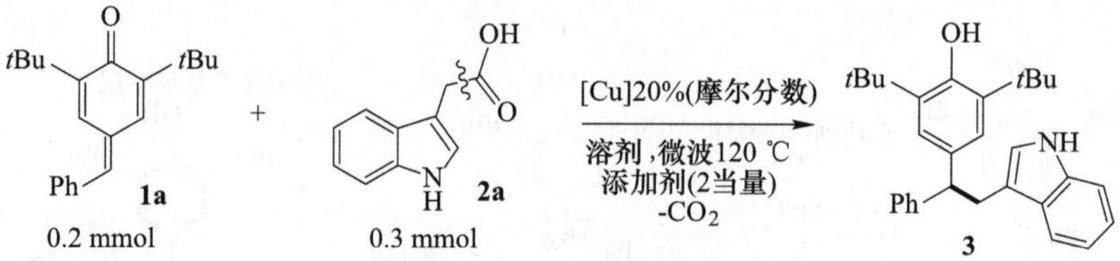

表 4-1　条件筛选①

条目	[Cu]	添加剂	溶剂	产率/%②
1	$Cu(OAc)_2$	—	N,N-二甲基甲酰胺	51
2③	$Cu(OAc)_2$	—	N,N-二甲基甲酰胺	40
3③	$Cu(OAc)_2$	K_3PO_4	N,N-二甲基甲酰胺	47
4③	$Cu(OAc)_2$	K_2CO_3	N,N-二甲基甲酰胺	56
5	$Cu(OAc)_2$	K_2CO_3	N,N-二甲基甲酰胺	63
6	$Cu(OAc)_2$	K_2CO_3	四氢呋喃	36
7	$Cu(OAc)_2$	K_2CO_3	DMSO	77
8	$CuCl_2 \cdot 2H_2O$	K_2CO_3	DMSO	48
9	$CuBr_2$	K_2CO_3	DMSO	54
10	$CuSO_4 \cdot 5H_2O$	K_2CO_3	DMSO	62
11	$CuClO_4$	K_2CO_3	DMSO	74
12	$Cu(OAc)_2$	Et_3N	DMSO	43
13	$Cu(OAc)_2$	DIPEA	DMSO	46
14	$Cu(OAc)_2$	Cs_2CO_3	DMSO	43
15	$Cu(OAc)_2$	K_2HPO_4	DMSO	93
16③	$Cu(OAc)_2$	K_2HPO_4	DMSO	63

① 反应条件（除非另有说明）：0.2 mmol **1a**、0.3 mmol **2a**、0.04 mmol[Cu]、0.4 mmol 添加剂和 2 mL 溶剂，微波 120 ℃，持续 20 min。

② 分离产率。

③ 采用 120 ℃油浴 10 h 代替微波辐照。

4.2.2　底物范围拓展

在确定了最佳反应条件后，我们进一步探索了 3-吲哚乙酸 **2a** 和各种 *p*-QMs **1** 的底物范围，以扩大微波辅助脱羧偶联反应的实用性和通用性。如图 4-3 所示，多种 *p*-QMs 适用于该工艺，产率从高到优异。在苯环的对位、邻位或间位具有供电子取代基如烷基、烷氧基和氨基的 *p*-QMs **1** 具有良好的耐受性，并以良好至优异的产率（80%~96%）提供了所需的产物 **4~13**。这里值得注意的是，3,4,5-三甲氧基和游离羟基取代的 *p*-QMs 也能兼容于该反应条件，并且分别以 80%和 81%

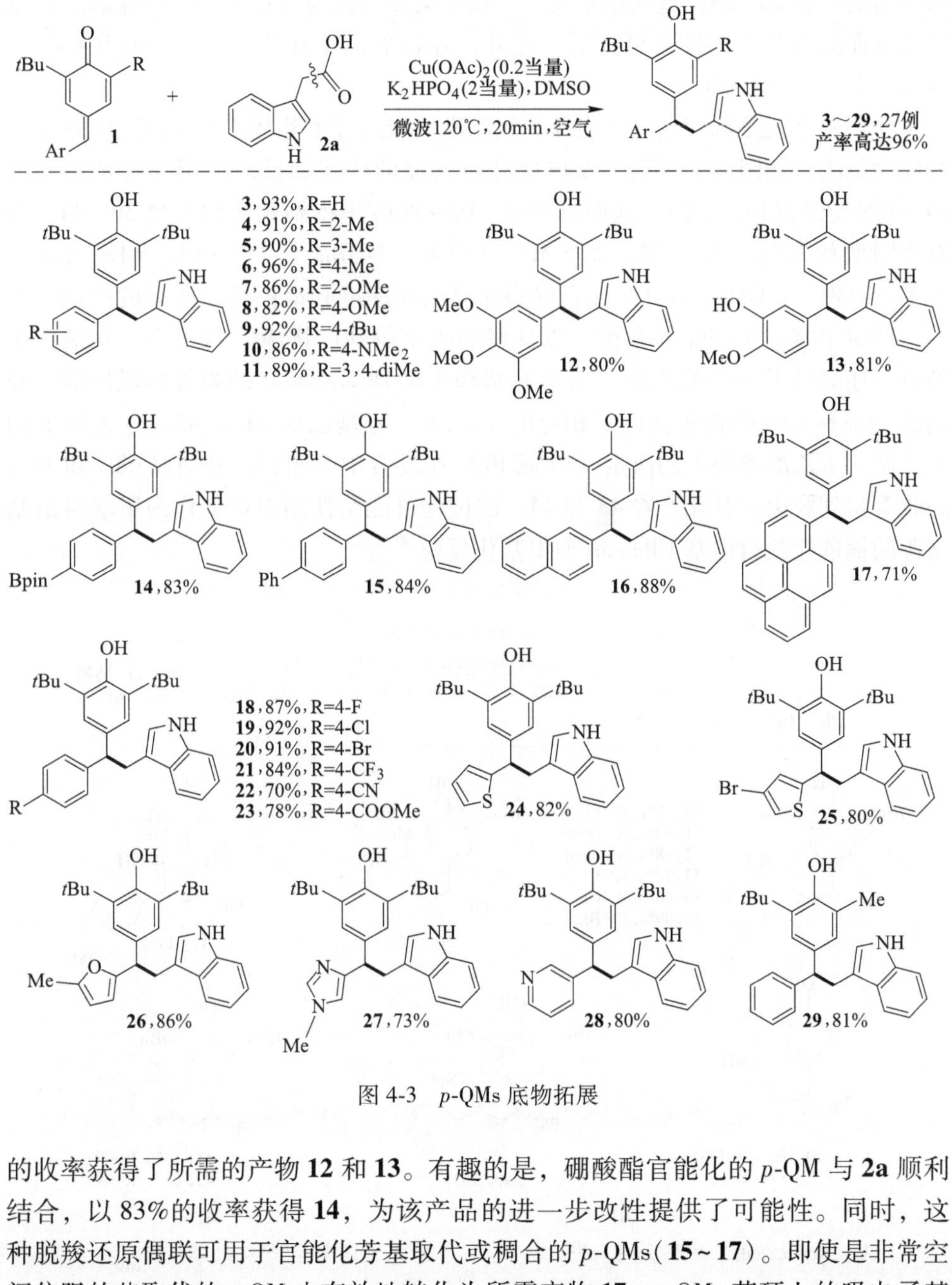

图 4-3 *p*-QMs 底物拓展

的收率获得了所需的产物 **12** 和 **13**。有趣的是，硼酸酯官能化的 *p*-QM 与 **2a** 顺利结合，以 83%的收率获得 **14**，为该产品的进一步改性提供了可能性。同时，这种脱羧还原偶联可用于官能化芳基取代或稠合的 *p*-QMs(**15~17**)。即使是非常空间位阻的芘取代的 *p*-QM 也有效地转化为所需产物 **17**。*p*-QMs 芳环上的吸电子基团，如 F、Cl、Br、CF_3、CN 和 COOMe，在脱羧偶联中也很有效，以 70%~92%的收率提供产物 **18~23**。观察到 *p*-QMs 中的卤素保持完整，为交叉耦合型操作提供了机会。特别是，衍生自杂环醛的 *p*-QMs 的反应也可以以 73%~86%的收率提

供所需的产物 **24~28**。这些结果表明，该方案在构建与药物相关的吲哚基二芳基甲烷方面的潜在适用性是可行的。此外，在该偶联中还应用了 *p*-QM(R=Me)，以高产率提供产物 **29**。

受这些令人鼓舞的结果的启发，我们进一步研究了芳基乙酸 **2** 脱羧偶联反应的底物范围。如图 4-4 所示，发现这种微波辅助的偶联反应适用于各种芳基乙酸（吲哚乙酸和苯乙酸），从而以 65%~92%的收率得到相应的产物 **30~44**。含有不同取代基的吲哚乙酸，如 5-Me、5-OMe、5-OBn、5-F、5-Cl、5-Br、2-Me、2-Me-5-OMe、6-OMe 和 6-F，以良好到优异的收率顺利地提供了所需的产物。此外，反应中容忍 3-吲哚 α-酮酸，以良好的收率得到产物 **40**。接下来，在最佳条件下，还测试了一些苯乙酸（如 4-氰基和 4-硝基苯乙酸）的脱羧偶联反应，分别以 71%和 65%的收率获得了相应的 1,1,2-三芳基乙烷 **41** 和 **42**。令人惊讶的是，硝基苯乙酸苯环上的卤素（Cl 或 Br）在反应中不相容，分别以 68%和 76%的收率得到脱卤甲基化产物 **43** 和 **44**。该过程可能是使用 DMSO 作为甲基自由基来源的铜催化的自由基 Ullmann 型甲基化反应[41]。

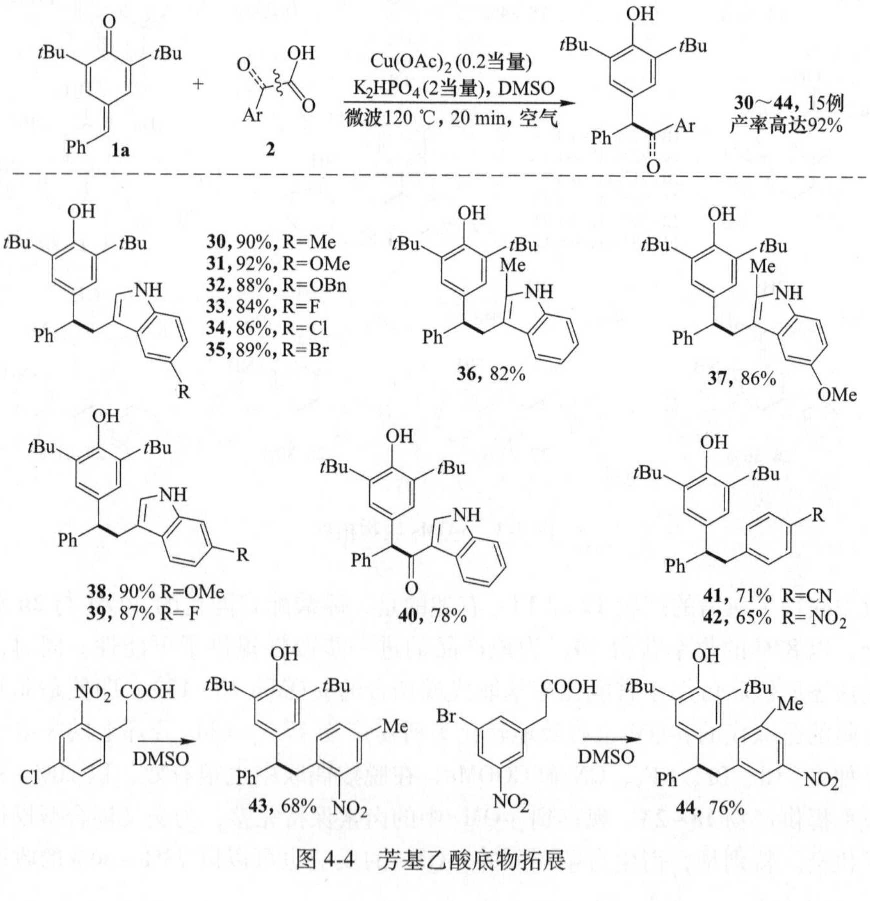

图 4-4　芳基乙酸底物拓展

4.2.3 合成应用

4.2.3.1 放大合成和产物衍生化

为了进一步说明当前方法的实际应用价值，进行了补充的实验。首先，在标准反应条件下进行克级操作。幸运的是，在 120 ℃ 的微波辐射下，3 mmol **1a**(0.88 g) 与 0.6 mmol $Cu(OAc)_2$(0.2 当量) 在 20 mL 无水 DMSO 中反应 20 min，得到 1.17g 的产物 **3**，产率为 92%（见图 4-5）。该实验证明，我们的方案具有可扩展性和高度可重复性，使其能够在快速反应时间内达到制备规模。此外，$MoCl_5$ 介导的 **3** 分子内交叉脱氢偶联反应不成功，但以 77%的收率获得了脱叔丁基产物 **46**(见图 4-5)。

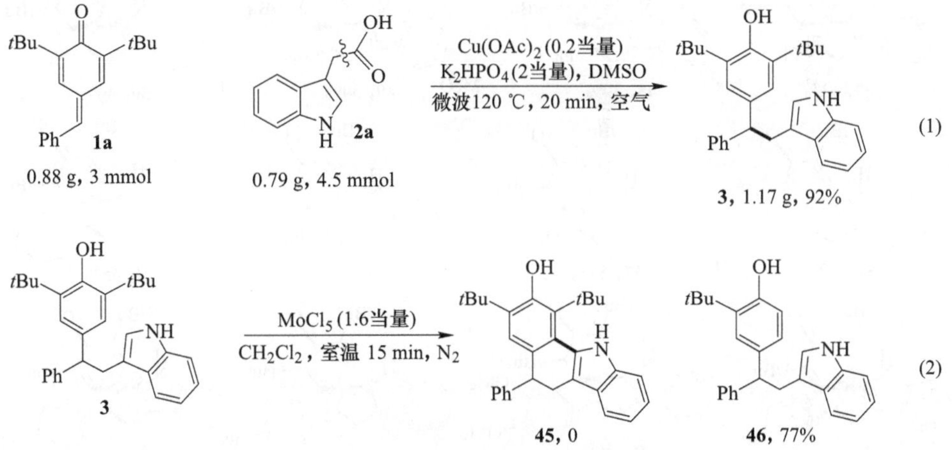

图 4-5 放大合成及产物衍生

4.2.3.2 多环螺吲哚酮衍生物合成的后期应用

我们进一步探索了吲哚化二芳基甲烷的两个潜在亲核官能团，即苯酚和吲哚的反应性（见图 4-6）。在原位形成吲哚化二芳基甲烷后，它们很容易通过萃取获得粗品，然后用 MnO_2(15 当量) 处理，可得到多环螺吲哚酮衍生物 **47~61**，这是许多天然产物和药物中的关键核心骨架结构。该方法是一种强大而实用的合成工具，可在温和的条件下进行，并由 MnO_2 驱动，而 MnO_2 是这种第一排过渡金属中最廉价和最丰富的存在[42-43]。

当我们注意到这种前所未有的新型多环骨架对新药发现的重要性时，我们开始确定这种氧化去芳构化环化策略的底物范围。在初步尝试中，我们发现 C2 取代的吲哚乙酸或苯乙酸在这两步操作中没有成功地提供有价值的转化。因此，我们首先用各种 C2 未取代的吲哚乙酸进行螺环化反应。具有不同吲哚 C5 或 C6 取代基（Me、OMe、F、Cl、Br）的吲哚乙酸都成功转化为相应的多环螺吲哚酮

48~53，产率适中，分两步进行。为了突出多环螺吲哚酮的结构多样性，将具有不同官能团的结构多样的 *p*-QMs 应用于该方案，并发现它们在该螺环化过程中是相容的。

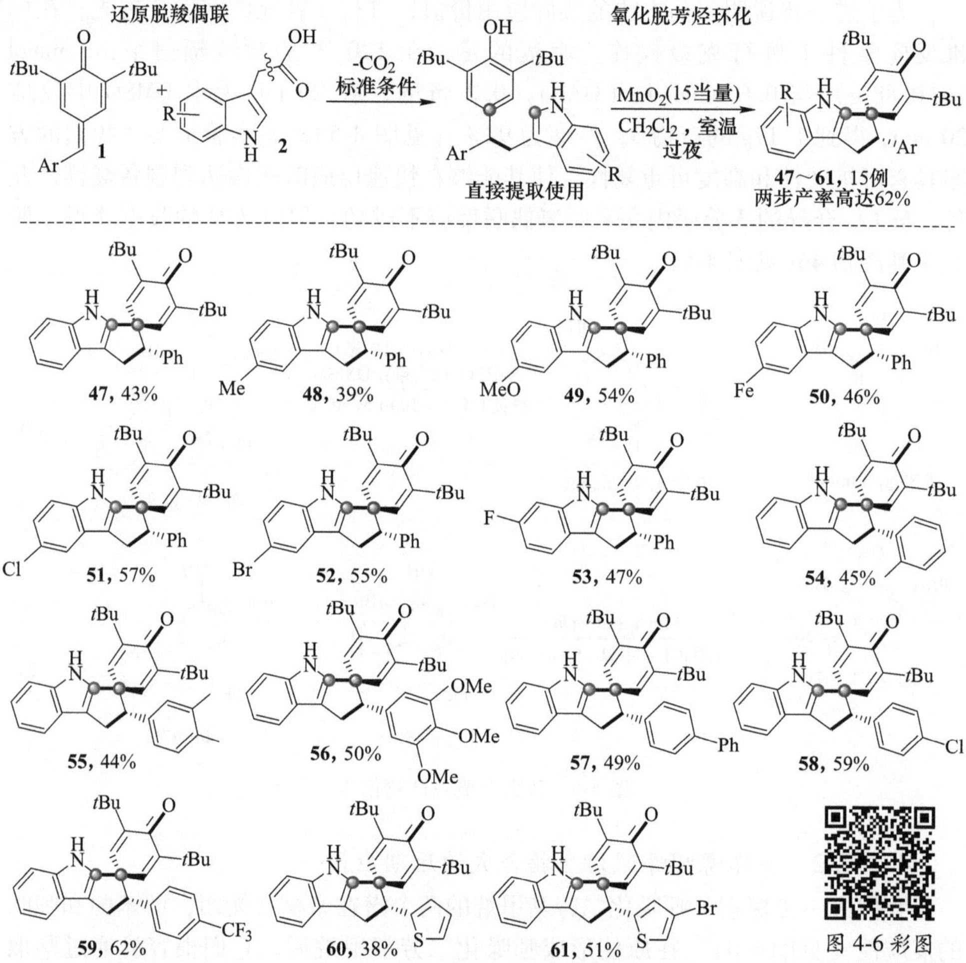

图 4-6 彩图

图 4-6 多环螺吲哚酮的合成

4.2.4 机理研究

在研究这种微波辅助脱羧偶联反应的底物范围时，当使用 *N*-甲基-3-吲哚乙酸 **2′**时，没有获得偶联产物，但意外地获得了二苯甲酮衍生物 **62**（见图 4-7(a)）。副产物 **62** 的产生意味着在该反应中存在空气中 O_2 对二芳基甲基自由基 **64** 的淬灭[44-45]。基于这一结果，我们继续探索在标准反应条件下单独使用 3-吲哚乙酸 **2a** 的反应。不出所料，形成了 O_2 捕获的吲哚-3-甲基自由基加合物 **66**，同时在吲哚环的 2 位发生了自由基 C—H 烷基化过程（见图 4-7(b)）[45]。这两个实验表明，该反应可能经历了二芳基甲基自由基 **64** 和吲哚-3-甲基自由基 **67** 之间的自由基-自由基交叉偶联。为了详细了解这种微波辅助脱羧偶联反应，在图 4-7(c) 中进行了额外的对照实验。首先，在标准反应条件下单独反应 **1d**，ESI-HRMS 没有检测到二芳基甲基自由基-O_2 加合物 **70**，这可能是由于缺乏更多的还原性 Cu^{I} 物种，这是由于从牺牲量的 3-吲哚乙酸到 Cu^{II} 物种的单电子转移（SET）减少造成的。此外，在标准反应条件下，向 **1d** 与 **2a** 的反应中注射两种常用的自由基清除剂，包括 2,2,6,6-四甲基哌啶氧基（TEMPO）和 1,1-二苯基乙烯，可能会抑制这种转化的顺利进行。

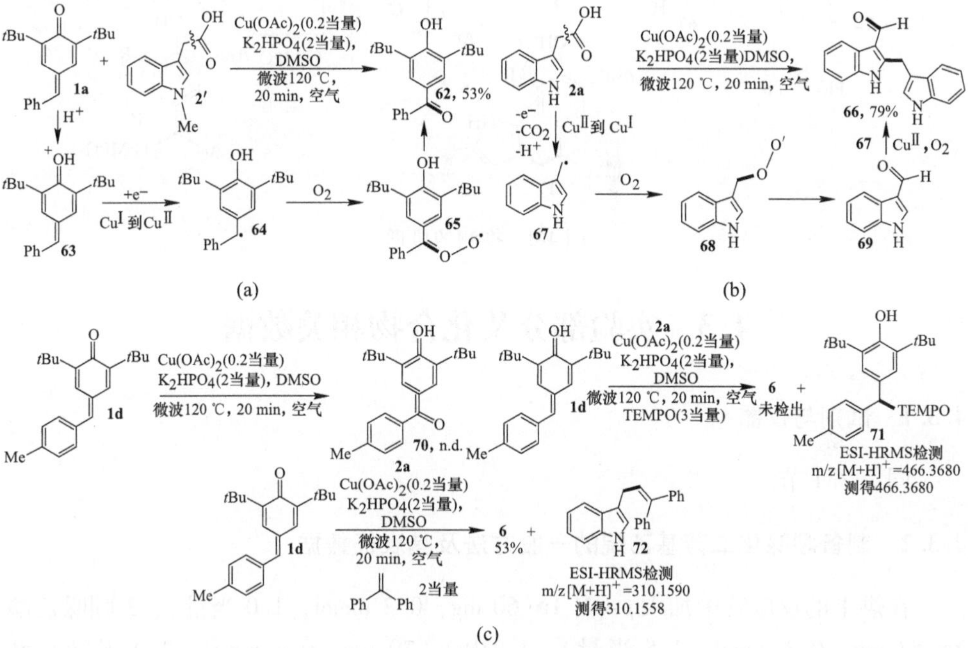

图 4-7　意外发现及控制实验

（a）用 O_2 捕获二芳基甲基自由基；（b）用 O_2 捕获吲哚-3-甲基自由基；（c）控制实验

同时，通过 ESI-HRMS 技术检测到二芳基甲基自由基或吲哚-3-甲基自由基的捕获加合物 **71** 或 **72**。上述实验结果证实了体系中确实存在二芳基甲基自由基和吲哚-3-甲基自由基物种。生成的二芳基甲基自由基和吲哚-3-甲基自由基随后经历交叉偶联过程，得到产物。

根据上述调查和之前的文献报道，图 4-8 中概述了一个合理的机制途径。最初，羧酸根阴离子 **A** 在 Cu^{II} 下进行 SET 氧化过程，产生吲哚-3-甲基自由基 **67**，形成 Cu^{I}。*p*-QMs **1** 和质子之间的预平衡氢键复合物 **B** 可以促进电子从还原的 Cu^{I} 物种转移，提供二芳基甲基自由基中间体 **C**，同时 Cu^{II} 再生以关闭催化循环。最后，该自由基然后与 **67** 结合以产生所需的产物 **F**。

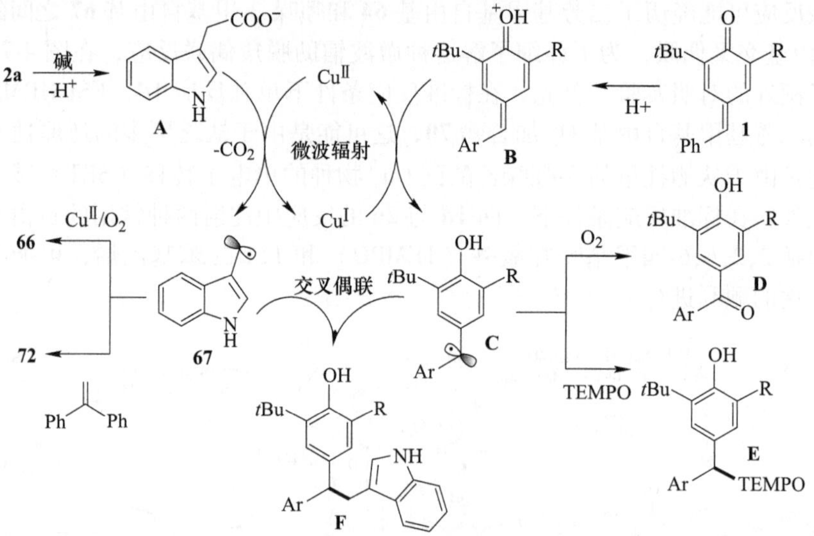

图 4-8　推测的机理

4.3　实验部分及化合物相关数据

4.3.1　试剂与仪器

同 2.3.1 节。

4.3.2　制备吲哚化二芳基乙烷的一般方法及其表征数据

在烘干的反应管中加入 *p*-QM **1a**(60 mg，0.2 mmol，1.0 当量)、3-吲哚乙酸 **2a**(53 mg，0.3 mmol，1.5 当量)、K_2HPO_4(70 mg，0.4 mmol，2.0 当量) 和 $Cu(OAc)_2$(8 mg，0.04 mmol，0.2 当量)、DMSO(2 mL)，搅拌均匀后，通过微波辐射在 120 ℃ 下反应 20 min，并通 TLC 监测。反应完全后，使用 EtOAc/H_2O 萃取反应混合物，有机相减压浓缩得到粗产品，然后使用 EtOAc/Hex = 20/1 作为洗脱剂在硅胶上进行柱色谱分离，得到目标产物 **3**~**44**。

(1) 4-(2-(1H-吲哚-3-基)-1-苯乙基)-2,6-二叔丁基苯酚(**3**)。黄色固体，熔点 149 ~ 153 ℃，79 mg，产率 93%，Rf = 0.3(乙酸乙酯/正己烷 = 5%)；^{1}H NMR(400 MHz，$CDCl_3$) δ 7.65(s，1H)，7.43(d，*J* = 7.8 Hz，1H)，7.26 ~ 7.14(m，5H)，7.08(ddd，*J* = 7.8，5.4，2.3 Hz，2H)，7.04 ~ 6.97(m，1H)，6.96(s，2H)，6.46(d，*J* = 2.1 Hz，1H)，4.95(s，1H)，4.19(t，*J* = 7.7 Hz，1H)，3.54 ~ 3.11(m，2H)，1.29(s，18H) ppm；^{13}C NMR(100 MHz，$CDCl_3$) δ

152.0, 145.4, 135.9, 135.8, 135.4, 128.2, 128.2, 127.8, 125.9, 124.5, 122.2, 121.7, 119.1, 118.8, 115.0, 110.9, 51.8, 34.4, 32.3, 30.4 ppm; HRMS(ESI) m/z: [M+H]$^+$ = $C_{30}H_{36}NO^+$ 426.2791，测得 426.2790。

(2) 4-(2-(1H-吲哚-3-基)-1-(邻甲苯基)乙基)-2,6-二叔丁基苯酚(**4**)。无色油状，80 mg，产率 91%，Rf = 0.3(乙酸乙酯/正己烷 = 5%)；^{1}H NMR(400 MHz, $CDCl_3$) δ 7.74(s, 1H), 7.47(dd, J = 10.6, 7.9 Hz, 2H), 7.28(d, J = 8.1 Hz, 1H), 7.20(t, J = 5.6 Hz, 1H), 7.13(dd, J = 13.4, 5.9 Hz, 1H), 7.06(dt, J = 15.7, 5.4 Hz, 3H), 6.95(s, 2H), 6.52(d, J = 1.8 Hz, 1H), 4.98(s, 1H), 4.44(t, J = 7.6 Hz, 1H), 3.69~3.22(m, 2H), 2.16(s, 3H), 1.34(s, 18H) ppm; ^{13}C NMR(100 MHz, $CDCl_3$) δ 151.8, 143.4, 136.4, 135.9, 135.3, 135.2, 130.3, 127.9, 126.7, 125.9, 125.7, 124.7, 122.1, 121.7, 119.1, 118.8, 115.1, 110.9, 47.2, 34.3, 32.4, 30.3, 20.0 ppm; HRMS(ESI) m/z: [M+H]$^+$ = $C_{31}H_{38}NO^+$ 440.2948，测得 440.2950。

(3) 4-(2-(1H-吲哚-3-基)-1-(间甲苯基)乙基)-2,6-二叔丁基苯酚(**5**)。黄色固体，熔点 139~142 ℃，79 mg，产率 90%，Rf = 0.3(乙酸乙酯/正己烷 = 5%)；^{1}H NMR(400 MHz, $CDCl_3$) δ 7.56(s, 1H), 7.41(d, J = 7.7 Hz, 1H), 7.15(d, J = 7.9 Hz, 1H), 7.12~6.97(m, 5H), 6.95(s, 2H), 6.89(d, J = 6.8 Hz, 1H), 6.43(s, 1H), 4.92(s, 1H), 4.13(t, J = 7.6 Hz, 1H), 3.35(qd, J = 14.7, 7.7 Hz, 2H), 2.20(s, 3H), 1.28(s, 18H) ppm; ^{13}C NMR(100 MHz, $CDCl_3$) δ 152.0, 145.4, 137.7, 136.0, 135.9, 135.4, 129.2, 128.2, 127.8, 126.7, 125.0, 124.5, 122.3, 121.7, 119.1, 118.9, 115.1, 110.9, 51.9, 34.4, 32.4, 30.4, 21.6 ppm; HRMS(ESI) m/z: [M+H]$^+$ = $C_{31}H_{38}NO^+$ 440.2948，测得 440.2951。

(4) 4-(2-(1H-吲哚-3-基)-1-(对甲苯基)乙基)-2,6-二叔丁基苯酚(**6**)。黄色固体，熔点 146~148 ℃，84 mg，产率 96%，Rf = 0.3(乙酸乙酯/正己烷 = 5%)；^{1}H NMR(400 MHz, $CDCl_3$) δ 7.70(s, 1H), 7.63(d, J = 7.6 Hz, 1H), 7.37~7.22(m, 4H), 7.20~7.13(m, 5H), 6.61(d, J = 1.3 Hz, 1H), 5.11(d, J = 5.5 Hz, 1H), 4.34(t, J = 7.5 Hz, 1H), 3.70~3.40(m, 2H), 2.40(s, 3H), 1.49(s, 18H) ppm; ^{13}C NMR(100 MHz, $CDCl_3$) δ 152.0, 142.5, 136.2, 135.9, 135.5, 135.3, 129.0, 128.0, 127.9, 124.5, 122.3, 121.7, 119.1, 118.9, 115.0, 111.0, 51.5, 34.4, 32.4, 30.4, 21.1 ppm; HRMS(ESI) m/z: [M+H]$^+$ = $C_{31}H_{38}NO^+$ 440.2948，测得 440.2956。

(5) 4-(2-(1H-吲哚-3-基)-1-(2-甲氧基苯基)乙基)-2,6-二叔丁基苯酚(**7**)。黄色固体，熔点 153~156 ℃，78 mg，产率 86%，Rf = 0.3(乙酸乙酯/正己烷 = 10%)；^{1}H NMR(400 MHz, $CDCl_3$) δ 7.58(s, 1H), 7.50(d, J = 7.7 Hz, 1H),

7.23(d, J=7.3 Hz, 1H), 7.15(d, J=7.8 Hz, 1H), 7.05(dd, J=13.2,6.0 Hz, 4H), 7.01~6.96(m, 1H), 6.82(t, J=7.4 Hz, 1H), 6.72(d, J=8.2 Hz, 1H), 6.51(s, 1H), 4.90(s, 1H), 4.70(t, J=7.8 Hz, 1H), 3.62(s, 3H), 3.35(ddd, J=39.1, 14.8, 7.8 Hz, 2H), 1.29(s, 18H) ppm; ^{13}C NMR(100 MHz, $CDCl_3$)δ 157.1, 151.8, 135.9, 135.3, 135.1, 134.2, 128.0, 128.0, 126.8, 124.9, 122.0, 121.6, 120.5, 119.0, 119.0, 115.4, 110.8, 110.7, 55.4, 43.7, 34.4, 31.1, 30.4 ppm; HRMS(ESI) m/z: $[M+H]^+$ = $C_{31}H_{38}NO_2^+$ 456.2897, 测得 456.2896。

(6) 4-(2-(1H-吲哚-3-基)-1-(4-甲氧基苯基)乙基)-2,6-二叔丁基苯酚(**8**)。黄色固体, 熔点 165~169 ℃, 75 mg, 产率 82%, Rf=0.2(乙酸乙酯/正己烷=10%); ^{1}H NMR(400 MHz, $CDCl_3$)δ^{1}H NMR(400 MHz, $CDCl_3$)δ 7.65(s, 1H), 7.43(d, J=7.8 Hz, 1H), 7.19(d, J=7.9 Hz, 1H), 7.10(d, J=8.6 Hz, 2H), 7.05(d, J=7.8 Hz, 1H), 6.99(t, J=7.5 Hz, 1H), 6.94(s, 2H), 6.72(d, J=8.6 Hz, 2H), 6.46(d, J=1.7 Hz, 1H), 4.93(s, 1H), 4.14(t, J=7.6 Hz, 1H), 3.68(s, 3H), 3.34(d, J=7.7 Hz, 2H), 1.29(s, 18H) ppm; ^{13}C NMR(100 MHz, $CDCl_3$)δ157.8, 151.9, 137.7, 136.23, 136.0, 135.5, 129.0, 127.8, 124.4, 122.3, 121.7, 119.1, 118.8, 115.1, 113.6, 110.9, 55.2, 50.9, 34.4, 32.6, 30.4 ppm; HRMS(ESI) m/z: $[M+H]^+$ = $C_{31}H_{38}NO_2^+$ 456.2897, 测得 456.2897。

(7) 2,6-二叔丁基-4-(1-(4-(叔丁基)苯基)-2-(1H-吲哚-3-基)乙基)苯酚(**9**)。黄色固体, 熔点 171~173 ℃, 89 mg, 产率 92%, Rf=0.3(乙酸乙酯/正己烷=5%); ^{1}H NMR(400 MHz, $CDCl_3$)δ 7.59(s, 1H), 7.38(d, J=7.8 Hz, 1H), 7.23~7.11(m, 5H), 7.04(dd, J=11.1, 4.0 Hz, 1H), 7.02~6.92(m, 3H), 6.45(s, 1H), 4.92(s, 1H), 4.13(t, J=7.6 Hz, 1H), 3.36(qd, J=14.7, 7.8 Hz, 2H), 1.29(s, 18H), 1.21(s, 9H) ppm; ^{13}C NMR(100 MHz, $CDCl_3$)δ 152.08, 148.6, 142.5, 136.0, 135.9, 135.4, 127.9, 127.6, 125.2, 124.6, 122.3, 121.7, 119.1, 118.9, 115.2, 110.9, 51.5, 34.4, 32.5, 31.5, 30.4 ppm; HRMS(ESI) m/z: $[M+H]^+$ = $C_{34}H_{44}NO^+$ 482.3417, 测得 482.3417。

(8) 2,6-二叔丁基-4-(1-(4-(二甲氨基)苯基)-2-(1H-吲哚-3-基)乙基)苯酚(**10**)。棕色固体, 熔点 182~185 ℃, 81 mg, 产率 86%, Rf=0.2(乙酸乙酯/正己烷=15%); ^{1}H NMR(400 MHz, $CDCl_3$)δ 7.63(s, 1H), 7.44(d, J=7.8 Hz, 1H), 7.18(d, J=8.1 Hz, 1H), 7.06(dd, J=11.4, 8.1 Hz, 3H), 6.99(d, J=7.1 Hz, 1H), 6.96(s, 2H), 6.59(d, J=8.7 Hz, 2H), 6.45(d, J=2.0 Hz, 1H), 4.91(s, 1H), 4.09(t, J=7.6 Hz, 1H), 3.33(t, J=8.1 Hz,

2H), 2.81(s, 6H), 1.29(s, 18H) ppm; ^{13}C NMR(100 MHz, $CDCl_3$) δ 151.8, 149.0, 136.6, 135.9, 135.3, 133.9, 128.7, 127.9, 124.4, 122.3, 121.6, 119.0, 118.9, 115.3, 112.9, 110.9, 50.9, 40.9, 34.4, 32.5, 30.4 ppm; HRMS(ESI) m/z: $[M+H]^+ = C_{32}H_{41}N_2O^+$ 469.3213, 测得 469.3211。

(9) 2,6-二叔丁基-4-(1-(3,4-二甲基苯基)-2-(1H-吲哚-3-基)乙基)苯酚(**11**)。浅黄色固体，熔点 135~137 ℃, 81 mg, 产率 89%, Rf=0.3(乙酸乙酯/正己烷=5%); ^{1}H NMR(400 MHz, $CDCl_3$) 7.51(s, 1H), 7.41(d, J=7.7 Hz, 1H), 7.12(d, J=7.9 Hz, 1H), 7.03(t, J=7.3 Hz, 1H), 7.01~6.90(m, 6H), 6.42(s, 1H), 4.90(s, 1H), 4.09(t, J=7.6 Hz, 1H), 3.34(qd, J= 14.7, 7.7 Hz, 2H), 2.11(s, 6H), 1.28(s, 18H) ppm; ^{13}C NMR(100 MHz, $CDCl_3$) δ 152.0, 143.0, 136.3, 136.2, 135.9, 135.4, 134.0, 129.7, 129.6, 127.9, 125.2, 124.5, 122.3, 121.7, 119.1, 118.9, 115.2, 111.0, 51.6, 34.4, 32.4, 30.4, 20.0, 19.5 ppm; HRMS(ESI) m/z: $[M+H]^+ = C_{32}H_{40}NO^+$ 454.3104, 测得 454.3101。

(10) 4-(2-(1H-吲哚-3-基)-1-(3,4,5-三甲氧基苯基)乙基)-2,6-二叔丁基苯酚(**12**)。浅黄色固体，熔点 177~179 ℃, 83 mg, 产率 80%, Rf=0.3(乙酸乙酯/正己烷=20%); ^{1}H NMR(400 MHz, $CDCl_3$) δ 8.01(s, 1H), 7.55(d, J=7.8 Hz, 1H), 7.34(d, J=7.9 Hz, 1H), 7.24~7.18(m, 1H), 7.17~7.09(m, 3H), 6.65(d, J=2.1 Hz, 1H), 6.55(s, 2H), 5.13(s, 1H), 4.23(d, J=7.6 Hz, 1H), 3.88(s, 3H), 3.81(s, 6H), 3.48(d, J = 7.6 Hz, 2H), 1.46(s, 18H); ^{13}C NMR(100 MHz, $CDCl_3$) δ 152.9, 152.2, 141.2, 136.1, 136.0, 135.5, 135.5, 127.8, 124.4, 122.5, 121.7, 119.1, 118.8, 114.7, 111.1, 105.2, 60.9, 56.0, 52.4, 34.4, 32.9, 30.4 ppm; HRMS(ESI) m/z: $[M+H]^+ = C_{33}H_{42}NO_4^+$ 516.3108, 测得 516.3110。

(11) 2,6-二叔丁基-4-(1-(3-羟基-4-甲氧基苯基)-2-(1H-吲哚-3-基)乙基)苯酚(**13**)。黄色固体，熔点 161~164 ℃, 76 mg, 产率 81%, Rf=0.4(乙酸乙酯/正己烷=20%); ^{1}H NMR(400 MHz, $CDCl_3$) δ 7.71(s, 1H), 7.43(d, J=7.8 Hz, 1H), 7.22(d, J = 8.1 Hz, 1H), 7.07(t, J = 7.2 Hz, 1H), 7.00(t, J= 7.2 Hz, 1H), 6.96(s, 2H), 6.78~6.68(m, 2H), 6.63(d, J=1.3 Hz, 1H), 6.50(d, J=2.1 Hz, 1H), 5.37(s, 1H), 4.95(s, 1H), 4.11(t, J=7.7 Hz, 1H), 3.67(s, 3H), 3.33(d, J = 7.6 Hz, 2H), 1.30(s, 18H) ppm; ^{13}C NMR(100 MHz, $CDCl_3$) δ152.0, 146.2, 143.7, 137.4, 136.0, 135.9, 135.4, 127.8, 124.4, 122.3, 121.7, 120.6, 119.1, 118.8, 115.0, 114.0, 111.1, 110.9, 55.8, 51.5, 34.4, 32.7, 30.4 ppm; HRMS(ESI) m/z: $[M+H]^+ = C_{31}H_{38}NO_3^+$ 472.2846, 测得 472.2846。

（12）4-(2-(1H-吲哚-3-基)-1-(4-(4,4,5,5-四甲基-1,3,2-二氧杂硼烷-2-基)苯基)乙基)-2,6-二叔丁基苯酚(**14**)。浅黄色固体，熔点 183~185 ℃，91 mg，产率 83%，Rf = 0.3（乙酸乙酯/正己烷 = 10%）；^{1}H NMR（400 MHz，$CDCl_3$）δ 7.68(s，1H)，7.62(d，*J*=7.8 Hz，2H)，7.44(d，*J*=7.7 Hz，1H)，7.21(d，*J* = 7.8 Hz，2H)，7.17（d，*J* = 7.9 Hz，1H)，7.05（t，*J* = 7.3 Hz，1H)，6.99(d，*J*= 7.2 Hz，1H)，6.96（d，*J* = 3.7 Hz，2H)，6.43（d，*J* = 1.7 Hz，1H)，4.93(s，1H)，4.19(t，*J*=7.6 Hz，1H)，3.50~3.22(m，2H)，1.28(s，18H)，1.24(s，12H) ppm；^{13}C NMR(100 MHz，$CDCl_3$) δ 152.0，148.8，135.9，135.6，135.5，134.8，127.8，127.7，124.5，122.3，121.7，119.1，118.8，114.8，111.0，83.7，52.0，34.4，32.1，30.4，24.9，24.9 ppm；HRMS(ESI) m/z：$[M+H]^+ = C_{36}H_{47}BNO_3^+$ 552.3644，测得 552.3649。

（13）4-(1-([1,1′-联苯]-4-基)-2-(1H-吲哚-3-基)乙基)-2,6-二叔丁基苯酚(**15**)。浅黄色固体，熔点 159~161 ℃，84 mg，产率 84%，Rf=0.3(乙酸乙酯/正己烷=5%)；^{1}H NMR(400 MHz，$CDCl_3$) δ 7.58(s，1H)，7.51~7.38(m，5H)，7.31(t，*J*=7.5 Hz，2H)，7.28~7.14(m，4H)，7.06(dd，*J*= 16.3，9.3 Hz，1H)，7.02~6.95(m，3H)，6.46(s，1H)，4.95(s，1H)，4.22(t，*J*=7.6 Hz，1H)，3.39(dd，*J*= 14.4，7.7 Hz，2H)，1.29(s，18H) ppm；^{13}C NMR(100 MHz，$CDCl_3$) δ 152.1，144.7，141.1，138.7，136.0，135.8，135.6，128.8，128.6，127.8，127.1，127.0，127.0，124.6，122.4，121.8，119.2，118.9，114.9，111.0，51.6，34.4，32.4，30.4 ppm；HRMS(ESI) m/z：$[M+H]^+ = C_{36}H_{40}NO^+$ 502.3104，测得 502.3108。

（14）4-(2-(1H-吲哚-3-基)-1-(萘-2-基)乙基)-2,6-二叔丁基苯酚(**16**)。黄色固体，熔点 145~148 ℃，84 mg，产率 88%，Rf = 0.3(乙酸乙酯/正己烷 = 5%)；^{1}H NMR(400 MHz，$CDCl_3$) δ 7.90~7.74(m，4H)，7.65(d，*J*= 6.6 Hz，2H)，7.56~7.45(m，3H)，7.37~7.27(m，1H)，7.26~7.03(m，4H)，6.56(s，1H)，5.12(s，1H)，4.52(t，*J*= 7.3 Hz，1H)，3.98~3.19(m，2H)，1.46(s，18H) ppm；^{13}C NMR(100 MHz，$CDCl_3$) δ152.1，143.0，136.0，135.8，135.6，133.6，132.2，127.8，127.8，127.6，127.1，126.4，125.8，125.2，124.6，122.4，121.8，119.2，118.8，114.8，111.0，51.9，34.4，32.2，30.4 ppm；HRMS(ESI) m/z：$[M+H]^+ = C_{34}H_{38}NO^+$ 476.2948，测得 476.2955。

（15）4-(2-(1H-吲哚-3-基)-1-(芘-1-基)乙基)-2,6-二叔丁基苯酚(**17**)。黄色固体，熔点 163~166 ℃，78 mg，产率 71%，Rf = 0.3(乙酸乙酯/正己烷 = 10%)；^{1}H NMR(400 MHz，$CDCl_3$) δ 8.26(d，*J*= 9.4 Hz，1H)，8.09(s，2H)，8.04(dd，*J*= 13.2，7.6 Hz，2H)，7.97~7.91(m，2H)，7.88(dd，*J*= 12.6，5.1 Hz，2H)，7.58~7.49(m，2H)，7.16(t，*J*=3.9 Hz，1H)，7.10~6.96(m，

4H), 6.33(d, J=1.5 Hz, 1H), 5.36(t, J=7.6 Hz, 1H), 4.92(s, 1H), 3.79~3.55(m, 2H), 1.25(s, 18H) ppm; ^{13}C NMR(100 MHz, $CDCl_3$) δ 152.0, 139.3, 135.9, 135.9, 135.5, 131.4, 130.8, 129.6, 129.0, 127.9, 127.6, 127.1, 126.7, 125.7, 125.1, 125.1, 125.0, 124.9, 124.8, 124.7, 124.6, 123.5, 122.2, 121.8, 119.2, 118.7, 114.95, 110.9, 46.5, 34.3, 32.8, 30.3 ppm; HRMS(ESI) m/z: $[M+H]^+$ = $C_{40}H_{40}NO^+$ 550.3104, 测得 550.3102。

(16) 2,6-二叔丁基-4-(1-(4-氟苯基)-2-(1H-吲哚-3-基)乙基)苯酚(**18**)。浅黄色油状，熔点 149~153 ℃，77 mg，产率 87%，Rf=0.3(乙酸乙酯/正己烷=5%); ^{1}H NMR(400 MHz, $CDCl_3$) δ 7.70(s, 1H), 7.42(d, J=7.8 Hz, 1H), 7.22(d, J=8.1 Hz, 1H), 7.10(dt, J=11.2, 6.8 Hz, 3H), 7.00(t, J=7.5 Hz, 1H), 6.93(s, 2H), 6.85(t, J=8.7 Hz, 2H), 6.48(d, J=1.2 Hz, 1H), 4.97(s, 1H), 4.18(t, J=7.7 Hz, 1H), 3.45~3.24(m, 2H), 1.30(s, 18H) ppm; ^{13}C NMR(100 MHz, $CDCl_3$) δ 162.4, 160.0, 152.1, 141.0(d, J=2.9 Hz), 135.9, 135.7, 135.5, 129.5(d, J=7.7 Hz), 127.7, 124.4, 122.2, 121.8, 119.2, 118.8, 115.0, 114.8, 114.7, 111.0, 50.9, 34.4, 32.5, 30.3 ppm; ^{19}F NMR(376 MHz, $CDCl_3$) δ −117.68(dd, J=9.9, 4.4 Hz, 1F) ppm; HRMS(ESI) m/z: $[M+H]^+$ = $C_{30}H_{35}FNO^+$ 444.2697, 测得 444.2698。

(17) 2,6-二叔丁基-4-(1-(4-氯苯基)-2-(1H-吲哚-3-基)乙基)苯酚(**19**)。白色固体，熔点 151~153 ℃，85 mg，产率 92%，Rf=0.3(乙酸乙酯/正己烷=5%); ^{1}H NMR(400 MHz, $CDCl_3$) δ 7.65(s, 1H), 7.42(d, J=7.8 Hz, 1H), 7.19(d, J=8.1 Hz, 1H), 7.14~7.04(m, 5H), 6.99(t, J=7.5 Hz, 1H), 6.93(s, 2H), 6.45(s, 1H), 4.97(s, 1H), 4.16(t, J=7.6 Hz, 1H), 3.48~3.26(m, 2H), 1.30(s, 18H) ppm; ^{13}C NMR(100 MHz, $CDCl_3$) δ 152.2, 143.9, 136.0, 135.6, 135.4, 131.5, 129.6, 128.3, 127.67, 124.4, 122.3, 121.9, 119.2, 118.8, 114.5, 111.0, 51.1, 34.4, 32.3, 30.4 ppm; HRMS(ESI) m/z: $[M+H]^+$ = $C_{30}H_{35}ClNO^+$ 460.2402, 测得 460.2411。

(18) 4-(1-(4-溴苯基)-2-(1H-吲哚-3-基)乙基)-2,6-二叔丁基苯酚(**20**)。黄色固体，熔点 156~159 ℃，92 mg，产率 91%，Rf=0.3(乙酸乙酯/正己烷=5%); ^{1}H NMR(400 MHz, $CDCl_3$) δ 7.63(s, 1H), 7.42(d, J=7.8 Hz, 1H), 7.25(d, J=8.2 Hz, 2H), 7.18(d, J=7.9 Hz, 1H), 7.09~6.96(m, 4H), 6.93(s, 2H), 6.43(s, 1H), 4.97(s, 1H), 4.14(t, J=7.6 Hz, 1H), 3.43~3.21(m, 2H), 1.29(s, 18H) ppm; ^{13}C NMR(100 MHz, $CDCl_3$) δ 151.0, 143.3, 134.8, 134.5, 134.1, 130.1, 128.8, 126.5, 123.2, 121.2, 120.7, 118.5, 118.1, 117.6, 113.3, 109.9, 50.0, 33.3, 31.1, 29.2 ppm; HRMS(ESI) m/z: $[M+H]^+$ = $C_{30}H_{35}BrNO^+$ 504.1897, 测得 504.1898。

（19）4-(2-(1H-吲哚-3-基)-1-(4-(三氟甲基)苯基)乙基)-2,6-二叔丁基苯酚（**21**）。浅黄色油状，83 mg，产率 84%，Rf = 0.3（乙酸乙酯/正己烷 = 5%）；^{1}H NMR(400 MHz, $CDCl_3$) 7.65(s, 1H), 7.40(t, J=8.0 Hz, 3H), 7.24(d, J=8.1 Hz, 2H), 7.19(d, J=7.9 Hz, 1H), 7.07(t, J=7.4 Hz, 1H), 6.99(t, J=7.4 Hz, 1H), 6.95(s, 2H), 6.44(d, J=1.2 Hz, 1H), 4.99(s, 1H), 4.24(t, J=7.6 Hz, 1H), 3.56~3.20(m, 2H), 1.30(s, 18H) ppm; ^{13}C NMR(100 MHz, $CDCl_3$) 152.3, 149.6, 136.0, 135.8, 134.9, 128.4, 127.6, 125.5(q, J=219.4 Hz), 125.2(q, J=3.9 Hz), 124.4, 122.3, 121.9, 119.3, 118.7, 114.3, 111.1, 51.7, 34.4, 32.1, 30.3 ppm; ^{19}F NMR(376 MHz, $CDCl_3$)δ −62.11(s) ppm; HRMS(ESI)m/z: $[M+Na]^+$ = $C_{31}H_{35}F_3NO^+$ 494.2665，测得 494.2665。

（20）4-(1-(3,5-二叔丁基-4-羟基苯基)-2-(1H-吲哚-3-基)乙基)苯甲腈（**22**）。黄色固体，熔点 147~151 ℃，63 mg，产率 70%，Rf = 0.3（乙酸乙酯/正己烷 = 5%）；^{1}H NMR(400 MHz, $CDCl_3$)δ 7.77(s, 1H), 7.42(t, J=7.9 Hz, 3H), 7.23(t, J=8.6 Hz, 3H), 7.10(t, J=7.2 Hz, 1H), 7.01(t, J=7.4 Hz, 1H), 6.92(s, 2H), 6.49(d, J=2.2 Hz, 1H), 5.02(s, 1H), 4.26(dd, J=9.0, 6.5 Hz, 1H), 3.38(qd, J=14.5, 7.8 Hz, 2H), 1.31(s, 18H); ^{13}C NMR(100 MHz, $CDCl_3$)δ152.4, 151.1, 136.0, 135.9, 134.2, 132.0, 129.0, 127.5, 124.4, 122.2, 122.0, 119.3, 119.2, 118.6, 114.0, 111.1, 109.6, 51.8, 34.4, 32.0, 30.3 ppm; HRMS(ESI)m/z: $[M+H]^+$ = $C_{31}H_{35}N_2O^+$ 451.2744，测得 451.2752。

（21）4-(1-(3,5-二叔丁基-4-羟基苯基)-2-(1H-吲哚-3-基)乙基)苯甲酸甲酯（**23**）。黄色固体，熔点 142~145 ℃，75 mg，产率 78%，Rf = 0.2（乙酸乙酯/正己烷 = 20%）；^{1}H NMR(400 MHz, $CDCl_3$)δ ^{1}H NMR(400 MHz, $CDCl_3$)δ 7.83(d, J=8.3 Hz, 2H), 7.74(s, 1H), 7.43(d, J=7.8 Hz, 1H), 7.23(d, J=8.3 Hz, 2H), 7.19(d, J=8.1 Hz, 1H), 7.07(dd, J=11.0, 4.0 Hz, 1H), 7.02~6.96(m, 1H), 6.94(s, 2H), 6.45(d, J=2.2 Hz, 1H), 4.98(s, 1H), 4.25(t, J=7.7 Hz, 1H), 3.80(d, J=7.2 Hz, 3H), 3.38(d, J=7.7 Hz, 2H), 1.29(s, 18H) ppm; ^{13}C NMR(100 MHz, $CDCl_3$)δ167.3, 152.2, 151.0, 136.0, 135.7, 135.0, 129.6, 128.3, 127.8, 127.7, 124.5, 122.3, 121.8, 119.2, 118.7, 114.4, 111.0, 52.0, 51.8, 34.4, 32.1, 30.3 ppm; HRMS(ESI)m/z: $[M+H]^+$ = $C_{32}H_{38}NO_3^+$ 484.2846，测得 484.2850。

（22）4-(2-(1H-吲哚-3-基)-1-(噻吩-2-基)乙基)-2,6-二叔丁基苯酚（**24**）。黄色固体，熔点 133~135 ℃，71 mg，产率 82%，Rf = 0.4（乙酸乙酯/正己烷 = 10%）；^{1}H NMR(400 MHz, $CDCl_3$) 7.65(s, 1H), 7.38(d, J=7.8 Hz, 1H),

7.18(d, J = 8.1 Hz, 1H), 7.09 ~ 7.02 (m, 2H), 7.01 ~ 6.93 (m, 3H), 6.80(dd, J = 5.1, 3.5 Hz, 1H), 6.73 (d, J = 3.3 Hz, 1H), 6.54 (d, J = 2.2 Hz, 1H), 4.96(s, 1H), 4.39(t, J = 7.5 Hz, 1H), 3.37(ddd, J = 46.0, 14.5, 7.5 Hz, 2H), 1.29(s, 18H) ppm; ^{13}C NMR(100 MHz, $CDCl_3$) δ 152.3, 149.8, 135.9, 135.6, 135.3, 127.8, 126.4, 124.4, 124.2, 123.3, 122.4, 121.8, 119.2, 118.8, 114.5, 111.0, 47.8, 34.5, 34.4, 30.4 ppm; HRMS(ESI) m/z: $[M+H]^+$ = $C_{28}H_{34}NOS^+$ 432.2356, 测得 432.2349。

(23) 4-(1-(4-溴噻吩-2-基)-2-(1H-吲哚-3-基)乙基)-2,6-二叔丁基苯酚(**25**)。白色固体，熔点 139~142 ℃, 82 mg, 产率 80%, Rf = 0.4(乙酸乙酯/正己烷 = 5%); ^{1}H NMR(400 MHz, $CDCl_3$) δ 7.72(s, 1H), 7.37(d, J = 7.8 Hz, 1H), 7.21(d, J = 8.1 Hz, 1H), 7.07(t, J = 7.5 Hz, 1H), 6.99(t, J = 7.5 Hz, 1H), 6.96~6.89(m, 3H), 6.64(s, 1H), 6.58(d, J = 2.1 Hz, 1H), 5.00(s, 1H), 4.32(t, J = 7.5 Hz, 1H), 3.34(ddd, J = 21.5, 14.5, 7.5 Hz, 2H), 1.30(s, 18H) ppm; ^{13}C NMR(100 MHz, $CDCl_3$) δ 152.6, 151.2, 136.0, 135.8, 134.4, 127.6, 126.9, 124.3, 122.5, 121.9, 120.7, 119.3, 118.7, 114.0, 111.0, 108.8, 47.8, 34.4, 33.9, 30.3 ppm; HRMS(ESI) m/z: $[M+H]^+$ = $C_{28}H_{33}BrNOS^+$ 510.1461, 测得 510.1455。

(24) 4-(2-(1H-吲哚-3-基)-1-(5-甲基呋喃-2-基)乙基)-2,6-二叔丁基苯酚(**26**)。黄色固体，熔点 135~138 ℃, 74 mg, 产率 86%, Rf = 0.4(乙酸乙酯/正己烷 = 5%); ^{1}H NMR(400 MHz, $CDCl_3$) δ 7.73(s, 1H), 7.34(d, J = 7.8 Hz, 1H), 7.21(d, J = 8.1 Hz, 1H), 7.06(t, J = 7.5 Hz, 1H), 6.96(t, J = 7.4 Hz, 1H), 6.89(s, 2H), 6.58(d, J = 2.2 Hz, 1H), 5.88(d, J = 3.1 Hz, 1H), 5.78(d, J = 2.1 Hz, 1H), 4.94(s, 1H), 4.09(t, J = 7.6 Hz, 1H), 3.41(dd, J = 14.5, 7.9 Hz, 1H), 3.13(dd, J = 14.5, 7.4 Hz, 1H), 2.19(s, 3H), 1.27(s, 18H) ppm; ^{13}C NMR(100 MHz, $CDCl_3$) δ 156.3, 152.2, 150.4, 135.9, 135.4, 133.7, 127.8, 124.4, 122.2, 121.7, 119.1, 118.8, 114.6, 110.8, 106.3, 105.8, 46.2, 34.3, 31.7, 30.3, 13.7 ppm; HRMS(ESI) m/z: $[M+H]^+$ = $C_{29}H_{36}NO_2^+$ 430.2741, 测得 430.2744。

(25) 4-(2-(1H-吲哚-3-基)-1-(1-甲基-1H-咪唑-2-基)乙基)-2,6-二叔丁基苯酚(**27**)。浅黄色固体，熔点 147~149 ℃, 63 mg, 产率 73%, Rf = 0.3(乙酸乙酯/正己烷 = 30%); ^{1}H NMR(400 MHz, $CDCl_3$) δ 8.10(s, 1H), 7.35(d, J = 7.8 Hz, 1H), 7.22(d, J = 8.1 Hz, 1H), 7.05(dd, J = 11.1, 3.9 Hz, 1H), 6.99~6.93(m, 2H), 6.84(s, 2H), 6.62(dd, J = 5.4, 1.5 Hz, 2H), 4.97(s, 1H), 4.09(t, J = 7.5 Hz, 1H), 3.71(dd, J = 14.2, 8.1 Hz, 1H), 3.29(dd, J = 14.3, 7.0 Hz, 1H), 3.17(s, 3H), 1.25(s, 18H) ppm; ^{13}C NMR(100 MHz,

$CDCl_3$)δ 152.4，150.1，136.0，135.7，132.6，127.7，126.8，124.4，122.8，121.5，120.4，119.1，118.6，114.4，111.0，44.7，34.3，32.6，32.1，30.3 ppm；HRMS(ESI)m/z：$[M+H]^+ = C_{28}H_{36}N_3O^+$ 430.2853，测得 430.2851。

(26) 4-(2-(1H-吲哚-3-基)-1-(吡啶-3-基)乙基)-2,6-二叔丁基苯酚(**28**)。黄色固体，熔点 146~148 ℃，68 mg，产率 80%，Rf=0.4(乙酸乙酯/正己烷=20%)；^1H NMR(400 MHz，$CDCl_3$)δ 8.37(s，1H)，8.30(d，J=4.3 Hz，1H)，7.98(s，1H)，7.43(d，J=7.7 Hz，2H)，7.21(d，J=7.9 Hz，1H)，7.08(t，J=6.7 Hz，2H)，7.01(d，J=7.6 Hz，1H)，6.97(s，2H)，6.50(s，1H)，5.05(s，1H)，4.60~3.93(m，1H)，3.39(qd，J=14.5，7.9 Hz，2H)，1.31(s，18H)ppm；^{13}C NMR(100 MHz，$CDCl_3$)δ 152.3，149.8，147.2，140.7，136.1，135.9，135.5，134.5，127.5，124.4，123.3，122.4，121.9，119.2，118.9，114.0，111.1，49.3，34.4，32.1，30.3 ppm；HRMS(ESI)m/z：$[M+H]^+ = C_{29}H_{35}N_2O^+$ 427.2744，测得 427.2745。

(27) 4-(2-(1H-吲哚-3-基)-1-苯乙基)-2-(叔丁基)-6-甲基苯酚(**29**)。浅黄色油状，熔点 135~138 ℃，62 mg，产率 81%，Rf=0.3(乙酸乙酯/正己烷=5%)；^1H NMR(400 MHz，$CDCl_3$)δ 7.58(s，1H)，7.48(d，J=7.8 Hz，1H)，7.17(dd，J=5.5，2.7 Hz，5H)，7.10~7.04(m，2H)，7.01(dd，J=10.9，4.0 Hz，1H)，6.96(d，J=1.8 Hz，1H)，6.79(d，J=1.7 Hz，1H)，6.44(d，J=2.0 Hz，1H)，4.51(s，1H)，4.18(t，J=7.7 Hz，1H)，3.50~3.30(m，2H)，2.06(s，3H)，1.27(s，9H)；^{13}C NMR(100 MHz，$CDCl_3$)δ 150.9，145.6，136.4，136.0，135.3，128.3，128.1，127.8，127.7，126.0，124.9，122.8，122.3，121.8，119.2，118.8，114.8，111.0，51.2，34.6，32.1，29.8，16.2 ppm；HRMS(ESI)m/z：$[M+H]^+ = C_{27}H_{30}NO^+$ 384.2322，测得 384.2322。

(28) 2,6-二叔丁基-4-(2-(5-甲基-1H-吲哚-3-基)-1-苯乙基)苯酚(**30**)。白色固体，熔点 151~153 ℃，79 mg，产率 90%，Rf=0.3(乙酸乙酯/正己烷=5%)；^1H NMR(400 MHz，$CDCl_3$)δ 7.46(s，1H)，7.23~7.17(m，3H)，7.11(s，1H)，7.06(ddd，J=16.1，7.4，3.8 Hz，1H)，6.95(d，J=9.0 Hz，2H)，6.86(d，J=8.2 Hz，2H)，6.39(s，1H)，4.94(d，J=8.7 Hz，1H)，4.14(t，J=7.6 Hz，1H)，3.33(dd，J=7.5，3.2 Hz，2H)，2.32(s，3H)，1.28(s，18H)ppm；^{13}C NMR(100 MHz，$CDCl_3$)δ 152.0，145.7，136.0，135.5，134.3，128.2，128.1，125.9，124.6，123.3，122.4，118.6，114.5，110.6，52.0，34.4，32.4，30.4，21.6 ppm；^{1}HRMS(ESI)m/z：$[M+H]^+ = C_{31}H_{38}NO^+$ 440.2948，测得 440.2949。

(29) 2,6-二叔丁基-4-(2-(5-甲氧基-1H-吲哚-3-基)-1-苯乙基)苯酚(**31**)。黄色固体，熔点 145~147 ℃，84 mg，产率 92%，Rf=0.3(乙酸乙酯/正己烷=

10%)；^{1}H NMR（400 MHz，$CDCl_3$）δ 7.69（s，1H），7.39～7.31（m，4H），7.23(dd，J=14.2，7.8 Hz，2H)，7.12(s，2H)，6.59(d，J=2.2 Hz，1H)，5.11(s，1H)，4.32(t，J=7.6 Hz，1H)，3.87(s，3H)，3.63～3.23(m，2H)，1.45(s，18H) ppm；^{13}C NMR(100 MHz，$CDCl_3$)δ153.8，152.0，145.5，136.0，135.5，131.1，128.3，128.2，128.2，126.0，124.6，123.2，114.8，112.0，111.7，100.7，55.9，51.9，34.5，34.4，32.5，30.4 ppm；HRMS(ESI) m/z：$[M+H]^+$ = $C_{31}H_{38}NO_2^+$ 456.2897，测得 456.2894。

（30）4-(2-(5-(苄氧基)-1H-吲哚-3-基)-1-苯乙基)-2,6-二叔丁基苯酚(**32**)。黄色固体，熔点 154～157 ℃，93 mg，产率 88%，Rf=0.4(乙酸乙酯/正己烷=10%)；^{1}H NMR(400 MHz，$CDCl_3$)δ 7.49(s，1H)，7.38(d，J=7.1 Hz，2H)，7.28(t，J=7.3 Hz，2H)，7.22(d，J=7.2 Hz，1H)，7.20～7.11(m，4H)，7.11～7.04(m，1H)，7.02(d，J=8.8 Hz，1H)，6.93(s，2H)，6.86(d，J=2.3 Hz，1H)，6.78(dd，J=8.7，2.3 Hz，1H)，6.41(d，J=2.2 Hz，1H)，4.93(s，3H)，4.13(t，J=7.6 Hz，1H)，3.46～3.02(m，2H)，1.27(s，18H) ppm；^{13}C NMR(100 MHz，$CDCl_3$) δ 153.1，152.0，145.6，137.8，135.9，135.5，131.4，128.5，128.3，128.2，127.8，127.7，126.0，124.6，123.2，114.8，112.7，111.6，102.5，71.0，51.9，34.4，32.5，30.4 ppm；HRMS(ESI) m/z：$[M+H]^+$ = $C_{37}H_{42}NO_2^+$ 532.3210，测得 532.3210。

（31）2,6-二叔丁基-4-(2-(5-氟-1H-吲哚-3-基)-1-苯乙基)苯酚(**33**)。无色油状，74 mg，产率 84%，Rf=0.3(乙酸乙酯/正己烷=5%)；^{1}H NMR(400 MHz，$CDCl_3$)δ 7.59(s，1H)，7.26～7.14(m，4H)，7.10～7.01(m，2H)，6.97～6.88(m，3H)，6.77(td，J=9.0，2.2 Hz，1H)，6.50(s，1H)，4.93(s，1H)，4.11(t，J=7.7 Hz，1H)，3.69～2.56(m，2H)，1.27(s，18H) ppm；^{13}C NMR(100 MHz，$CDCl_3$)δ158.9，156.6，152.1，145.3，135.6，132.4，128.3，128.2，128.1，126.0，124.5，124.1，115.3，115.2，111.5，111.4，110.1，109.9，103.9，103.7，52.0，34.4，32.4，30.4 ppm；^{19}F NMR(376 MHz，$CDCl_3$)δ−125.17(td，J=9.5，4.1 Hz) ppm；HRMS(ESI) m/z：$[M+H]^+$ = $C_{30}H_{35}FNO^+$ 444.2697，测得 444.2693。

（32）2,6-二叔丁基-4-(2-(5-氯-1H-吲哚-3-基)-1-苯乙基)苯酚(**34**)。黄色固体，熔点 152～155 ℃，79 mg，产率 86%，Rf=0.3(乙酸乙酯/正己烷=5%)；^{1}H NMR(400 MHz，$CDCl_3$)δ 7.74(s，1H)，7.34(t，J=5.1 Hz，5H)，7.27～7.21(m，1H)，7.20～7.16(m，1H)，7.15～7.10(m，1H)，7.06(d，J=4.3 Hz，2H)，6.65(s，1H)，5.09(d，J=4.3 Hz，1H)，4.25(td，J=7.5，4.4 Hz，1H)，3.46(dt，J=11.4，5.7 Hz，2H)，1.43(d，J=4.4 Hz，18H) ppm；^{13}C NMR(100 MHz，$CDCl_3$) δ 152.1，145.3，135.7，135.5，134.2，

129.0, 128.3, 128.1, 126.0, 125.0, 124.5, 123.7, 122.0, 118.5, 115.0, 111.9, 52.2, 34.4, 32.3, 30.34 ppm; HRMS(ESI) m/z: [M+H]$^+$ = $C_{30}H_{35}ClNO^+$ 460.2402，测得 460.2402。

（33）4-(2-(5-溴-1H-吲哚-3-基)-1-苯乙基)-2,6-二叔丁基苯酚(**35**)。黄色固体，熔点 158~161 ℃，90 mg，产率 89%，Rf=0.3(乙酸乙酯/正己烷=5%)；^{1}H NMR(400 MHz, $CDCl_3$) δ 7.75(s, 1H), 7.49(d, J=3.5 Hz, 1H), 7.37~7.31(m, 4H), 7.25(ddd, J=11.7, 5.3, 3.5 Hz, 2H), 7.14(dd, J=8.5, 5.0 Hz, 1H), 7.06(d, J=5.1 Hz, 2H), 6.63(d, J=2.1 Hz, 1H), 5.09(d, J=5.1 Hz, 1H), 4.48~4.03(m, 1H), 3.45(dd, J=13.3, 6.5 Hz, 2H), 1.43(s, 18H) ppm; ^{13}C NMR(100 MHz, $CDCl_3$) δ 152.1, 145.3, 135.7, 135.5, 134.5, 129.7, 128.3, 128.1, 126.1, 124.5, 123.5, 121.6, 114.9, 112.6, 112.3, 52.2, 34.4, 32.3, 30.4 ppm; HRMS(ESI) m/z: [M+H]$^+$ = $C_{30}H_{35}BrNO^+$ 504.1897，测得 504.1895。

（34）2,6-二叔丁基-4-(2-(2-甲基-1H-吲哚-3-基)-1-苯乙基)苯酚(**36**)。黄色固体，熔点 146~149 ℃，72 mg，产率 82%，Rf=0.3(乙酸乙酯/正己烷=5%)；^{1}H NMR(400 MHz, $CDCl_3$) δ 7.40(s, 1H), 7.32(d, J=7.7 Hz, 1H), 7.19~7.05(m, 6H), 7.03~6.91(m, 2H), 6.79(s, 2H), 4.90(s, 1H), 4.06(dd, J=16.0, 8.3 Hz, 1H), 3.52~2.61(m, 2H), 1.64(s, 3H), 1.25(s, 18H) ppm; ^{13}C NMR(100 MHz, $CDCl_3$) δ 152.0, 145.5, 135.6, 135.3, 135.2, 132.0, 129.0, 128.3, 128.1, 125.9, 124.8, 120.7, 119.0, 118.1, 110.2, 110.0, 51.5, 34.3, 32.0, 30.3, 11.0 ppm; HRMS(ESI) m/z: [M+H]$^+$ = $C_{31}H_{38}NO^+$ 440.2948，测得 440.2948。

（35）2,6-二叔丁基-4-(2-(5-甲氧基-2-甲基-1H-吲哚-3-基)-1-苯乙基)苯酚(**37**)。黄色固体，熔点 155~158 ℃，81 mg，产率 86%，Rf=0.3(乙酸乙酯/正己烷=15%)；^{1}H NMR(400 MHz, $CDCl_3$) δ 7.35(s, 1H), 7.21~7.12(m, 4H), 7.11~7.04(m, 1H), 7.00(d, J=8.7 Hz, 1H), 6.79(s, 2H), 6.73~6.58(m, 2H), 4.92(s, 1H), 4.12~3.85(m, 1H), 3.70(s, 3H), 3.19(qd, J=13.7, 7.6 Hz, 2H), 1.64(s, 3H), 1.24(s, 18H) ppm; ^{13}C NMR(100 MHz, $CDCl_3$) δ 153.8, 152.0, 145.6, 135.7, 135.3, 133.0, 130.4, 129.4, 128.4, 128.1, 125.9, 124.8, 110.6, 110.3, 110.1, 100.6, 56.0, 51.4, 34.3, 32.1, 30.3, 11.1 ppm; HRMS(ESI) m/z: [M+H]$^+$ = $C_{32}H_{40}NO_2^+$ 470.3054，测得 470.3050。

（36）2,6-二叔丁基-4-(2-(6-甲氧基-1H-吲哚-3-基)-1-苯乙基)苯酚(**38**)。黄色固体，熔点 152~154 ℃，82 mg，产率 90%，Rf=0.3(乙酸乙酯/正己烷=15%)；^{1}H NMR(400 MHz, $CDCl_3$) 7.45(s, 1H), 7.24(d, J=8.3 Hz, 1H),

7.16(q, J=8.1 Hz, 4H), 7.06(dd, J=9.2, 4.3 Hz, 1H), 6.95(s, 2H), 6.74~6.59(m, 2H), 6.33(d, J=1.6 Hz, 1H), 4.93(s, 1H), 4.15(t, J=7.6 Hz, 1H), 3.70(s, 3H), 3.44~3.04(m, 2H), 1.28(s, 18H) ppm; ^{13}C NMR(100 MHz, $CDCl_3$)δ 156.4, 152.0, 145.5, 136.7, 135.9, 135.5, 128.2, 128.2, 125.9, 124.5, 122.4, 121.1, 119.4, 114.9, 109.1, 94.7, 55.7, 51.9, 34.4, 32.5, 30.4 ppm; HRMS(ESI)m/z:[M+H]$^+$=$C_{31}H_{38}NO_2^+$ 456.2897，测得456.2898。

(37) 2,6-二叔丁基-4-(2-(6-氟-1H-吲哚-3-基)-1-苯乙基)苯酚(**39**)。无色油状，77 mg，产率87%，Rf=0.3(乙酸乙酯/正己烷=5%)；^{1}H NMR(400 MHz, $CDCl_3$)δ 7.54(s, 1H), 7.22(dd, J=8.6, 5.3 Hz, 1H), 7.20~7.13(m, 4H), 7.10~7.02(m, 1H), 6.92(s, 2H), 6.81(dd, J=9.7, 2.2 Hz, 1H), 6.76~6.65(m, 1H), 6.42(d, J=1.6 Hz, 1H), 4.93(s, 1H), 4.13(t, J=7.7 Hz, 1H), 3.47~3.12(m, 2H), 1.28(s, 18H) ppm; ^{13}C NMR(100 MHz, $CDCl_3$)δ 161.1, 158.7, 152.1, 145.4, 135.9, 135.7, 135.7, 135.6, 128.3, 128.1, 126.0, 122.5(d, J=3.7 Hz), 122.5, 122.5, 119.5(d, J=10.3 Hz), 115.1, 107.8(d, J=24.6 Hz), 97.2(d, J=26.0 Hz), 52.0, 34.4, 32.3, 30.4 ppm; ^{19}F NMR(376 MHz, $CDCl_3$)δ −121.82(td, J=9.5, 5.4 Hz) ppm; HRMS(ESI)m/z:[M+H]$^+$=$C_{30}H_{35}FNO^+$ 444.2697，测得444.2700。

(38) 2-(3,5-二叔丁基-4-羟基苯基)-1-(1H-吲哚-3-基)-2-苯乙-1-酮(**40**)。黄色固体，熔点150~153 ℃，68 mg，产率78%，Rf=0.3(乙酸乙酯/正己烷=5%)；^{1}H NMR(400 MHz, $CDCl_3$)δ 8.67(s, 1H), 8.50~8.31(m, 1H), 7.74(d, J=3.1 Hz, 1H), 7.30(d, J=7.2 Hz, 2H), 7.23(d, J=7.5 Hz, 1H), 7.17(ddd, J=14.2, 9.4, 5.9 Hz, 4H), 7.06(s, 2H), 5.66(s, 1H), 5.02(s, 1H), 1.30(s, 18H) ppm; ^{13}C NMR(100 MHz, $CDCl_3$)δ 194.6, 152.7, 140.7, 136.2, 135.7, 131.7, 130.4, 129.0, 128.5, 126.7, 126.1, 125.8, 123.7, 122.8, 122.7, 118.0, 111.3, 60.9, 34.4, 30.3 ppm; HRMS(ESI)m/z:[M+H]$^+$=$C_{30}H_{34}NO_2^+$ 440.2584，测得440.2588。

(39) 4-(2-(3,5-二叔丁基-4-羟基苯基)-2-苯乙基)苯甲腈(**41**)。无色油状，58 mg，产率71%，Rf=0.3(乙酸乙酯/正己烷=5%)；^{1}H NMR(400 MHz, $CDCl_3$)δ 7.35(d, J=8.2 Hz, 2H), 7.22~7.14(m, 2H), 7.10(dd, J=7.7, 3.1 Hz, 3H), 6.96(d, J=8.1 Hz, 2H), 6.84(s, 2H), 4.98(s, 1H), 4.01(t, J=7.9 Hz, 1H), 3.27(t, J=7.4 Hz, 2H), 1.29(s, 18H) ppm; ^{13}C NMR(100 MHz, $CDCl_3$)δ 152.2, 146.5, 143.9, 135.7, 134.2, 131.8, 129.9, 128.4, 128.0, 126.3, 124.4, 119.1, 109.7, 52.9, 43.0, 34.3, 30.3 ppm; HRMS(ESI)m/z:[M+H]$^+$=$C_{29}H_{34}NO^+$ 412.2635，测得412.2638。

(40) 2,6-二叔丁基-4-(2-(4-硝基苯基)-1-苯乙基)苯酚(**42**)。无色油状，56 mg，产率65%，Rf=0.3(乙酸乙酯/正己烷=5%)；^{1}H NMR(400 MHz，$CDCl_3$) δ 7.93(d，J=8.4 Hz，2H)，7.20~7.13(m，2H)，7.10(dd，J=7.8，4.0 Hz，3H)，7.02(d，J=8.4 Hz，2H)，6.87(s，2H)，4.98(s，1H)，4.04(t，J=7.9 Hz，1H)，3.32(dd，J=7.8，3.8 Hz，2H)，1.29(s，18H) ppm；^{13}C NMR(100 MHz，$CDCl_3$) δ 152.3，148.7，143.8，135.8，134.1，129.9，128.4，127.9，126.4，124.3，123.5，123.2，52.9，42.7，34.3，30.3 ppm；HRMS(ESI) m/z：$[M+H]^+ = C_{28}H_{34}NO_3^+$ 432.2533，测得432.2533。

(41) 2,6-二叔丁基-4-(2-(4-甲基-2-硝基苯基)-1-苯乙基)苯酚(**43**)。无色油状，61 mg，产率68%，Rf=0.3(乙酸乙酯/正己烷=5%)；^{1}H NMR(400 MHz，$CDCl_3$) δ 7.89(d，J=2.1 Hz，1H)，7.72(d，J=2.2 Hz，1H)，7.39(dd，J=8.2，2.2 Hz，1H)，7.26~7.03(m，5H)，6.79(d，J=9.0 Hz，3H)，4.97(s，1H)，4.05(t，J=7.9 Hz，1H)，3.52(qd，J=13.3，7.9 Hz，2H)，2.49(s，3H)，1.28(s，18H) ppm；^{13}C NMR(100 MHz，$CDCl_3$) δ 152.3，143.4，135.7，134.1，134.0，133.8，133.4，133.0，132.5，132.2，132.0，128.4，128.0，126.5，124.7，124.6，124.4，52.1，39.0，34.3，30.2，30.2，19.9 ppm；HRMS(ESI) m/z：$[M+H]^+ = C_{29}H_{36}NO_3^+$ 446.2690，测得446.2689。

(42) 2,6-二叔丁基-4-(2-(3-甲基-5-硝基苯基)-1-苯乙基)苯酚(**44**)。无色油状，68 mg，产率76%，Rf=0.3(乙酸乙酯/正己烷=5%)；^{1}H NMR(400 MHz，$CDCl_3$) δ 8.15(s，1H)，7.97(d，J=1.8 Hz，1H)，7.64(dd，J=8.1，1.8 Hz，1H)，7.44(dd，J=8.3，1.9 Hz，1H)，7.31(dd，J=12.5，5.4 Hz，2H)，7.23(d，J=8.1 Hz，1H)，6.90(s，2H)，6.85(d，J=8.3 Hz，1H)，5.10(s，1H)，4.18(t，J=7.8 Hz，1H)，3.65(dt，J=17.4，8.7 Hz，2H)，2.58(s，3H)，1.40(s，18H) ppm；^{13}C NMR(100 MHz，$CDCl_3$) δ 152.3，150.2，143.4，135.9，135.7，135.1，134.6，134.2，134.1，133.4，132.5，128.4，128.0，127.5，127.3，126.5，124.6，119.8，119.7，52.0，39.1，34.3，30.3，20.0 ppm；HRMS(ESI) m/z：$[M+H]^+ = C_{29}H_{36}NO_3^+$ 446.2690，测得446.2692。

(43) 4-(2-(1H-吲哚-3-基)-1-苯乙基)-2-(叔丁基)苯酚(**46**)。无色油状，57 mg，产率77%，Rf=0.3(乙酸乙酯/正己烷=10%)；^{1}H NMR(400 MHz，$CDCl_3$) 7.67(s，1H)，7.47(d，J=7.8 Hz，1H)，7.21(d，J=8.1 Hz，1H)，7.18(dd，J=4.8，3.5 Hz，4H)，7.12~7.06(m，2H)，7.02(dd，J=10.9，4.3 Hz，2H)，6.85(dd，J=8.1，2.2 Hz，1H)，6.47(dd，J=7.3，5.2 Hz，2H)，4.56(s，1H)，4.22(t，J=7.7 Hz，1H)，3.37(dd，J=7.6，4.3 Hz，2H)，1.25(s，9H) ppm；^{13}C NMR(100 MHz，$CDCl_3$) δ 152.4，145.5，137.1，136.0，135.7，128.3，128.1，127.7，127.1，126.0，126.0，122.3，121.8，

119.2, 118.8, 116.4, 114.8, 110.9, 51.2, 34.5, 32.1, 29.6 ppm; HRMS (ESI) m/z: $[M+H]^+ = C_{26}H_{28}NO^+$ 370.2165，测得 370.2162。

4.3.3 制备多环螺吲哚酮的一般方法及其表征数据

步骤 1：吲哚基二芳基乙烷的合成。将 *p*-QMs **1**(0.2 mmol, 1.0 当量)、3-吲哚乙酸 **2**(0.3 mmol, 1.5 当量)、K_2HPO_4(70 mg, 1.2 mmol, 2.0 当量)和 $Cu(OAc)_2$(8 mg, 0.04 mmol, 0.2 当量) 溶解在装有磁力搅拌棒的螺旋盖小瓶中的 DMSO(2 mL)中，反应混合物在微波辐射下在 120 ℃下反应 20 min，并通过 TLC 监测。粗产物可以通过使用 EtOAc/H_2O 萃取，有机相减压浓缩后直接投入下一步反应。

步骤 2：多环螺吲哚酮的合成。在装有搅拌棒的火焰干燥 Schlenk 烧瓶中，向吲哚基化二芳基乙烷粗产物（约 0.18 mmol，约 88% 收率，1.0 当量）的 DCM(2 mL)溶液中加入 MnO_2(2.7 mmol, 235 mg, 约 15 当量)。将反应混合物在室温下搅拌过夜，并通过 TLC 监测。反应完成后，通过硅胶色谱法纯化混合物（乙酸乙酯/正己烷=3%，作为洗脱剂），得到多环螺吲哚酮 **47**~**61**。

(1) 3,5-二叔丁基-2′-苯基-1′,4′-二氢-2′H-螺［环己烷-1,3′-环戊[b]吲哚］-2,5-二烯-4-酮(**47**)。黄色固体，熔点 138~140 ℃，36 mg，产率 43%，Rf = 0.5(乙酸乙酯/正己烷 = 5%)；^{1}H NMR (400 MHz, $CDCl_3$) δ 7.80 (s, 1H), 7.60 (dd, *J* = 6.1, 2.6 Hz, 1H), 7.35 (dd, *J* = 6.3, 2.5 Hz, 1H), 7.25 ~ 7.12 (m, 7H), 6.81 (d, *J* = 2.7 Hz, 1H), 6.32 (d, *J* = 2.7 Hz, 1H), 4.36 (t, *J* = 8.7 Hz, 1H), 3.57 (dd, *J* = 14.4, 9.5 Hz, 1H), 3.37 (dd, *J* = 14.4, 7.8 Hz, 1H), 1.30 (s, 9H), 0.88 (s, 9H) ppm; ^{13}C NMR (100 MHz, $CDCl_3$) δ 185.9, 148.8, 146.3, 142.3, 141.7, 140.7, 140.4, 138.2, 128.0, 128.0, 127.3, 124.7, 121.8, 120.1, 119.1, 119.0, 111.9, 62.6, 52.4, 35.1, 34.7, 29.6, 28.9, 28.4 ppm; HRMS(ESI) m/z: $[M+H]^+ = C_{30}H_{34}NO^+$ 424.2635，测得 424.2633。

(2) 3,5-二叔丁基-7′-甲基-2′-苯基-1′,4′-二氢-2′H-螺［环己烷-1,3′-环戊[b] 吲哚］-2,5-二烯-4-酮 (**48**)。白色固体，熔点 141~143 ℃，34 mg，产率 39%，Rf=0.5(乙酸乙酯/正己烷=5%)；^{1}H NMR (400 MHz, $CDCl_3$) δ 7.70 (s, 1H), 7.40 (dd, *J* = 24.2, 7.8 Hz, 2H), 7.21 (dd, *J* = 11.9, 7.4 Hz, 3H), 7.14 (d, *J* = 7.1 Hz, 2H), 7.02 (d, *J* = 8.3 Hz, 1H), 6.80 (d, *J* = 2.6 Hz, 1H), 6.31 (d, *J* = 2.7 Hz, 1H), 4.33 (t, *J* = 8.6 Hz, 1H), 3.53 (dd, *J* = 14.4, 9.5 Hz, 1H), 3.33 (dd, *J* = 14.4, 7.8 Hz, 1H), 2.48 (s, 3H), 1.30 (s, 9H), 0.88 (s, 9H) ppm; ^{13}C NMR (100 MHz, $CDCl_3$) δ 185.9, 148.7, 146.3, 142.4, 141.8, 140.8, 138.7, 138.3, 129.5, 128.0, 128.0, 127.3, 124.9,

123.3，118.8，118.6，111.5，62.6，52.5，35.0，34.6，29.6，28.9，28.3，21.5 ppm；HRMS(ESI) m/z:[M+H]$^+$ = $C_{31}H_{36}NO^+$ 438.2791，测得 438.2790。

（3）3,5-二叔丁基-7′-甲氧基-2′-苯基-1′,4′-二氢-2′H-螺［环己烷-1,3′-环戊[b]吲哚]-2,5-二烯-4-酮(**49**)。黄色固体，熔点 136~139 ℃，49 mg，产率 54%，Rf=0.3(乙酸乙酯/正己烷=5%)；^{1}H NMR(400 MHz，$CDCl_3$) δ 7.69(s，1H)，7.23(dd，J = 12.5，3.7 Hz，4H)，7.15(d，J = 7.0 Hz，2H)，7.06(d，J = 2.2 Hz，1H)，6.85(dd，J = 8.8，2.4 Hz，1H)，6.80(d，J = 2.7 Hz，1H)，6.32(d，J=2.7 Hz，1H)，4.34(t，J=8.6 Hz，1H)，3.89(s，3H)，3.55(dd，J= 14.2，9.5 Hz，1H)，3.34(dd，J = 14.3，7.8 Hz，1H)，1.30(s，9H)，0.88(s，9H) ppm；^{13}C NMR(100 MHz，$CDCl_3$) δ 185.8，154.5，148.7，146.3，142.5，142.3，140.6，138.2，135.4，128.0，127.3，125.0，118.8，112.5，111.7，101.3，62.6，56.0，52.5，35.1，34.7，29.6，28.9，28.3 ppm；HRMS(ESI) m/z:[M+H]$^+$ = $C_{31}H_{36}NO_2^+$ 454.2741，测得 454.2746。

（4）3,5-二叔丁基-7′-氟-2′-苯基-1′,4′-二氢-2′H-螺[环己烷-1,3′-环戊[b]吲哚]-2,5-二烯-4-酮(**50**)。棕色油状，41 mg，产率 46%，Rf=0.5(乙酸乙酯/正己烷=5%)；^{1}H NMR(400 MHz，$CDCl_3$) δ 7.85(s，1H)，7.72(d，J=1.7 Hz，1H)，7.27~7.19(m，5H)，7.16~7.11(m，2H)，6.79(d，J=2.7 Hz，1H)，6.29(d，J=2.7 Hz，1H)，4.60~4.10(m，1H)，3.53(dd，J = 14.4，9.5 Hz，1H)，3.32(dd，J = 14.4，7.8 Hz，1H)，1.30(s，14H)，0.88(s，11H) ppm；^{13}C NMR(100 MHz，$CDCl_3$) δ 185.8，159.3，156.9，148.9，146.5，143.7，141.9，140.3，138.0，136.8，128.0，128.0，127.4，124.9(d，J = 9.9 Hz)，124.2(d，J = 48.8 Hz)，119.1(d，J = 4.4 Hz)，112.3(d，J = 9.5 Hz)，109.9(d，J = 26.0 Hz)，104.2(d，J = 23.5 Hz)，62.6，52.4，35.1，34.7，29.6，28.9，28.2 ppm；^{19}F NMR(376 MHz，$CDCl_3$) δ −123.74(dd，J = 9.2，4.4 Hz) ppm；HRMS(ESI) m/z:[M+H]$^+$ = $C_{30}H_{33}FNO^+$ 442.2541，测得 442.2540。

（5）3,5-二叔丁基-7′-氯-2′-苯基-1′,4′-二氢-2′H-螺[环己烷-1,3′-环戊[b]吲哚]-2,5-二烯-4-酮(**51**)。黄色固体，熔点 143~146 ℃，52 mg，产率 57%，Rf= 0.5(乙酸乙酯/正己烷=5%)；^{1}H NMR(400 MHz，$CDCl_3$) 7.85(s，1H)，7.56(d，J = 1.5 Hz，1H)，7.31~7.21(m，4H)，7.18~7.09(m，3H)，6.79(d，J = 2.7 Hz，1H)，6.30(d，J = 2.7 Hz，1H)，4.34(t，J = 8.6 Hz，1H)，3.53(dd，J = 14.4，9.5 Hz，1H)，3.32(dd，J = 14.4，7.8 Hz，1H)，1.30(s，9H)，0.88(s，9H) ppm；^{13}C NMR(100 MHz，$CDCl_3$) δ 185.7，149.0，146.6，143.4，141.8，140.2，138.7，137.9，128.0，128.0，127.4，125.8，125.7，122.0，118.7，118.7，112.7，62.6，52.4，35.1，34.7，29.6，28.9，28.2 ppm；HRMS(ESI) m/z:[M+H]$^+$ = $C_{30}H_{33}ClNO^+$ 458.2245，测得 458.2249。

(6) 7′-溴-3,5-二叔丁基-2′-苯基-1′,4′-二氢-2′H-螺[环己烷-1,3′-环戊[b]吲哚]-2,5-二烯-4-酮(**52**)。白色固体，熔点146~148 ℃，55 mg，产率55%，Rf=0.5(乙酸乙酯/正己烷=5%)；^{1}H NMR(400 MHz, $CDCl_3$) δ 7.85(s, 1H), 7.56(d, *J*=1.5 Hz, 1H), 7.31~7.21(m, 4H), 7.18~7.09(m, 2H), 6.79(d, *J*=2.7 Hz, 1H), 6.30(d, *J*=2.7 Hz, 1H), 4.34(t, *J*=8.6 Hz, 1H), 3.53(dd, *J*=14.4, 9.5 Hz, 1H), 3.32(dd, *J*=14.4, 7.8 Hz, 1H), 1.30(s, 9H), 0.88(s, 9H) ppm；^{13}C NMR(100 MHz, $CDCl_3$) δ 185.7, 149.0, 146.6, 143.2, 141.8, 140.2, 139.0, 137.9, 128.1, 128.0, 127.4, 126.3, 124.5, 121.8, 118.6, 113.4, 113.2, 62.6, 52.4, 35.1, 34.7, 29.6, 28.9, 28.2 ppm；HRMS(ESI) m/z：$[M+H]^+$ = $C_{30}H_{33}BrNO^+$ 502.1740，测得502.1746。

(7) 3,5-二叔丁基-6′-氟-2′-苯基-1′,4′-二氢-2′H-螺[环己烷-1,3′-环戊[b]吲哚]-2,5-二烯-4-酮(**53**)。黄色油状，41 mg，产率47%，Rf=0.5(乙酸乙酯/正己烷=5%)；^{1}H NMR(400 MHz, $CDCl_3$) δ 7.83(s, 1H), 7.49(dd, *J*=8.6, 5.4 Hz, 1H), 7.28~7.18(m, 3H), 7.16~7.12(m, 2H), 7.03(dd, *J*=9.7, 2.3 Hz, 1H), 6.98~6.90(m, 1H), 6.79(d, *J*=2.8 Hz, 1H), 6.31(d, *J*=2.7 Hz, 1H), 4.54~4.29(m, 1H), 3.55(dd, *J*=14.4, 9.5 Hz, 1H), 3.34(dd, *J*=14.4, 7.9 Hz, 1H), 1.30(s, 9H), 0.88(s, 9H) ppm；^{13}C NMR(100 MHz, $CDCl_3$) δ 185.8, 160.8, 158.5, 148.9, 146.5, 142.2, 140.5, 138.0, 128.0, 128.0, 127.4, 124.5, 124.0, 121.3, 119.6(d, *J*=10.3 Hz), 108.7(d, *J*=24.2 Hz), 98.5(d, *J*=26.0 Hz), 62.7, 52.5, 35.1, 34.7, 29.6, 28.9, 28.3 ppm；^{19}F NMR(376 MHz, $CDCl_3$) δ −120.87(td, *J*=9.5, 5.4 Hz) ppm；HRMS(ESI) m/z：$[M+H]^+$ = $C_{30}H_{33}FNO^+$ 442.2541，测得442.2537。

(8) 3,5-二叔丁基-2′-(邻甲苯基)-1′,4′-二氢-2′H-螺[环己烷-1,3′-环戊[b]吲哚]-2,5-二烯-4-酮(**54**)。棕色油状，39 mg，产率45%，Rf=0.5(乙酸乙酯/正己烷=5%)；^{1}H NMR(400 MHz, $CDCl_3$) δ 7.70(s, 1H), 7.60(dd, *J*=5.9, 2.6 Hz, 1H), 7.39~7.29(m, 2H), 7.24~7.15(m, 2H), 7.11(ddd, *J*=13.7, 6.4, 3.3 Hz, 3H), 6.82(d, *J*=2.7 Hz, 1H), 6.29(d, *J*=2.7 Hz, 1H), 4.68(dd, *J*=8.0, 6.1 Hz, 1H), 3.45(ddd, *J*=20.8, 14.9, 7.1 Hz, 2H), 2.19(s, 3H), 1.25(s, 9H), 0.94(s, 9H) ppm；^{13}C NMR(100 MHz, $CDCl_3$) δ 185.7, 146.3, 146.2, 143.4, 141.7, 141.5, 140.8, 139.1, 136.2, 130.5, 127.9, 126.9, 125.9, 124.5, 124.5, 121.8, 120.1, 119.9, 119.2, 111.8, 57.1, 52.0, 34.9, 34.8, 31.2, 29.4, 29.0, 20.4 ppm；HRMS(ESI) m/z：$[M+H]^+$ = $C_{31}H_{36}NO^+$ 438.2791，测得438.2795。

(9) 3,5-二叔丁基-2′-(3,4-二甲基苯基)-1′,4′-二氢-2′H-螺[环己烷-1,3′-环戊[b]吲哚]-2,5-二烯-4-酮(**55**)。黄色固体，熔点133~136 ℃，40 mg，产率

44%，Rf=0.5（乙酸乙酯/正己烷=5%）；^{1}H NMR（400 MHz，$CDCl_3$）δ 7.79（s，1H），7.64~7.55（m，1H），7.34（dd，J=7.3，5.3 Hz，1H），7.22~7.10（m，2H），6.99（d，J=8.2 Hz，1H），6.88（d，J=6.2 Hz，2H），6.80（d，J=2.4 Hz，1H），6.31（d，J=2.4 Hz，1H），4.30（t，J=8.7 Hz，1H），3.54（dd，J=14.3，9.7 Hz，1H），3.33（dd，J=14.4，7.9 Hz，1H），2.41~1.97（m，6H），1.30（s，9H），0.87（s，9H）ppm；^{13}C NMR（100 MHz，$CDCl_3$）δ 185.9，148.7，146.1，142.5，141.9，141.1，140.3，135.9，135.5，135.5，129.3，129.2，125.2，124.7，121.7，120.1，119.1，119.1，111.8，62.4，52.6，35.0，34.6，29.6，28.8，28.3，19.7，19.3 ppm；HRMS（ESI）m/z：[M+H]$^+$=$C_{32}H_{38}NO^+$ 452.2948，测得 452.2955。

（10）3,5-二叔丁基-2′-(3,4,5-三甲氧基苯基)-1′,4′-二氢-2′H-螺[环己烷-1,3′-环戊[b]吲哚]-2,5-二烯-4-酮（**56**）。黄色固体，熔点 151~154 ℃，51 mg，产率 50%，Rf=0.3（乙酸乙酯/正己烷=5%）；^{1}H NMR（400 MHz，$CDCl_3$）δ 7.81（s，1H），7.67~7.54（m，1H），7.34（dd，J=6.6，2.2 Hz，1H），7.23~7.14（m，2H），6.83（d，J=2.7 Hz，1H），6.39（s，2H），6.32（d，J=2.7 Hz，1H），4.36（t，J=8.6 Hz，1H），3.79（s，6H），3.77（s，3H），3.54（dd，J=14.4，9.2 Hz，1H），3.40（dd，J=14.4，8.1 Hz，1H），1.32（s，9H），0.93（s，9H）ppm；^{13}C NMR（100 MHz，$CDCl_3$）δ 186.1，152.9，148.5，146.3，142.9，141.4，140.9，140.5，137.4，134.5，124.6，121.9，120.2，119.0，118.7，111.9，105.1，62.1，60.8，56.2，52.3，35.0，34.7，29.8，29.1，28.7 ppm；HRMS（ESI）m/z：[M+H]$^+$=$C_{33}H_{40}NO_4^+$ 514.2952，测得 514.2947。

（11）2′-([1,1′-联苯]-4-基)-3,5-二叔丁基-1′,4′-二氢-2′H-螺[环己烷-1,3′-环戊[b]吲哚]-2,5-二烯-4-酮（**57**）。黄色固体，熔点 146~148 ℃，49 mg，产率 49%，Rf=0.5（乙酸乙酯/正己烷=5%）；^{1}H NMR（400 MHz，$CDCl_3$）δ 7.81（s，1H），7.65~7.59（m，1H），7.53~7.50（m，2H），7.47（t，J=6.4 Hz，2H），7.41（t，J=7.5 Hz，2H），7.37~7.29（m，2H），7.20（ddd，J=9.2，7.9，2.0 Hz，4H），6.83（d，J=2.8 Hz，1H），6.34（d，J=2.7 Hz，1H），4.40（t，J=8.6 Hz，1H），3.61（dd，J=14.3，9.4 Hz，1H），3.40（dd，J=14.3，7.8 Hz，1H），1.32（s，9H），0.88（s，9H）ppm；^{13}C NMR（100 MHz，$CDCl_3$）δ 185.8，148.8，146.5，142.3，141.7，140.9，140.7，140.4，140.4，137.4，128.8，128.3，127.2，127.1，126.8，124.7，121.9，120.2，119.1，119.0，111.9，62.4，52.6，35.1，34.7，29.6，29.6，28.9，28.4 ppm；HRMS（ESI）m/z：[M+H]$^+$=$C_{36}H_{38}NO^+$ 500.2948，测得 500.2943。

（12）3,5-二叔丁基-2′-(4-氯苯基)-1′,4′-二氢-2′H-螺[环己烷-1,3′-环戊[b]吲哚]-2,5-二烯-4-酮（**58**）。黄色固体，熔点 144~147 ℃，54 mg，产率 59%，

Rf=0.5(乙酸乙酯/正己烷=5%);^{1}H NMR(400 MHz, $CDCl_3$)δ 7.80(s, 1H), 7.63~7.56(m, 1H), 7.34(dd, J=6.5, 2.1 Hz, 1H), 7.19(ddd, J=7.8, 6.4, 5.0 Hz, 4H), 7.08(d, J=8.4 Hz, 2H), 6.79(d, J=2.7 Hz, 1H), 6.29(d, J=2.7 Hz, 1H), 4.31(t, J=8.6 Hz, 1H), 3.50(dd, J=14.3, 9.4 Hz, 1H), 3.36(dd, J=14.3, 7.8 Hz, 1H), 1.30(s, 9H), 0.91(s, 9H) ppm;^{13}C NMR (100 MHz, $CDCl_3$) δ 185.7, 149.1, 146.8, 142.0, 141.5, 140.4, 140.2, 136.8, 133.0, 129.3, 128.1, 124.6, 121.9, 120.2, 119.1, 118.8, 111.9, 61.9, 52.4, 35.1, 34.8, 29.6, 29.0, 28.5 ppm; HRMS(ESI) m/z:[M+H]$^+$=$C_{30}H_{33}ClNO^+$ 458.2245, 测得458.2249。

(13) 3,5-二叔丁基-2′-(4-(三氟甲基)苯基)-1′,4′-二氢-2′H-螺[环己烷-1,3′-环戊[b]吲哚]-2,5-二烯-4-酮(**59**)。黄色油状, 61 mg, 产率62%, Rf=0.5(乙酸乙酯/正己烷=5%);^{1}H NMR(400 MHz, $CDCl_3$)δ 7.81(s, 1H), 7.65~7.59(m, 1H), 7.51(d, J=8.1 Hz, 2H), 7.35(d, J=6.8 Hz, 1H), 7.28(d, J=8.1 Hz, 2H), 7.23~7.14(m, 2H), 6.82(d, J=2.7 Hz, 1H), 6.27(d, J=2.7 Hz, 1H), 4.40(t, J=8.6 Hz, 1H), 3.58(dd, J=14.3, 9.3 Hz, 1H), 3.40(dd, J=14.3, 7.8 Hz, 1H), 1.31(s, 9H), 0.87(s, 9H) ppm; ^{13}C NMR(100 MHz, $CDCl_3$) δ 185.6, 149.2, 146.9, 142.5, 141.9, 141.3, 140.5, 140.0, 129.6(q, J=32.5 Hz), 128.2, 128.1, 125.4, 125.0(q, J=270.3 Hz), 124.9(q, J=3.8 Hz), 124.5, 124.0, 122.7, 122.0, 120.3, 119.1, 118.7, 111.9, 62.0, 52.3, 35.1, 34.7, 29.6, 28.9, 28.3 ppm;^{19}F NMR(376 MHz, $CDCl_3$)δ−62.56(s) ppm; HRMS(ESI)m/z:[M+H]$^+$=$C_{31}H_{33}F_3NO^+$ 492.2509, 测得492.2500。

(14) 3,5-二叔丁基-2′-(噻吩-2-基)-1′,4′-二氢-2′H-螺[环己烷-1,3′-环戊[b]吲哚]-2,5-二烯-4-酮(**60**)。黄色油状, 33 mg, 产率38%, Rf=0.5(乙酸乙酯/正己烷=5%);^{1}H NMR(400 MHz, $CDCl_3$)δ 7.80(s, 1H), 7.62~7.57(m, 1H), 7.54(d, J=8.7 Hz, 1H), 7.35(d, J=2.0 Hz, 1H), 7.22~7.16(m, 1H), 7.15~7.08(m, 1H), 6.91(dd, J=5.0, 3.6 Hz, 1H), 6.80(d, J=3.4 Hz, 1H), 6.75(d, J=2.7 Hz, 1H), 6.34(d, J=2.7 Hz, 1H), 4.56(t, J=8.7 Hz, 1H), 3.50(dd, J=8.8, 2.0 Hz, 2H), 1.28(s, 9H), 0.94(s, 9H) ppm;^{13}C NMR (100 MHz, $CDCl_3$) δ 185.9, 149.7, 147.1, 146.9, 141.8, 141.7, 141.4, 140.3, 139.9, 126.5, 124.6, 124.5, 124.5, 124.0, 123.8, 121.9, 120.2, 119.1, 119.1, 119.1, 118.6, 111.9, 57.4, 52.4, 35.2, 34.7, 30.7, 29.6, 29.0 ppm; HRMS(ESI)m/z:[M+H]$^+$=$C_{28}H_{32}NOS^+$ 430.2199, 测得430.2203。

(15) 2′-(4-溴噻吩-2-基)-3,5-二叔丁基-1′,4′-二氢-2′H-螺[环己烷-1,3′-环

戊[b]吲哚]-2,5-二烯-4-酮(**61**)。白色固体，熔点 134～137 ℃，52 mg，产率 51%，Rf=0.5(乙酸乙酯/正己烷=5%)；^{1}H NMR(400 MHz，$CDCl_3$)δ 7.83(s，1H)，7.56(dd，J=8.4，6.7 Hz，1H)，7.34(dd，J=6.9，1.9 Hz，1H)，7.19(tt，J=7.2，5.8 Hz，2H)，7.01(d，J=1.1 Hz，1H)，6.73(s，1H)，6.71(d，J=2.8 Hz，1H)，6.30(d，J=2.7 Hz，1H)，4.60～4.26(m，1H)，3.45(qd，J=14.2，8.7 Hz，2H)，1.33(s，9H)，0.98(s，9H) ppm；^{13}C NMR(100 MHz，$CDCl_3$)δ 185.7，150.1，147.3，143.2，141.4，140.9，140.3，139.3，127.5，124.4，122.1，120.9，120.3，119.1，118.3，111.9，109.2，57.1，52.4，35.2，34.8，30.1，29.6，29.0 ppm；HRMS(ESI) m/z：[M+H]$^+$ = $C_{28}H_{31}BrNOS^+$ 508.1304，测得 508.1300。

4.4 本章小结

总之，基于微波辐射，通过铜催化的 *p*-QMs 与 3-吲哚乙酸的脱羧还原偶联，使用一种快速、清洁、可持续和有效的方法合成了一系列结构多样且具有药用价值的吲哚化二芳基甲烷。该反应具有高选择性、温和的反应条件、极短的反应时间、使用廉价且环境友好的催化剂、高产率、氧化还原中性循环和操作简单等特点。这些特征使这种方法非常适合于环境友好的类药物化合物合成，允许快速绿色地构建活性分子库进行生物活性筛选，以加速新药的发现。基于这种脱羧还原偶联方案，建立了一种通过氧化去芳构化环化获得多环螺吲哚醌的方法。它为药物化学和化学生物学研究中结构多样的天然产物样化合物库提供了一种简化的合成策略。

参考文献

[1] FESTA A A，VOSKRESSENSKY L G，VAN DER EYCKEN E V. Visible light-mediated chemistry of indoles and related heterocycles [J]. Chem. Soc. Rev.，2019，48(16)：4401-4423.

[2] YAMAGUCHI J，YAMAGUCHI A D，ITAMI K. C—H bond functionalization：Emerging synthetic tools for natural products and pharmaceuticals [J]. Angew. Chem. Int. Ed.，2012，51(36)：8960-9009.

[3] SUN K，LV Q，CHEN X，et al. Recent advances in visible-light-mediated organic transformations in water [J]. Green Chem.，2021，23(1)：232-248.

[4] CHENG X，LIU X. Microwave-enhanced one-pot synthesis of diversified 3-acyl-5-hydroxybenzofurans [J]. J. Comb. Chem.，2007，9(6)：906-908.

[5] MAVANDADI F，PILOTTI A. The impact of microwave-assisted organic synthesis in drug discovery [J]. Drug Discov. Today，2006，11(3/4)：165-174.

[6] KAPPE C O, DALLINGER D, MURPHREE S S. Practical microwave synthesis for organic chemists: Strategies, instruments, and protocols [M]. WILEY-VCH Verlag GmbH & Co. KGaA: Weinheim, 2009.

[7] KAPPE C O, DALLINGER D. Controlled microwave heating in modern organic synthesis: Highlights from the 2004-2008 literature [J]. Mol. Divers., 2009, 13: 71-193.

[8] KRANJC K, KOCEVAR M. Microwave-assisted organic synthesis: General considerations and transformations of heterocyclic compounds [J]. Curr. Org. Chem., 2010, 14: 1050-1074.

[9] MEHTA V P, VAN DER EYCKEN E V. Microwave-assisted C—C bond forming cross-coupling reactions: An overview [J]. Chem. Soc. Rev., 2011, 40(10): 4925-4936.

[10] LI C. Organic reactions in aqueous media with a focus on carbon-carbon bond formations: A decade update [J]. Chem. Rev., 2005, 105(8): 3095-3166.

[11] BECCALLI E M, BROGGINI G, MARTINELLI M, et al. C—C, C—O, C—N bond formation on sp^2 carbon by Pd(Ⅱ)-catalyzed reactions involving oxidant agents [J]. Chem. Rev., 2007, 107(11): 5318-5365.

[12] LI H, JOHANSSON SEECHURN C C C, COLACOT T J. Development of preformed Pd catalysts for cross-coupling reactions, beyond the 2010 nobel prize [J]. ACS Catal., 2012, 2(6): 1147-1164.

[13] BIFFIS A, CENTOMO P, DEL ZOTTO A, et al. Pd metal catalysts for cross-couplings and related reactions in the 21st century: A critical review [J]. Chem. Rev., 2018, 118(4): 2249-2295.

[14] DOYLE M P, DUFFY R, RATNIKOV M, et al. Catalytic carbene insertion into C—H bonds [J]. Chem. Rev., 2010, 110(2): 704-724.

[15] EGOROVA K S, ANANIKOV V P. Which metals are green for catalysis? Comparison of the toxicities of Ni, Cu, Fe, Pd, Pt, Rh, and Au salts [J]. Angew. Chem. Int. Ed., 2016, 55(40): 12150-12162.

[16] EGOROVA K S, ANANIKOV V P. Toxicity of metal compounds: Knowledge and myths [J]. Organometallics, 2017, 36(21): 4071-4090.

[17] ZHANG Q, TONG S, WANG M. Unraveling the chemistry of high valent arylcopper compounds and their roles in copper-catalyzed arene C—H bond transformations using synthetic macrocycles [J]. Acc. Chem. Res., 2022, 55(19): 2796-2810.

[18] YANG Y, GAO W, WANG Y, et al. Recent advances in copper promoted inert C(sp^3)—H functionalization [J]. ACS Catal., 2021, 11(2): 967-984.

[19] GU Q, LI Z, LIU X. Copper (Ⅰ)-catalyzed asymmetric reactions involving radicals [J]. Acc. Chem. Res., 2020, 53(1): 170-181.

[20] MCCANN S D, STAHL S S. Copper-catalyzed aerobic oxidations of organic molecules: Pathways for two-electron oxidation with a four-electron oxidant and a one-electron redox-active catalyst [J]. Acc. Chem. Res., 2015, 48(6): 1756-1766.

[21] GOOßEN L J, DENG G, LEVY L M. Synthesis of biaryls via catalytic decarboxylative coupling [J]. Science, 2006, 313(5787): 662-664.

[22] GOOßEN L J, GOOßEN K, RODRIGUEZ N, et al. New catalytic transformations of carboxylic acids [J]. Pure Appl. Chem., 2008, 80(8): 1725-1733.

[23] RODRIGUEZ N, GOOßEN L J. Decarboxylative coupling reactions: A modern strategy for C—C-bond formation [J]. Chem. Soc. Rev., 2011, 40(10): 5030-5048.

[24] DRAPEAU M P, BAHRI J, LICHTE D, et al. Decarboxylative ipso amination of activated benzoic acids [J]. Angew. Chem. Int. Ed., 2019, 58(3): 892-896.

[25] ZUO Z, MACMILLAN D W C. Decarboxylative arylation of α-amino acids via photoredox catalysis: A one-step conversion of biomass to drug pharmacophore [J]. J. Am. Chem. Soc., 2014, 136(14): 5257-5260.

[26] CHU L, OHTA C, ZUO Z, et al. Carboxylic acids as a traceless activation group for conjugate additions: A three-step synthesis of(±)-pregabalin [J]. J. Am. Chem. Soc., 2014, 136(31): 10886-10889.

[27] ZUO Z, AHNEMAN D T, CHU L, et al. Merging photoredox with nickel catalysis: Coupling of α-carboxyl sp^3-carbons with aryl halides [J]. Science, 2014, 345: 437-440.

[28] MEHTA G, SINGH V. Hybrid systems through natural product leads: An approach towards new molecular entities [J]. Chem. Soc. Rev., 2002, 31(6): 324-334.

[29] QU C, SONG G, TANG D, et al. Microwave-assisted copper catalysis of α-difluorinated gem-diol toward difluoroalkyl radical for hydrodifluoroalkylation of para-quinone methides [J]. J. Org. Chem., 2020, 85(19): 12785-12796.

[30] QU C, SONG G, HUANG J, et al. Tandem isonitrile insertion/azacyclopropylidene-annulated cyclohexenone-tropone rearrangement of *p*-QMs and TosMIC: De novo synthesis of pyrrolotropones with anti-cancer activity [J]. Org. Chem. Front., 2021, 8(23): 6515-6521.

[31] QU C, HUANG R, LI Y, et al. Selective sulfonylation and isonitrilation of para-quinone methides employing TosMIC as a source of sulfonyl group or isonitrile group [J]. Beilstein J. Org. Chem., 2021, 17: 2822-2831.

[32] QU C, GAO L, TANG Y, et al. Metal-free reductive coupling of para-quinone methides with 4-cyanopyridines enabled by pyridine-boryl radicals: Access to pyridylated diarylmethanes with anti-cancer activity [J]. Chem. Eur. J., 2022, 28(30): e202200264.

[33] LIMA C G S, PAULI F P, COSTA D C S, et al. Para-quinone methides as acceptors in 1,6-nucleophilic conjugate addition reactions for the synthesis of structurally diverse molecules [J]. Eur. J. Org. Chem., 2020(18): 2650-2692.

[34] WANG J, HAO W, TU S, et al. Recent developments in 1,6-addition reactions of para-quinone methides(*p*-QMs) [J]. Org. Chem. Front., 2020, 7(13): 1743-1778.

[35] ZHAO Y N, LUO Y, WANG Z, et al. A new approach to access difluoroalkylated diarylmethanes via visible-light photocatalytic cross-coupling reactions [J]. Chem. Commun., 2018, 54(32): 3993-3996.

[36] ZHANG W, YANG C, ZHANG Z, et al. Visible-light-triggered cyanoalkylation of para-quinone methides and its application to the synthesis of GPR40 agonists [J]. Org. Lett., 2019, 21(11): 4137-4142.

[37] YANG Q, PAN G, WEI J, et al. Remarkable activity of potassium-modified carbon nitride for heterogeneous photocatalytic decarboxylative alkyl/acyl radical addition and reductive dimerization of para-quinone methides [J]. ACS Sustainable Chem. Eng., 2021, 9(5): 2367-2377.

[38] GUO J, HUANG G, WU Q, et al. An efficient approach to access 1,1,2-triarylethanes enabled by the organo-photoredox-catalyzed decarboxylative addition reaction [J]. Org. Chem. Front., 2019, 6(12): 1955-1960.

[39] WU Q, GUO J, HUANG G, et al. Visible-light-promoted radical cross-coupling of para-quinone methides with N-substituted anilines: An efficient approach to 2,2-diarylethylamines [J]. Org. Biomol. Chem., 2020, 18(5): 860-864.

[40] HUANG J, CHEN Z, WU J. Recent progress in methyl-radical-mediated methylation or demethylation reactions [J]. ACS Catal., 2021, 11(17): 10713-10732.

[41] CAMEDDA N, LANZI M, BIGI F, et al. Ambient synthesis of tricyclic naphthalenes via stepwise styrylyne dearomative diels-alder cyclization [J]. Org. Lett., 2021, 23(16): 6536-6541.

[42] NICOLAOU K C, LIM Y H, PIPER J L, et al. Total syntheses of 2,2′-epi-cytoskyrin a, rugulosin, and the alleged structure of rugulin [J]. J. Am. Chem. Soc., 2007, 129(13): 4001-4013.

[43] WANG H, WANG Y, LIANG D, et al. Copper-catalyzed intramolecular dehydrogenative aminooxygenation: Direct access to formyl-substituted aromatic N-heterocycles [J]. Angew. Chem. Int. Ed., 2011, 50(25): 5678-5681.

[44] CAO H, LEI S, LI N, et al. Cu-catalyzed selective C3-formylation of imidazo [1,2-a] pyridine C—H bonds with DMSO using molecular oxygen [J]. Chem. Commun., 2015, 51(10): 1823-1825.

[45] WU Y, LI L, WEN K, et al. Copper-catalyzed C-3 functionalization of imidazo [1,2-a] pyridines with 3-indoleacetic acids [J]. J. Org. Chem., 2021, 86(17): 12394-12402.

5 无金属催化快速获得吡咯并革酮衍生物

5.1 概　　述

革酮是一类环内带有羰基的非苯类 7 元芳烃，其基本骨架存在于许多天然产物之中，如秋水仙碱、茶黄素等，它们具有多样的生物活性，尤其是抗癌、抗病毒活性（见图 5-1）[1]，使其可以直接作为苗头化合物/先导分子进行新药研发[2]；另外，革酮还可作为有机反应的重要合成子参与环加成反应[3-4]；最近发现，这些分子因其易与金属配位以及荧光性质，在催化剂设计[5-7]、金属有机骨架（MOF）[8-9]以及生物大分子（如蛋白质、DNA）的荧光示踪剂[10-11]等方面也具有重要用途。尽管具有这些有利特性，但由于该七元碳环芳香骨架合成和修饰方法的局限性，革酮骨架仍然是一种远未被充分开发的结构模块，这限制了它们在制药工业、催化反应以及材料科学进一步应用的机会。

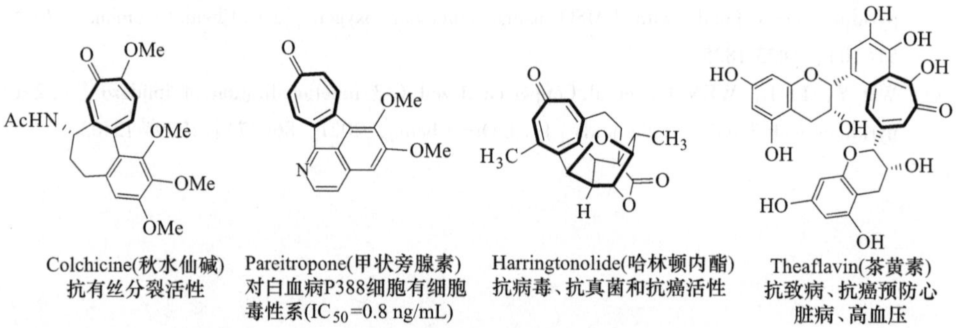

图 5-1　革酮/革酚酮的天然产物

早期的合成策略侧重于通过各种化学计量的氧化剂（如 Br_2、NBS、$KMnO_4$ 和 PCl_5）直接氧化，将 7 元碳环转化为革酮和革酚酮的简单结构，然后构建含革酮和革酚酮的天然产物。事实上，在 Doering[12-16]、Meerwein[17] 和 Corey[18] 对 Buchner[19-20] 反应进行广泛研究之前，7 元碳环，特别是环庚三烯并不容易获得（见图 5-2）。芳烃与卡宾的环丙烷化得到的强张力环丙烷化芳烃衍生物 **A-A**（也称 Norcaradienes），其可以通过环扩张过程形成各种 7 元碳环骨架。

Doering[12-13]的开创性工作表明，在 Buchner 反应中由 Norcaradienes 到环庚三烯重排[21-23]（见图 5-2 中的路径 **b**）产生的环庚烷三烯[16]（**B-B**）异构体混合物是在上述氧化条件下合成草酮和草酚酮的有效前体。尽管这种环扩张策略是合成取代的草酮和草酚酮的一种有前景的方法，但从 6 元碳环一步合成草酮和草酚酮是困难的，这是一个极具挑战性和有趣的课题。2006 年，DeShong 透露，9-(甲氧基)菲和二氯卡宾之间的 Buchner 反应的 Norcaradienes 产物能够通过在稀酸存在下去除氯阴离子和甲基醚来产生草酮衍生物（见图 5-2 中的路径 **c**）[24]。除了这一令人兴奋的合成应用外，当 R^1R^2 是 π 键，如 C ═ N 键时会发生什么，我们预计会发生新的化学反应（见图 5-2 中的路径 **d**）。

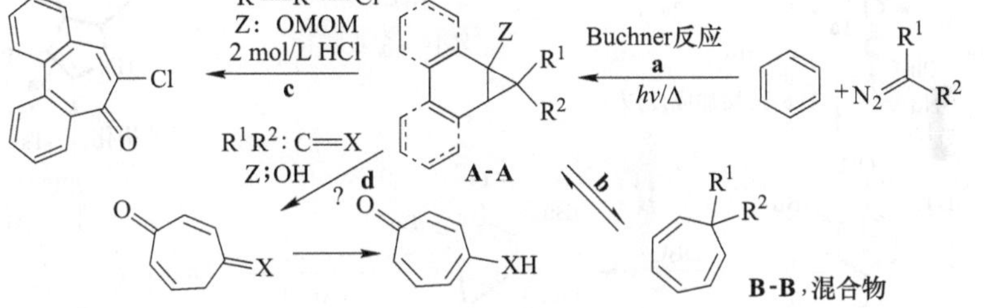

图 5-2　环丙烷介导的环扩反应

异腈是有机合成中功能强大且用途广泛的 C1 合成子，因为它们易于与亲核试剂、亲电试剂和自由基反应[25-27]。因此，异腈是多组分反应（如 Passerini[28] 或 Ugi 型反应[29-30]）、一锅法串联反应[31-33]、过渡金属催化插入[34-35]和自由基插入[36]的有效试剂。在这些转化中，最初在过渡金属存在下开发的异氰化物插入反应在过去十年中已成为一种强大的反应。到目前为止，在异腈插入杂原子氢、碳氢、碳卤素、碳杂原子、碳金属、杂原子金属、金属卡宾（M ═ C）键等方面取得了很大进展，然而，涉及异腈插入 C—C 键的反应仍未得到开发（见图 5-3）。相比之下，*p*-QMs 是构建螺环醌衍生物的有效 C2 模块，因为它的性质是易于在 1,6-共轭加成反应中与亲核试剂反应，以获得二芳基甲烷阴离子，然后通过去芳构化过程与缺电子试剂反应[37-39]。

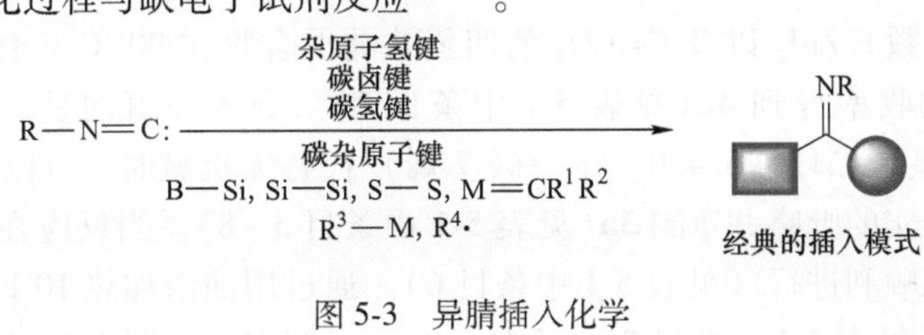

图 5-3　异腈插入化学

考虑到所有这些，将异氰基团与二芳基甲烷（阴离子）单元结合可能会引发一系列多米诺化学反应，这些反应与从 6 元碳环一步合成草酮和草酚酮有关。

在此，我们设想一种有机碱促进的对甲烯苯醌化物（*p*-QM，**1a**）和对甲苯磺酰基亚甲基异腈[40]（TosMIC，**2a**）之间的多米诺反应，其中作为 C1 结构单元的异氰基插入苯酚的 C—C 键（**5a**）。所得的强张力三环 Norcaradienes 互变异构体 I 是不稳定的，在温和的热条件下，它将经历氮杂环亚丙基环己烯酮到革酮的重排（**AAC-T** 重排，I 到 Ⅱ）和对甲苯磺酰基的去除，以得到吡咯并革酮 **3a**（见图 5-4）。这一新的通用方案允许在一次反应中以无金属的方式形成三个 C—C 键，这为各种吡咯稠合革酮的快速组装提供了有效的途径。

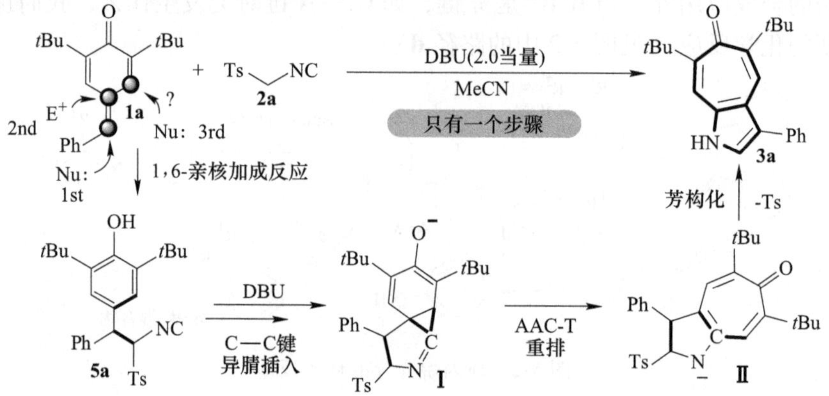

图 5-4　吡咯并革酮的合成思路

5.2　吡咯并革酮衍生物的合成研究

5.2.1　条件筛选

依据上述设想，我们采用 *p*-QM(**1a**) 和 TosMIC(**2a**) 作为模型底物以探索反应条件（见表 5-1）。使用无机碱，实验表明无法获得吡咯并革酮 **3a**，而是获得了磺酰化二芳基甲烷 **4a**(见表 5-1 中条目 1~5)。当 **1a**(0.2 mmol)，**2a**(0.4 mmol)，20%（摩尔分数）ZnI_2 以及 Cs_2CO_3 的四氢呋喃混合物在 90 ℃下通过微波辐射时，以 82%的收率得到 **4a**(见表 5-1 中条目 2)。令人惊讶的是，当反应使用 DBU(1,8-二氮杂二环［5.4.0］十一碳-7-烯）代替无机碱时，可以获得经 X 射线衍射分析证实的吡咯并革酮 **3a**(见表 5-1 中条目 3~8)。当反应在室温下进行时，反应不能顺利进行（见表 5-1 中条目 6)。通过用油浴加热 10 h，**3a** 的收率提高到 82%（见表 5-1 中条目 7)。有趣的是，对照实验表明，Ag_2CO_3 对这种转化并不重要，但 DBU 对这种反应至关重要（见表 5-1 中条目 8~9)。然后我们研究了 DBU 的催化量对反应的影响，发现 *p*-QM **1a** 与 TosMIC **2a** 的 1,6-共轭加成产

物 **5a** 的产率为 81%（见表 5-1 中条目 10），这表明该反应是 DBU 促进的阴离子加速多米诺过程。

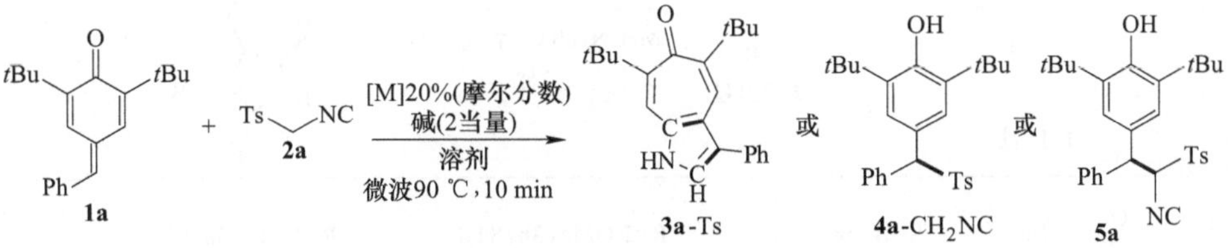

表 5-1 条件筛选①

条目	[M] 20%（摩尔分数）	溶剂	碱	**3a** 产率/%②	**4a** 产率/%②	**5a** 产率/%②
1	ZnI_2	THF	*t*BuONa	—	50	—
2	$\mathbf{ZnI_2}$	**THF**	$\mathbf{Cs_2CO_3}$	—	**82**	—
3	Ag_2CO_3	$CHCl_3$	DBU	70	—	—
4	Ag_2CO_3	MeCN	DBU	76	—	—
5	Ag_2CO_3	DMF	DBU	54	—	—
6③	Ag_2CO_3	MeCN	DBU	—	—	—
7④	Ag_2CO_3	MeCN	DBU	82	—	—
8④	—	**MeCN**	**DBU**	**88**	—	—
9④	—	MeCN	—	—	—	—
10④⑤⑥	—	**MeCN**	**DBU**	—	—	**81**

① 反应在 0.2 mmol 的规模上进行，使用 2.0 当量的 **2a**、20%（摩尔分数）[M] 和 2.0 当量的碱、微波辐射、90 ℃、10 min。

② 收率是通过柱色谱分离的产物的收率。

③ 反应在室温下进行。

④ 使用 80 ℃油浴。

⑤ 使用 0.3 当量 DBU。

⑥ dr = 1/1。

5.2.2 底物范围拓展

在表 5-1 条目 8 所示的最优条件下，我们对底物范围进行了考察，发现该吡咯并䓬酮合成的底物范围非常广泛。如图 5-5 所示，对于 *p*-QMs **1** 的底物范围考察表明，该串联反应能耐受各种取代的 *p*-QMs **1**，以良好至高产率（59%～96%）得到一系列取代的吡咯稠合的䓬酮（**3a～3o**，**3r～3ab**）。*p*-QMs **1** 的芳环含有烷基、烷氧基、氨基、氟、溴、氯、三氟甲基、苯基和噻吩基等官能团都具有良好的兼容性（**3b～3o**，**3r**，**3s**）。值得注意的是，通过这种方法还获得了结构与秋

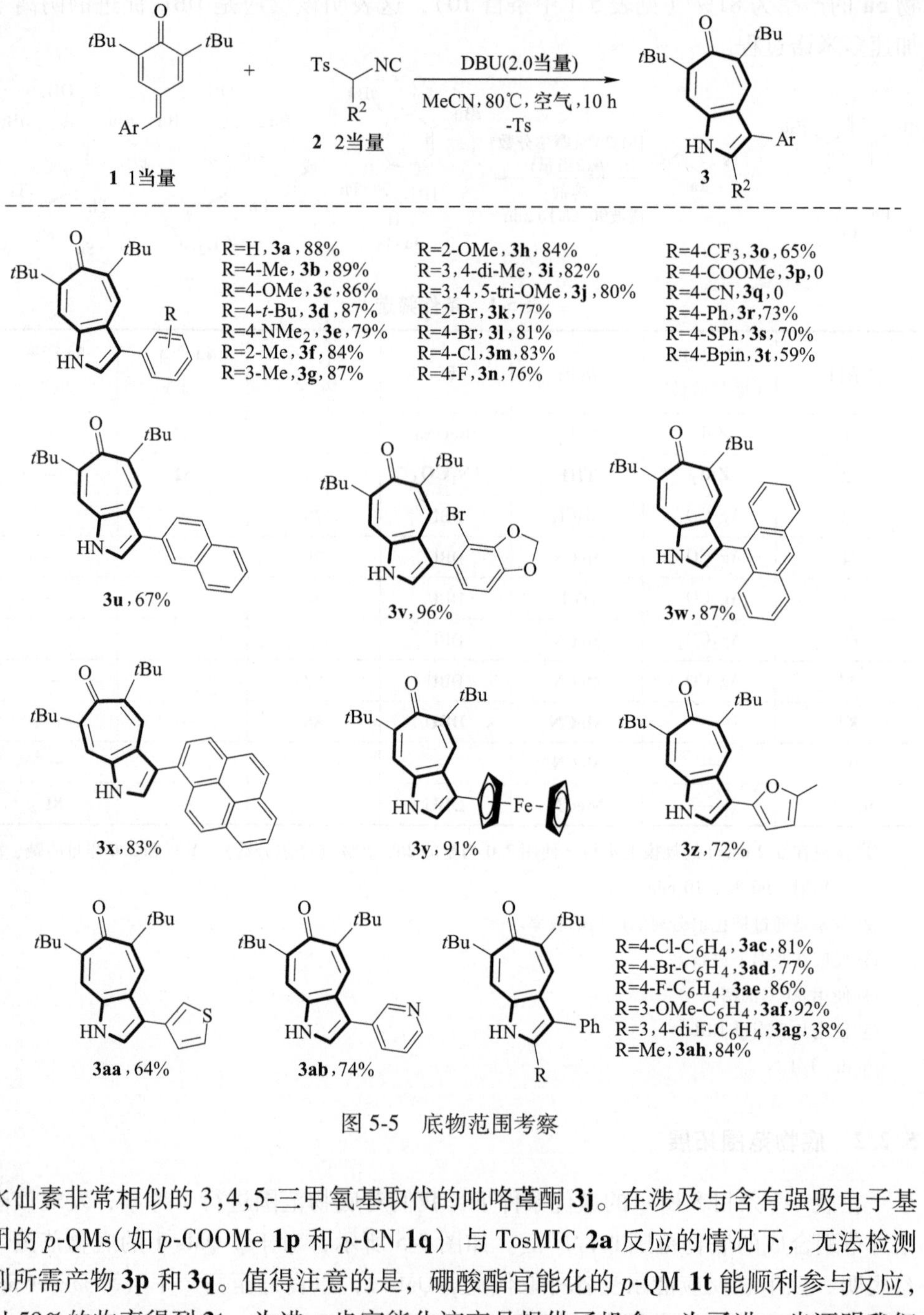

图 5-5　底物范围考察

水仙素非常相似的 3,4,5-三甲氧基取代的吡咯䓬酮 **3j**。在涉及与含有强吸电子基团的 *p*-QMs（如 *p*-COOMe **1p** 和 *p*-CN **1q**）与 TosMIC **2a** 反应的情况下，无法检测到所需产物 **3p** 和 **3q**。值得注意的是，硼酸酯官能化的 *p*-QM **1t** 能顺利参与反应，以 59%的收率得到 **3t**，为进一步官能化该产品提供了机会。为了进一步证明我们方法的通用性和稳健性，我们利用该多米诺反应对多种稠环芳烃进行了研究。萘（**1u**）、苯并间二氧杂环戊烯（**1v**）、蒽（**1w**）、芘（**1x**）和二茂铁（**1y**）以令人满意的收率有效转化为所需产物（**3u~3y**）。特别是，具有杂环 **1z~1ab** 的 *p*-QM 在串联反应中也能有效地得到 **3z~3ab**，产率为 64%~74%。这些结果表明，该方法在合成药物相关吡咯革酮方面的潜在用途是可行的。随后，还评估了取代的 TosMIC **2** 的底物范围（见图 5-5）。含有氯、溴、氟和甲氧基取代的 α-甲苯磺酰基苄基异腈（R^2 = 苯基）能顺利参与反应，以良好的收率（38%~92%）得到相应的产物 **3ac~3ag**。此外，使用 α-甲苯磺酰基异腈（R^2 = Me）也可以以 84%的收率获得 2-甲基取代的吡咯革酮 **3ah**。

5.2.3 合成应用

5.2.3.1 放大合成和产物衍生化

为了进一步强调这种多米诺合成方法的实用性，在图 5-6 中进行了几个衍生化实验。第一，该模板反应可以放大合成。当 **1a**(3 mmol) 和 **2a**(6 mmol) 在标准条件下混合时，以 84%的收率获得所需产物 **3a**。第二，化合物 **3a** 可以通过 CuI 催化的 Ullmann 型偶联反应与 4-甲氧基碘苯反应，以 95%的收率形成化合物 **6**。第三，在该串联反应中获得的吡咯并革酮 **3a** 可以进行 Vilsmeier-Haack 甲酰化反应，得到 2-甲酰化吡咯并革酮 **7**，其进一步使用 DBU 作为碱与 TosMIC(**2a**) 进

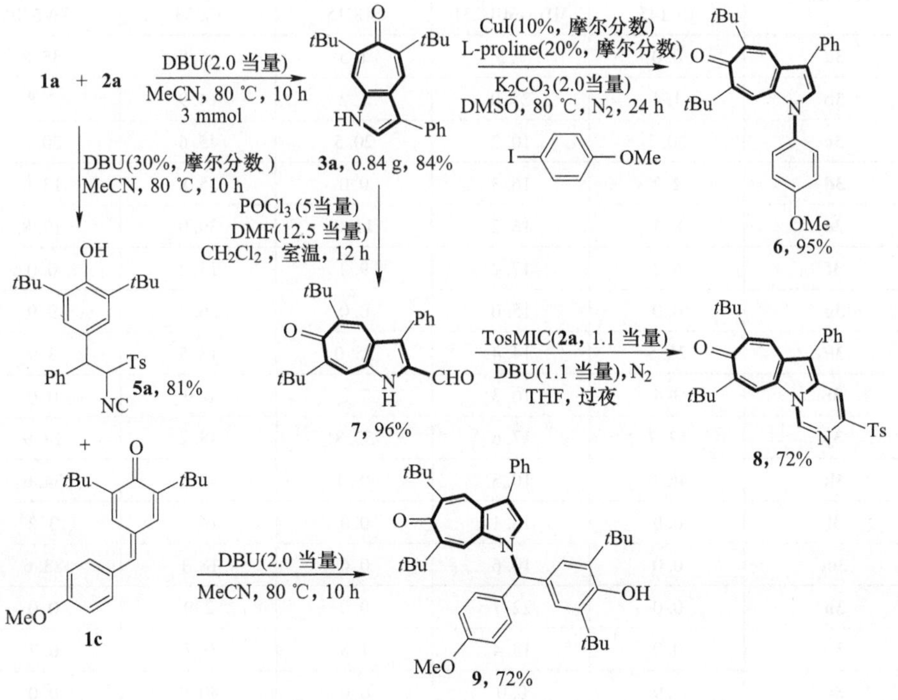

图 5-6 放大合成及产物衍生化

行环缩合反应，得到吡咯并嘧啶衍生物**8**。第四，因为二芳基甲烷是多种天然产物和药物的核心骨架，为了进一步证明其合成潜力，我们尝试了这种多米诺策略来合成含有吡咯革酮的二芳基甲烷衍生物。在该计划中，*p*-QM **1a** 最初在表 5-1 条目 10 的条件下与 TosMIC **2a** 反应，得到异腈 **5a**，随后的串联过程揭示了一种从易于合成的 *p*-QMs 和商业上丰富的 TosMIC 快速组装二芳基甲烷化吡咯并革酮 **9** 简单的方案。

5.2.3.2　生物活性筛选

为了评估这些吡咯并革酮衍生物的抗癌活性，在几种癌症细胞系中测量了这些化合物的抗增殖作用。在 10 μmol/L 的化合物浓度下，在前列腺癌细胞(DU145)、结肠癌细胞（SW620）、口腔癌细胞（SCC15）、头颈部癌细胞(Cal33)、乳腺癌细胞（MDA-MB-231）中观察到显著的细胞生长抑制（见表 5-2)。进一步的研究表明，药效最好的化合物 **3z** 抑制 DU145、SCC15、MDA-MB-231 增殖的 IC_{50} 分别为 3. 1 μmol/L、7. 9 μmol/L 和 8. 9 μmol/L。这些结果表明，吡咯并革酮衍生物在多种癌症细胞中具有强烈的抗癌活性。

表 5-2　吡咯并革酮衍生物在不同癌症细胞系中的增殖抑制率

化合物编号	抑制率/%				
	DU145	MDA-MB-231	SCC15	Cal33	SW620
3a	0. 0	7. 3	1. 5	56. 8	35. 8
3b	1. 4	27. 0	1. 2	14. 9	3. 8
3c	20. 3	10. 2	20. 5	45. 6	20. 8
3d	2. 2	16. 3	0. 0	35. 8	13. 0
3e	8. 5	16. 2	11. 0	39. 0	12. 8
3f	6. 2	17. 2	9. 2	13. 2	0. 0
3g	0. 0	15. 0	0. 0	26. 7	9. 9
3h	26. 5	14. 4	25. 0	18. 5	3. 9
3i	3. 4	16. 3	7. 8	6. 9	0. 0
3j	52. 7	17. 6	53. 8	48. 2	18. 9
3k	46. 0	10. 5	48. 1	42. 2	34. 6
3l	0. 0	18. 1	0. 0	16. 5	3. 2
3m	0. 0	10. 6	0. 6	18. 1	23. 6
3n	0. 0	22. 1	0. 0	2. 0	0. 0
3o	0. 0	13. 4	1. 8	0. 7	0. 7
3r	1. 9	0. 0	0. 0	40. 9	0. 0
3s	0. 0	15. 0	5. 1	7. 7	0. 0

续表 5-2

化合物编号	抑制率/%				
	DU145	MDA-MB-231	SCC15	Cal33	SW620
3t	55.8	5.5	56.8	29.6	4.9
3u	26.5	31.2	0.0	0.0	0.0
3v	60.9	31.1	18.2	41.2	31.1
3w	13.1	32.6	0.0	3.0	0.0
3x	3.3	20.7	0.0	0.0	0.0
3y	13.0	31.9	0.0	4.8	0.0
3z	79.4	65.6	79.7	49.3	64.6
3aa	36.3	25.9	5.1	52.5	0.0
3ab	30.7	18.6	32.7	21.8	0.0
3ac	27.0	29.2	11.0	7.6	0.0
3ad	18.5	21.6	10.4	13.5	0.0
3ae	24.9	20.1	21.1	12.2	0.0
3af	25.0	0.6	3.5	13.7	0.0
3ag	33.1	5.5	19.8	15.2	0.0
3ah	27.6	2.6	0.0	32.2	0.0
6	19.5	29.0	0.0	0.0	0.0
8	37.3	31.7	0.0	0.0	0.0
9	26.0	42.0	9.3	5.3	0.0

5.2.4 机理研究

为了深入了解这种多米诺反应的机理，设计了一系列实验，如图 5-7 所示。为了评估自由基中间体的可能性，将自由基抑制剂 2,2,6,6-四甲基-1-哌啶氧基（TEMPO）置于模板反应体系中；然而，反应没有受到抑制。这一结果表明，在这种转化中不可能有自由基途径。当在最优反应条件使用二芳基甲烷化异腈 **5a** 时，在没有 *p*-QM **1a** 和 TosMIC **2a** 的情况下，以 57%的收率分离出所需产物 **3a**，从而表明 **5a** 有可能作为反应中的中间体。为了进一步了解 DBU 在反应中的作用，进行了阴离子捕获实验。在该反应中，使用 6 当量的 D_2O 进行反应，以 70%的收率获得 **5a** 的产物，以及少量的 **3a**。这一结果表明，异腈插入过程（从 **5a** 到中间体 **I**）是 DBU 促进的阴离子加速过程。

基于上述实验结果及先前相关报道，我们推测出了如图 5-8 所示的可能反应机制。首先，在 DBU 存在的情况下，*p*-QM **1a** 可以与 TosMIC **2a** 进行 1,6-迈克尔

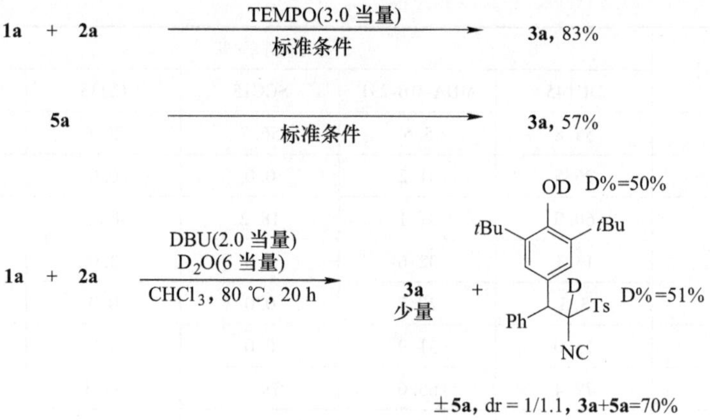

图 5-7　机理实验

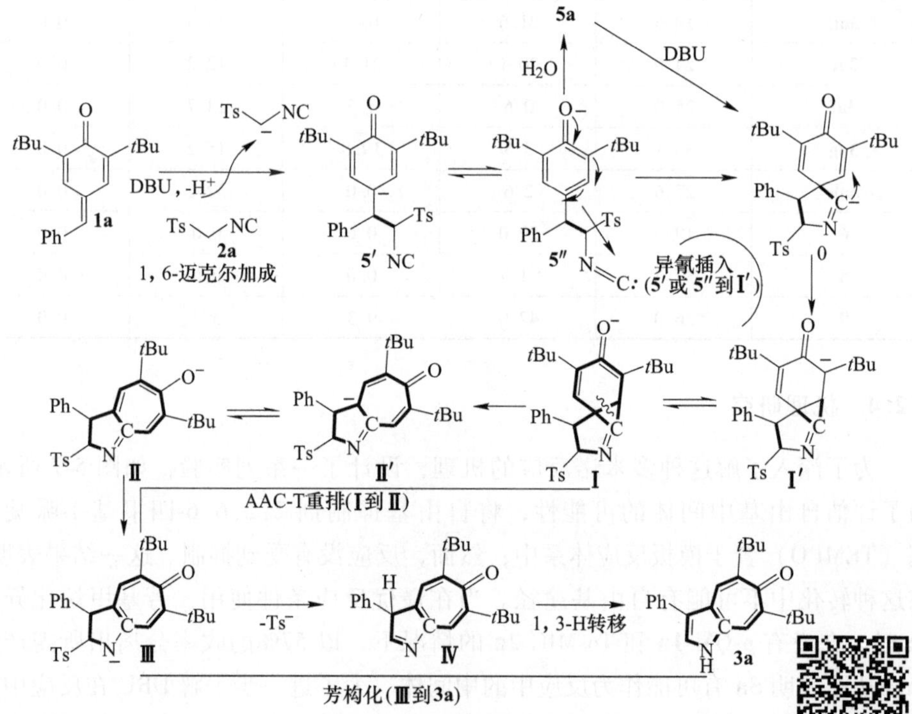

图 5-8　可能的反应机理

图 5-8 彩图

加成，形成中间体 **5′/5″**。产生的阴离子 **5′**或 **5′**可以被水捕获以产生 **5a**。由于异腈的两亲性，**5′/5″**的异氰基将经历分子内 α-亲核加成和攻击序列，产生强张力三环阴离子 I / I ′(异腈插入过程)。生成的中间体 I / I ′在空间中极度扭曲，不可逆地释放环张力，得到5元并7元双环骨架Ⅱ/Ⅱ′。Ⅱ/Ⅱ′然后异构化，得到中间体Ⅲ，最终经历脱 Ts 和 1,3-H 转移过程（重排过程），形成吡咯并草酮 **3a**(芳构化过程)。

5.3 实验部分及化合物相关数据

5.3.1 试剂与仪器

同2.3.1节。

5.3.2 制备吡咯并草酮的一般方法及其表征数据

在干燥的玻璃管中，将 *p*-QMs **1**(0.2 mmol，1.0 当量)、对甲苯磺酰基异腈 **2**(0.4 mmol，2.0 当量）和 DBU(60 μL，0.4 mmol，2.0 当量）溶解在 MeCN (1 mL) 中，将反应混合物在80 ℃下搅拌10 h，并通过 TLC 监测。然后在减压下浓缩反应混合物，用正己烷/EtOAc = 10/1 ~ 5/1 作为洗脱剂在硅胶上进行柱色谱，得到所需产物 **3**。

（1）5,7-二叔丁基-3-苯基环庚烷[b]吡咯-6(1H)-酮(**3a**)。黄色固体，熔点 219 ~ 223 ℃，59 mg，产率 88%，Rf = 0.4（乙酸乙酯/正已烷 = 10%）；^{1}H NMR(400 MHz，$CDCl_3$) δ 8.80(s，1H)，7.62(s，1H)，7.45(d，J = 4.3 Hz，4H)，7.35 ~ 7.30(m，2H)，7.06(d，J = 2.5 Hz，1H)，1.42(s，9H)，1.39(s，9H) ppm；^{13}C NMR (100 MHz，$CDCl_3$) δ 195.4，148.2，147.1，134.6，132.0，128.8，128.6 126.6，125.2，123.5，121.0，119.2，118.8，38.2，38.1，31.9，31.7 ppm；HRMS (ESI) m/z：$[M+H]^+$ = $C_{23}H_{28}NO^+$ 334.2165，测得 334.2160。

（2）2,6-二叔丁基-4-(苯基(甲苯磺酰基)甲基)苯酚(**4a**)。无色油状，Rf = 0.3(乙酸乙酯/正已烷 = 10%)；^{1}H NMR(400 MHz，$CDCl_3$) δ 7.55(dd，J = 7.8，1.5 Hz，2H)，7.35(d，J = 8.2 Hz，2H)，7.26(d，J = 7.8 Hz，2H)，7.09(s，2H)，7.06(d，J = 8.1 Hz，2H)，5.15(s，1H)，5.10(s，1H)，2.29(s，3H)，1.28(s，18H) ppm；^{13}C NMR(100 MHz，$CDCl_3$) δ 154.1，144.1，135.8，135.6，133.6，130.0，129.1，129.1，128.6，128.4，127.1，123.4，34.3，30.1，21.5 ppm。

（3）2,6-二叔丁基-4-(2-异氰-1-苯基-2-甲苯磺酰基乙基)苯酚(±**5a**)。无色油状，dr = 1/1，Rf = 0.4(乙酸乙酯/正已烷 = 10%)；^{1}H NMR(400 MHz，$CDCl_3$) δ 7.54(d，J = 8.3 Hz，1.25H)，7.48(d，J = 8.3 Hz，1H)，7.35(dd，J = 7.9，1.4 Hz，1.38H)，7.26(dd，J = 12.6，4.8 Hz，2.4H)，7.19(dd，J = 7.2，2.1 Hz，1.65H)，7.16 ~ 7.02(m，4.4H)，5.10(tdd，J = 13.8，7.8，5.6 Hz，

2H)，4.76(dd，J=4.6，1.9 Hz，1H)，2.32(d，J=9.9 Hz，3H)，1.30(d，J=7.2 Hz，18H) ppm；^{13}C NMR(100 MHz，$CDCl_3$) δ 167.9，153.6，153.3，146.0，145.9，139.3，137.4，136.3，135.7，132.6，132.0，130.2，129.8，129.6，129.5，129.3，129.1，129.0，128.5，127.9，127.8，127.6，127.1，126.8，126.3，124.74，77.9，49.8，49.5，34.5，34.4，30.3，30.2，30.1，21.8 ppm；HRMS(ESI) m/z：$[M+H]^+$=$C_{30}H_{36}NO_3S^+$ 490.2410，测得 490.2416。

(4) 2,6-二叔丁基-4-(2-异氰-1-苯基-2-甲苯磺酰基乙基)苯酚(**5a** 上)。无色油状，Rf=0.4(乙酸乙酯/正己烷=10%)；^{1}H NMR(400 MHz，$CDCl_3$) δ 7.56(d，J=8.3 Hz，2H)，7.39~7.31(m，4H)，7.27(d，J=7.1 Hz，1H)，7.20(d，J=8.2 Hz，2H)，7.17(s，2H)，5.19(d，J=4.9 Hz，1H)，5.17(s，1H)，4.84(d，J=4.9 Hz，1H)，2.39(s，3H)，1.38(s，18H) ppm；^{13}C NMR(100 MHz，$CDCl_3$) δ 167.9，153.6，145.9，139.3，135.7，132.0，130.2，129.5，129.0，127.9，127.6，126.8，126.3，77.9，49.8，34.4，30.2，21.8 ppm；HRMS(ESI) m/z：$[M+H]^+$=$C_{30}H_{36}NO_3S^+$ 490.2410，测得 490.2410。

(5) 2,6-二叔丁基-4-(2-异氰-1-苯基-2-甲苯磺酰基乙基)苯酚(**5a** 下)。无色油状，Rf=0.4(乙酸乙酯/正己烷=10%)；^{1}H NMR(400 MHz，$CDCl_3$) δ 7.63(d，J=8.3 Hz，2H)，7.48~7.41(m，2H)，7.29(ddd，J=5.5，4.2，2.5 Hz，4H)，7.24(s，1H)，7.16(s，2H)，5.19(s，1H)，5.14(d，J=4.8 Hz，1H)，4.85(d，J=4.8 Hz，1H)，2.42(s，3H)，1.40(s，18H) ppm；^{13}C NMR(100 MHz，$CDCl_3$) δ 167.9，153.3，146.0，137.4，136.3，132.6，129.8，129.5，129.3，128.5，127.8，124.7，77.22，49.5，34.4，30.2，21.8 ppm；HRMS(ESI) m/z：$[M+H]^+$=$C_{30}H_{36}NO_3S^+$ 490.2410，测得 490.2420。

(6) 5,7-二叔丁基-3-(对甲苯基)环庚[b]吡咯-6(1H)-酮(**3b**)。黄棕色固体，熔点 215~220 ℃，62 mg，产率 89%，Rf=0.4(乙酸乙酯/正己烷= 10%)；^{1}H NMR(400 MHz，$CDCl_3$) δ 8.83(s，1H)，7.63(s，1H)，7.37~7.30(m，3H)，7.26(d，J=7.3 Hz，2H)，7.04(d，J=2.4 Hz，1H)，2.41(s，3H)，1.42(s，9H)，1.39(s，9H) ppm；^{13}C NMR(100 MHz，$CDCl_3$) δ 195.3，148.1，147.0，136.3，132.0，131.6，129.5，128.5，125.2，123.7，121.1，119.2，118.6，38.1，38.1，31.9，31.7，21.2 ppm；HRMS(ESI) m/z：$[M+H]^+$ = $C_{24}H_{30}NO^+$ 348.2322，测得 348.2321。

(7) 5,7-二叔丁基-3-(4-甲氧基苯基)环庚[b]吡咯-6(1H)-酮(**3c**)。浅黄色固体，熔点 202~205 ℃，62 mg，产率 86%，Rf=0.4(乙酸乙酯/正己烷= 20%)；^{1}H NMR(400 MHz，$CDCl_3$) δ 8.77(s，1H)，7.59(s，1H)，7.36(d，J=8.6 Hz，2H)，7.31(s，1H)，7.00(d，J=8.4 Hz，3H)，3.86(s，3H)，1.42(s，9H)，1.39(s，9H) ppm；^{13}C NMR(100 MHz，$CDCl_3$) δ 195.3，158.5，

148.1，146.9，131.9，129.7，127.0，124.9，123.6，121.1，119.2，118.4，114.2，55.4，38.1，38.1，31.9，31.7 ppm；HRMS(ESI) m/z：$[M+H]^+ = C_{24}H_{30}NO_2^+$ 364.2271，测得 364.2282。

（8）5,7-二叔丁基-3-(4-(叔丁基)苯基)环庚[b]吡咯-6(1H)-酮(**3d**)。黄棕色固体，熔点 207～212 ℃，68 mg，产率 87%，Rf = 0.4(乙酸乙酯/正己烷 = 10%)；^{1}H NMR(400 MHz，$CDCl_3$) δ 8.75(s，1H)，7.67(s，1H)，7.48(d，J = 8.3 Hz，2H)，7.40(d，J = 8.2 Hz，2H)，7.32(s，1H)，7.06(d，J = 2.5 Hz，1H)，1.43(s，9H)，1.41(s，9H)，1.39(s，9H) ppm；^{13}C NMR(100 MHz，$CDCl_3$) δ 195.3，149.5，148.1，147.0，132.0，131.6，128.1，125.7，125.1，123.7，121.0，119.2，118.7，38.1，38.1，34.6，32.0，31.7，31.4 ppm；HRMS(ESI) m/z：$[M+H]^+ = C_{27}H_{36}NO^+$ 390.2791，测得 390.2782。

（9）5,7-二叔丁基-3-(4-(二甲氨基)苯基)环庚[b]吡咯-6(1H)-酮(**3e**)。棕色固体，熔点 147～150 ℃，59 mg，产率 79%，Rf = 0.2(乙酸乙酯/正己烷 = 10%)；^{1}H NMR(400 MHz，$CDCl_3$) δ 8.58(s，1H)，7.65(s，1H)，7.34(d，J = 8.5 Hz，2H)，7.30(s，1H)，7.00(d，J = 2.4 Hz，1H)，6.84(d，J = 8.5 Hz，2H)，3.00(s，6H)，1.42(s，9H)，1.39(s，9H) ppm；^{13}C NMR(100 MHz，$CDCl_3$) δ 195.2，149.5，147.9，146.7，131.8，129.4，125.5，123.9，122.7，121.1，119.2，118.0，112.9，40.7，38.1，38.1，31.9，31.7 ppm；HRMS(ESI) m/z：$[M+H]^+ = C_{25}H_{33}N_2O^+$ 377.2587，测得 377.2584。

（10）5,7-二叔丁基-3-(邻甲苯基)环庚[b]吡咯-6(1H)-酮(**3f**)。红褐色固体，熔点 201～205 ℃，58 mg，产率 84%，Rf = 0.4(乙酸乙酯/正己烷 = 10%)；^{1}H NMR(400 MHz，$CDCl_3$) δ 8.55(s，1H)，7.34～7.27(m，3H)，7.24(d，J = 3.7 Hz，2H)，7.15(s，1H)，6.95(d，J = 2.4 Hz，1H)，2.22(s，3H)，1.44(s，9H)，1.32(s，9H) ppm；^{13}C NMR(100 MHz，$CDCl_3$) δ 195.0，148.2，147.0，137.2，133.6，131.2(d，J = 8.7 Hz)，130.3，127.4，125.6，124.5，123.9，122.2，119.3，119.0，38.1，38.1，31.7(d，J = 6.2 Hz)，20.5 ppm；HRMS(ESI) m/z：$[M+H]^+ = C_{24}H_{30}NO^+$ 348.2322，测得 348.2321。

（11）5,7-二叔丁基-3-(间甲苯基)环庚[b]吡咯-6(1H)-酮(**3g**)。黄棕色固体，熔点 158～163 ℃，60 mg，产率 87%，Rf = 0.4(乙酸乙酯/正己烷 = 10%)；^{1}H NMR(400 MHz，D6-DMSO) δ 11.78(s，1H)，7.56(s，1H)，7.50(s，1H)，7.38(d，J = 2.4 Hz，1H)，7.33(d，J = 7.6 Hz，1H)，7.27(s，1H)，7.23(d，J = 7.6 Hz，1H)，7.11(d，J = 7.6 Hz，1H)，2.36(s，3H)，1.37(s，9H)，1.32(s，9H) ppm；^{13}C NMR(100 MHz，D6-DMSO) δ 194.5，146.6，145.7，138.3，134.9，132.5，129.2，129.1，127.3，125.5，123.8，123.5，120.7，120.3，120.2，32.0，31.8，21.6 ppm；HRMS(ESI) m/z：$[M+H]^+ = C_{24}H_{30}NO^+$

348.2322，测得 348.2332。

（12）5,7-二叔丁基-3-(2-甲氧基苯基)环庚[b]吡咯-6(1H)-酮(**3h**)。浅黄色固体，熔点 150～155 ℃，61 mg，产率 84%，Rf = 0.4（乙酸乙酯/正己烷 = 20%）；^{1}H NMR（400 MHz，$CDCl_3$）δ 8.65（s，1H），7.39～7.29（m，4H），7.09(d，J = 2.4 Hz，1H)，7.03(dd，J = 12.5，7.8 Hz，2H)，3.81(s，3H)，1.42(s，9H)，1.36(s，9H) ppm；^{13}C NMR(100 MHz，$CDCl_3$) δ 195.0，156.9，148.0，146.4，131.6，131.4，128.4，124.8，123.2，122.1，121.0，120.7，120.3，119.1，110.9，55.4，38.1，38.0，31.8，31.7 ppm；HRMS(ESI) m/z：$[M+H]^+ = C_{24}H_{30}NO_2^+$ 364.2271，测得 364.2278。

（13）5,7-二叔丁基-3-(3,4-二甲基苯基)环庚[b]吡咯-6(1H)-酮(**3i**)。黄棕色固体，熔点 178～180 ℃，59 mg，产率 82%，Rf = 0.4（乙酸乙酯/正己烷 = 10%）；^{1}H NMR（400 MHz，$CDCl_3$）δ 8.59（s，1H），7.65（s，1H），7.30（s，1H），7.25～7.17(m，3H)，7.05(d，J = 2.4 Hz，1H)，2.32(s，6H)，1.43(s，9H)，1.39(s，9H) ppm；^{13}C NMR(100 MHz，$CDCl_3$) δ 195.2，148.2，147.0，136.9，135.0，132.0，131.9，130.0，129.9，125.9，125.3，123.7，121.0，119.0，118.4，38.1，38.1，31.9，31.7，19.9，19.5 ppm；HRMS(ESI) m/z：$[M+H]^+ = C_{25}H_{32}NO^+$ 362.2478，测得 362.2470。

（14）5,7-二叔丁基-3-(3,4,5-三甲氧基苯基)环庚[b]吡咯-6(1H)-酮(**3j**)。黄棕色固体，熔点 205～208 ℃，68 mg，产率 80%，Rf = 0.3(乙酸乙酯/正己烷 = 30%)；^{1}H NMR（400 MHz，$CDCl_3$）δ 9.04（s，1H），7.67（s，1H），7.34（s，1H），7.08(d，J = 2.5 Hz，1H)，6.67(s，2H)，3.92(s，3H)，3.90(s，6H)，1.41(d，J = 5.7 Hz，18H) ppm；^{13}C NMR(100 MHz，$CDCl_3$) δ 195.4，153.4，148.4，147.0，136.8，132.1，130.4，125.1，123.5，120.8，119.2，118.6，105.6，61.0，56.1，38.1，38.1，32.0，31.7 ppm；HRMS(ESI) m/z：$[M+H]^+ = C_{26}H_{34}NO_4^+$ 424.2482，测得 424.2477。

（15）3-(2-溴苯基)-5,7-二叔丁基环庚[b]吡咯-6(1H)-酮(**3k**)。黄棕色固体，熔点 210～215 ℃，63 mg，产率 77%，Rf = 0.4(乙酸乙酯/正己烷 = 10%)；^{1}H NMR(400 MHz，DMSO) δ 11.75(s，1H)，7.70(d，J = 7.9 Hz，1H)，7.45(s，1H)，7.39(t，J = 7.3 Hz，1H)，7.31(d，J = 7.4 Hz，1H)，7.27～7.20(m，2H)，7.04(s，1H)，1.31(s，9H)，1.19(s，9H) ppm；^{13}C NMR(100 MHz，DMSO) δ 194.2，146.7，145.5，135.6，133.4，133.2，131.8，129.5，128.2，124.2，124.2，122.6，122.0，121.2，120.2，38.1，38.0，31.8，31.8 ppm；HRMS(ESI) m/z：$[M+H]^+ = C_{23}H_{27}BrNO^+$ 412.1271，测得 412.1284。

（16）3-(4-溴苯基)-5,7-二叔丁基环庚[b]吡咯-6(1H)-酮(**3l**)。黄棕色固体，熔点 202～206 ℃，67 mg，产率 81%，Rf = 0.4(乙酸乙酯/正己烷 = 10%)；^{1}H

NMR(400 MHz, $CDCl_3$) δ 8.75(s, 1H), 7.57(d, J=8.3 Hz, 2H), 7.52(s, 1H), 7.33~7.28(m, 3H), 7.05(d, J=2.5 Hz, 1H), 1.42(s, 9H), 1.39(s, 9H) ppm; ^{13}C NMR(100 MHz, $CDCl_3$) δ 195.3, 148.6, 147.4, 133.5, 132.1, 131.9, 130.1, 124.1, 122.9, 120.8, 120.6, 118.9, 118.6, 38.1, 38.0, 31.9, 31.7 ppm; HRMS(ESI) m/z: $[M+H]^+$ = $C_{23}H_{27}BrNO^+$ 412.1271, 测得 412.1282。

(17) 5,7-二叔丁基-3-(4-氯苯基)环庚[b]吡咯-6(1H)-酮(**3m**)。黄色固体，熔点 156~161 ℃，61 mg，产率 83%，Rf=0.4(乙酸乙酯/正己烷=10%)；^1H NMR(400 MHz, $CDCl_3$) δ 8.69(s, 1H), 7.52(s, 1H), 7.42(d, J=8.4 Hz, 2H), 7.36(d, J=8.3 Hz, 2H), 7.30(s, 1H), 7.05(d, J=2.3 Hz, 1H), 1.42(s, 9H), 1.39(s, 9H) ppm; ^{13}C NMR(100 MHz, $CDCl_3$) δ 195.3, 148.5, 147.4, 133.0, 132.5, 132.0, 129.8, 128.9, 124.1, 123.0, 120.8, 118.9, 118.6, 38.1, 38.0, 31.9, 31.6 ppm; HRMS(ESI) m/z: $[M+H]^+$ = $C_{23}H_{27}ClNO^+$ 368.1776, 测得 368.1779。

(18) 5,7-二叔丁基-3-(4-氟苯基)环庚[b]吡咯-6(1H)-酮(**3n**)。浅黄色固体，熔点 214~220 ℃，53 mg，产率 76%，Rf=0.4(乙酸乙酯/正己烷=10%)；^1H NMR(400 MHz, $CDCl_3$) δ 8.68(s, 1H), 7.52(s, 1H), 7.39(dd, J=8.3, 5.6 Hz, 2H), 7.31(s, 1H), 7.14(t, J=8.6 Hz, 2H), 7.03(d, J=2.2 Hz, 1H), 1.43(s, 9H), 1.38(s, 9H) ppm; ^{13}C NMR(100 MHz, $CDCl_3$) δ 195.3, 163.1, 160.7, 148.4, 147.3, 131.9, 130.5, 130.1(d, J=7.9 Hz), 124.3, 123.1, 121.0, 119.0, 118.5, 115.7, 115.5, 38.1, 38.1, 31.9, 31.7 ppm; ^{19}F NMR(376 MHz, $CDCl_3$) δ −116.00~−116.07(m, 1F) ppm; HRMS(ESI) m/z: $[M+H]^+$ = $C_{23}H_{27}FNO^+$ 352.2071, 测得 352.2064。

(19) 5,7-二叔丁基-3-(4-(三氟甲基)苯基)环庚[b]吡咯-6(1H)-酮(**3o**)。黄棕色固体，熔点 198~200 ℃，52 mg，产率 65%，Rf=0.4(乙酸乙酯/正己烷=10%)；^1H NMR(400 MHz, $CDCl_3$) δ 8.65(s, 1H), 7.70(d, J=8.1 Hz, 2H), 7.58~7.51(m, 3H), 7.30(s, 1H), 7.12(d, J=2.6 Hz, 1H), 1.43(s, 9H), 1.39(s, 9H) ppm; ^{13}C NMR(100 MHz, $CDCl_3$) δ 195.3, 148.9, 147.7, 138.3, 132.2, 128.6, 125.7(q, J=3.7 Hz), 125.3(q, J=272.0 Hz), 123.9, 122.7, 120.8, 119.0, 118.8, 38.2, 38.1, 31.9, 31.7 ppm; ^{19}F NMR(376 MHz, $CDCl_3$) δ −62.29(s, 3F) ppm; HRMS(ESI) m/z: $[M+H]^+$ = $C_{24}H_{27}F_3NO^+$ 402.2039, 测得 402.2032。

(20) 3-([1,1′-联苯]-4-基)-5,7-二叔丁基环庚[b]吡咯-6(1H)-酮(**3r**)。黄色固体，熔点 163~166 ℃，60 mg，产率 73%，Rf=0.4(乙酸乙酯/正己烷=10%)；^1H NMR(400 MHz, $CDCl_3$) δ 8.64(s, 1H), 7.68(dd, J=10.7, 7.1 Hz,

5H), 7.53(d, J=8.1 Hz, 2H), 7.48(dd, J=12.8, 5.2 Hz, 2H), 7.37(d, J=7.3 Hz, 1H), 7.32(s, 1H), 7.12(d, J=2.4 Hz, 1H), 1.44(s, 9H), 1.41(s, 9H) ppm; ^{13}C NMR(100 MHz, $CDCl_3$)δ 195.3, 148.4, 147.2, 140.8, 139.4, 133.6, 132.1, 128.9, 128.8, 127.5, 127.3, 127.0, 124.9, 123.4, 121.0, 119.0, 118.7, 38.2, 38.1, 31.9, 31.7 ppm; HRMS(ESI) m/z: $[M+H]^+$ = $C_{29}H_{32}NO^+$ 410.2478, 测得 410.2473。

(21) 5,7-二叔丁基-3-(4-(苯硫基)苯基)环庚[b]吡咯-6(1H)-酮(**3s**)。黄色固体，熔点 182~185 ℃，62 mg，产率 70%，Rf=0.3(乙酸乙酯/正己烷=10%)；^{1}H NMR(400 MHz, $CDCl_3$)δ 8.65(s, 1H), 7.57(s, 1H), 7.41(t, J=7.2 Hz, 5H), 7.34(dd, J=14.3, 6.7 Hz, 3H), 7.28(d, J=10.3 Hz, 2H), 7.06(d, J=2.5 Hz, 1H), 1.42(s, 9H), 1.39(s, 9H) ppm; ^{13}C NMR(100 MHz, $CDCl_3$)δ 195.3, 148.5, 147.3, 135.7, 133.9, 133.5, 132.0, 131.3, 131.2, 129.3, 129.2, 127.2, 124.5, 123.1, 120.9, 119.0, 118.7, 38.2, 38.1, 31.9, 31.7 ppm; HRMS(ESI) m/z: $[M+H]^+$ = $C_{29}H_{32}NOS^+$ 442.2199, 测得 442.2200。

(22) 5,7-二叔丁基-3-(4-(4,4,5,5-四甲基-1,3,2-二氧杂硼烷-2-基)苯基)环庚[b]吡咯-6(1H)-酮(**3t**)。黄色固体，熔点 224~226 ℃，54 mg，产率 59%，Rf=0.3(乙酸乙酯/正己烷=15%)；^{1}H NMR(400 MHz, $CDCl_3$)δ 8.63(s, 1H), 7.89(d, J=7.7 Hz, 2H), 7.62(s, 1H), 7.47(d, J=7.7 Hz, 2H), 7.29(s, 1H), 7.11(d, J=2.4 Hz, 1H), 1.42(s, 9H), 1.37(s, 21H) ppm; ^{13}C NMR(100 MHz, $CDCl_3$)δ 195.2, 148.5, 147.3, 137.4, 135.2, 132.1, 127.8, 125.2, 123.4, 118.9, 118.8, 83.8, 38.1, 38.1, 31.9, 31.7, 24.9 ppm; HRMS(ESI) m/z: $[M+H]^+$ = $C_{29}H_{39}BNO_3^+$ 460.3018, 测得 460.3024。

(23) 5,7-二叔丁基-3-(萘-2-基)环庚[b]吡咯-6(1H)-酮(**3u**)。浅黄色固体，熔点 227~230 ℃，51 mg，产率 67%，Rf=0.4(乙酸乙酯/正己烷=10%)；^{1}H NMR(400 MHz, DMSO)δ 11.93(s, 1H), 8.04(d, J=8.5 Hz, 1H), 7.97(d, J=7.0 Hz, 3H), 7.70(d, J=5.2 Hz, 2H), 7.60~7.50(m, 4H), 1.42(s, 9H), 1.37(s, 9H) ppm; ^{13}C NMR(100 MHz, DMSO)δ 194.5, 146.8, 145.9, 133.9, 132.7, 132.6, 132.0, 128.7, 128.1, 128.0, 127.4, 126.9, 126.3, 126.1, 123.6, 123.4, 121.3, 120.3, 120.3, 38.1, 32.1, 31.8 ppm; HRMS(ESI) m/z: $[M+H]^+$ = $C_{27}H_{30}NO^+$ 384.2322, 测得 384.2323。

(24) 3-(4-溴苯并[d][1,3]二氧杂环庚烷-5-基)-5,7-二叔丁基环庚烷[b]吡咯-6(1H)-酮(**3v**)。黄色固体，熔点 212~216 ℃，88mg，产率 96%，Rf=0.4(乙酸乙酯/正己烷=20%)；^{1}H NMR(400 MHz, DMSO)δ 11.73(s, 1H), 7.54~7.47(m, 1H), 7.38~7.31(m, 1H), 7.22(dd, J=4.1, 2.7 Hz, 1H), 7.17~

7.07(m, 1H), 6.97~6.87(m, 1H), 6.18~6.09(m, 2H), 1.37(s, 9H), 1.27(s, 9H) ppm; ^{13}C NMR(100 MHz, DMSO) δ 194.1, 148.1, 147.6, 146.6, 145.4, 131.6, 128.6, 124.3, 122.8, 121.9, 121.3, 120.2, 114.8, 113.0, 112.4, 102.6, 38.1, 37.9, 31.9, 31.8 ppm; HRMS (ESI) m/z: [M+H]$^+$ = $C_{24}H_{27}BrNO_3^+$ 456.1169, 测得 456.1167。

(25) 3-(蒽-9-基)-5,7-二叔丁基环庚[b]吡咯-6(1H)-酮(**3w**)。黄色固体, 熔点 193~196 ℃, 75 mg, 产率 87%, Rf = 0.4 (乙酸乙酯/正己烷 = 10%); ^{1}H NMR(400 MHz, $CDCl_3$) δ 9.04(s, 1H), 8.52(s, 1H), 8.06(d, J=8.5 Hz, 2H), 7.84(d, J = 8.8 Hz, 2H), 7.48~7.43(m, 3H), 7.33(ddd, J = 8.6, 6.5, 1.1 Hz, 2H), 7.09(d, J=2.4 Hz, 1H), 6.84(s, 1H), 1.48(s, 9H), 1.08(s, 9H) ppm; ^{13}C NMR(100 MHz, $CDCl_3$) δ 195.2, 148.4, 147.4, 131.7, 131.5, 128.4, 127.1, 127.0, 125.4, 125.2, 124.3, 124.1, 121.9, 120.0, 119.1, 38.2, 37.8, 31.7, 31.5 ppm; HRMS(ESI) m/z: [M+H]$^+$ = $C_{31}H_{32}NO^+$ 434.2478, 测得 434.2481。

(26) 5,7-二叔丁基-3-(芘-1-基)环庚[b]吡咯-6(1H)-酮(**3x**)。黄色固体, 熔点 147~151 ℃, 76 mg, 产率 83%, Rf = 0.4 (乙酸乙酯/正己烷 = 10%); ^{1}H NMR(400 MHz, DMSO) δ 11.99(s, 1H), 8.29~8.17(m, 4H), 8.12(d, J= 2.4 Hz, 1H), 8.03~7.96(m, 4H), 7.60(s, 1H), 7.49(d, J=2.3 Hz, 1H), 7.08(s, 1H), 1.35(s, 9H), 1.03(s, 9H) ppm; ^{13}C NMR(100 MHz, DMSO) δ 194.3, 146.9, 145.9, 132.3, 131.5, 131.0, 130.3, 130.2, 129.4, 129.1, 127.9, 127.6, 127.5, 126.8, 126.0, 125.6, 125.4, 125.4, 124.8, 124.5, 124.1, 122.8, 122.2, 122.1, 120.4, 38.2, 37.9, 31.9, 31.7 ppm; HRMS(ESI) m/z: [M+H]$^+$ = $C_{33}H_{32}NO^+$ 458.2478, 测得 458.2475。

(27) 5,7-二叔丁基-3-(二茂铁)环庚[b]吡咯-6(1H)-酮(**3y**)。黑色固体, 熔点 175~177 ℃, 80 mg, 产率 91%, Rf = 0.4 (乙酸乙酯/正己烷 = 10%); ^{1}H NMR(400 MHz, DMSO) δ 11.51(s, 1H), 7.85(s, 1H), 7.39(s, 1H), 7.22(s, 1H), 4.46(s, 2H), 4.24(s, 2H), 4.02(s, 5H), 1.37(s, 9H), 1.31(s, 9H) ppm; ^{13}C NMR(100 MHz, DMSO) δ 194.5, 146.4, 145.2, 132.6, 124.0, 120.8, 120.5, 120.4, 119.3, 80.8, 69.3, 68.2, 67.1, 38.2, 38.0, 32.2, 31.8 ppm; HRMS (ESI) m/z: [M+H]$^+$ = $C_{27}H_{31}FeNO^+$ 441.1755, 测得 441.1742。

(28) 5,7-二叔丁基-3-(5-甲基呋喃-2-基)环庚[b]吡咯-6(1H)-酮(**3z**)。棕黄色固体, 熔点 130~134 ℃, 49 mg, 产率 72%, Rf = 0.3 (乙酸乙酯/正己烷 = 10%); ^{1}H NMR(400 MHz, $CDCl_3$) δ 8.65(s, 1H), 7.83(s, 1H), 7.26(s, 1H), 7.21(d, J = 2.6 Hz, 1H), 6.30(d, J = 3.0 Hz, 1H), 6.08(d, J =

2.8 Hz, 1H), 2.37 (s, 3H), 1.44 (s, 9H), 1.41 (s, 9H) ppm; ^{13}C NMR (100 MHz, $CDCl_3$) δ 195.1, 150.6, 148.5, 147.7, 147.3, 131.8, 123.6, 119.8, 118.8, 117.8, 115.5, 107.1, 105.9, 38.2, 38.1, 31.9, 31.6, 13.6 ppm; HRMS(ESI) m/z: $[M+H]^+ = C_{22}H_{28}NO_2^+$ 338.2115, 测得 338.2112。

(29) 5,7-二叔丁基-3-(噻吩-3-基)环庚[b]吡咯-6(1H)-酮(**3aa**)。棕黄色固体，熔点 104～110 ℃，43 mg，产率 64%，Rf = 0.4(乙酸乙酯/正己烷 = 10%)；^{1}H NMR(400 MHz, $CDCl_3$) δ 8.78(s, 1H), 7.78(s, 1H), 7.29(d, J = 3.6 Hz, 2H), 7.13(dd, J = 5.5, 2.9 Hz, 2H), 7.11～7.07(m, 1H), 1.42(d, J = 2.8 Hz, 18H) ppm; ^{13}C NMR(100 MHz, $CDCl_3$) δ 195.2, 148.6, 147.4, 136.4, 132.1, 127.7, 124.4, 124.0, 123.3, 120.9, 119.1, 118.9, 118.0, 38.2, 38.1, 31.9, 31.7 ppm; HRMS(ESI) m/z: $[M+H]^+ = C_{21}H_{26}NOS^+$ 340.1730, 测得 340.1728。

(30) 5,7-二叔丁基-3-(吡啶-3-基)环庚[b]吡咯-6(1H)-酮(**3ab**)。棕黄色固体，熔点 121～124 ℃，49 mg，产率 74%，Rf = 0.4(乙酸乙酯/正己烷 = 30%)；^{1}H NMR(400 MHz, $CDCl_3$) δ 9.13(s, 1H), 8.72(s, 1H), 8.57(d, J = 4.7 Hz, 1H), 7.75(d, J = 7.8 Hz, 1H), 7.48(s, 1H), 7.39(dd, J = 7.8, 4.9 Hz, 1H), 7.32(s, 1H), 7.11(d, J = 2.6 Hz, 1H), 1.42(s, 9H), 1.38(s, 9H) ppm; ^{13}C NMR (100 MHz, $CDCl_3$) δ 195.3, 149.3, 148.8, 147.7, 147.6, 135.8, 132.3, 130.7, 123.6, 122.4, 121.4, 120.9, 119.0, 118.9, 38.1, 38.1, 31.9, 31.7 ppm; HRMS(ESI) m/z: $[M+H]^+ = C_{22}H_{27}N_2O^+$ 335.2118, 测得 335.2116。

(31) 5,7-二叔丁基-2-(4-氯苯基)-3-苯基环庚[b]吡咯-6(1H)-酮(**3ac**)。棕黄色固体，熔点 150～154 ℃，72 mg，产率 81%，Rf = 0.4(乙酸乙酯/正己烷 = 10%)；^{1}H NMR(400 MHz, DMSO) δ 12.10(s, 1H), 7.56(s, 1H), 7.45(t, J = 7.4 Hz, 2H), 7.40～7.36(m, 3H), 7.33～7.30(m, 2H), 7.25～7.22(m, 2H), 7.21(s, 1H), 1.38(s, 9H), 1.24(s, 9H) ppm; ^{13}C NMR(100 MHz, DMSO) δ 194.3, 147.7, 146.4, 134.5, 132.3, 132.3, 130.9, 130.8, 130.2, 129.3, 129.2, 129.1, 127.6, 123.2, 123.2, 121.5, 119.9, 38.2, 38.1, 31.9, 31.8 ppm; HRMS (ESI) m/z: $[M+H]^+ = C_{29}H_{31}ClNO^+$ 444.2089, 测得 444.2087。

(32) 2-(4-溴苯基)-5,7-二叔丁基-3-苯基环庚[b]吡咯-6(1H)-酮(**3ad**)。棕黄色固体，熔点 169～173 ℃，75 mg，产率 77%，Rf = 0.4(乙酸乙酯/正己烷 = 10%)；^{1}H NMR(400 MHz, DMSO) δ 7.55(s, 1H), 7.50(d, J = 8.5 Hz, 2H), 7.46～7.42(m, 3H), 7.37(d, J = 7.3 Hz, 1H), 7.25～7.22(m, 3H), 7.20(s, 1H), 1.37(s, 9H), 1.23(s, 9H) ppm; ^{13}C NMR(100 MHz, DMSO) δ

194.3, 147.7, 146.4, 136.5, 134.4, 132.3, 132.0, 131.3, 130.8, 130.8, 130.3, 130.2, 129.5, 129.3, 127.6, 123.2, 123.2, 121.5, 120.8, 119.9, 38.2, 38.1, 31.9, 31.9 ppm; HRMS (ESI) m/z: $[M+H]^+ = C_{29}H_{31}BrNO^+$ 488.1584，测得 488.1581。

(33) 5,7-二叔丁基-2-(4-氟苯基)-3-苯基环庚[b]吡咯-6(1H)-酮(**3ae**)。棕黄色固体，熔点 143~146 ℃，73 mg，产率 86%，Rf=0.4(乙酸乙酯/正己烷=10%)；^{1}H NMR(400 MHz, DMSO) δ 12.06(s, 1H), 7.56(s, 1H), 7.47~7.42(m, 2H), 7.39~7.31(m, 3H), 7.25~7.15(m, 5H), 1.39(s, 9H), 1.25(s, 9H) ppm；^{13}C NMR(100 MHz, DMSO) δ 194.2, 147.4, 146.3, 134.6, 132.1, 130.8, 130.6, 129.8, 129.7, 129.2, 128.6(d, J=3.3 Hz), 127.5, 123.3, 123.1, 121.0, 119.9, 116.1, 115.9, 38.2, 38.1, 31.9, 31.8 ppm; ^{19}F NMR(376 MHz, DMSO) δ −114.33~−114.41(m, 1F) ppm; HRMS(ESI) m/z: $[M+H]^+ = C_{29}H_{31}FNO^+$ 428.2384，测得 428.2384。

(34) 5,7-二叔丁基-2-(3-甲氧基苯基)-3-苯基环庚[b]吡咯-6(1H)-酮(**3af**)。棕黄色固体，熔点 135~140 ℃，81 mg，产率 92%，Rf=0.4(乙酸乙酯/正己烷=20%)；^{1}H NMR(400 MHz, DMSO) δ 11.98(s, 1H), 7.52(s, 1H), 7.40(t, J=7.4 Hz, 2H), 7.33~7.29(m, 1H), 7.22~7.15(m, 3H), 7.14(s, 1H), 6.88~6.81(m, 2H), 6.75(dd, J=7.9, 2.2 Hz, 1H), 3.56(s, 3H), 1.33(s, 9H), 1.18(s, 9H) ppm；^{13}C NMR(100 MHz, DMSO) δ 194.2, 159.6, 147.4, 146.3, 134.8, 133.2, 132.0, 131.2, 130.9, 130.1, 129.2, 127.5, 123.3, 121.3, 120.0, 119.8, 113.4, 112.9, 55.3, 38.2, 38.1, 31.9, 31.8 ppm; HRMS(ESI) m/z: $[M+H]^+ = C_{30}H_{34}NO_2^+$ 440.2584，测得 440.2585。

(35) 5,7-二叔丁基-2-(3,4-二氟苯基)-3-苯基环庚[b]吡咯-6(1H)-酮(**3ag**)。无色油状，33 mg，产率 38%，Rf=0.4(乙酸乙酯/正己烷=10%)；^{1}H NMR(400 MHz, $CDCl_3$) δ 8.77(s, 1H), 7.43~7.31(m, 6H), 7.25(s, 1H), 7.10~6.98(m, 3H), 1.42(s, 9H), 1.33(s, 9H) ppm；^{13}C NMR(100 MHz, $CDCl_3$) δ 195.1, 149.2, 147.9, 133.5, 131.7, 130.6, 130.3, 129.8, 128.8, 123.8, 123.3, 118.6, 117.6, 116.2, 38.2, 38.1, 31.8, 31.7 ppm; ^{19}F NMR (376 MHz, $CDCl_3$) −136.6~−136.7(m), −138.6~−138.7(m), HRMS(ESI) m/z: $[M+H]^+ = C_{29}H_{30}F_2NO^+$ 446.2290，测得 446.2288。

(36) 5,7-二叔丁基-2-甲基-3-苯基环庚烷[b]吡咯-6(1H)-酮(**3ah**)。棕黄色固体，熔点 120~125 ℃，58 mg，产率 84%，Rf=0.4(乙酸乙酯/正己烷=10%)；^{1}H NMR(400 MHz, $CDCl_3$) δ 8.70(s, 1H), 7.47(t, J=7.5 Hz, 3H), 7.36~7.30(m, 4H), 2.37(s, 3H), 1.42(s, 9H), 1.37(s, 9H) ppm; ^{13}C NMR(100 MHz, $CDCl_3$) δ 194.8, 147.1, 147.0, 134.4, 130.3, 130.1,

128.5，126.4，123.9，122.6，121.4，119.1，38.2，38.1，31.8，31.7，12.1 ppm；HRMS(ESI)m/z：$[M+H]^+ = C_{24}H_{30}NO^+$ 348.2322，测得 348.2327。

(37) 5,7-二叔丁基-1-(4-甲氧基苯基)-3-苯基环庚[b]吡咯-6(1H)-酮(**6**)。棕色固体，熔点 143～147 ℃，83 mg，产率 95%，Rf=0.3(乙酸乙酯/正己烷=5%)；^1H NMR(400 MHz，$CDCl_3$)δ 7.67(s，1H)，7.52～7.45(m，3H)，7.41～7.36(m，1H)，7.35～7.26(m，4H)，7.12(d，J=10.1 Hz，1H)，7.13～7.04(m，2H)，3.90(s，3H)，1.41(s，9H)，1.34(s，9H) ppm；^{13}C NMR (100 MHz，$CDCl_3$)δ 195.1，159.2(d，J=4.5 Hz)，147.7(d，J=11.1 Hz)，147.1(d，J=13.7 Hz)，136.4，134.3，132.5(d，J=7.9 Hz)，131.6(d，J=5.6 Hz)，131.3，129.5，128.7(d，J=11.1 Hz)，128.6，127.2，126.7，124.5(d，J=3.9 Hz)，123.5(t，J=14.6 Hz)，121.9(d，J=5.5 Hz)，118.0，114.7(d，J=1.8 Hz)，55.6，38.2(d，J=9.2 Hz)，31.8(d，J=15.7 Hz) ppm；HRMS(ESI)m/z：$[M+H]^+ = C_{30}H_{34}NO_2^+$ 440.2584，测得 440.2579。

(38) 5,7-二叔丁基-6-氧代-3-苯基-1,6-二氢环庚[b]吡咯-2-甲醛(**7**)。黄色固体，熔点 179～182 ℃，69 mg，产率 96%，Rf=0.5(乙酸乙酯/正己烷=10%)；^1H NMR(400 MHz，$CDCl_3$)δ 11.15(s，1H)，9.60(s，1H)，7.58～7.51(m，3H)，7.48(t，J=7.1 Hz，3H)，7.29(s，1H)，1.43(s，9H)，1.34(s，9H) ppm；^{13}C NMR(100 MHz，$CDCl_3$)δ 196.3，181.3，154.7，148.6，136.6，135.7，131.3，130.8，129.3，128.8，128.4，122.4，122.4，118.8，38.6，38.0，31.8，31.6 ppm；HRMS(ESI)m/z：$[M+H]^+ = C_{24}H_{28}NO_2^+$ 362.2115，测得 362.2119。

(39) 7,9-二叔丁基-5-苯基-3-甲苯磺酰基-8H-环庚[4,5]吡咯并[1,2-c]嘧啶-8-酮(**8**)。黄色固体，熔点 228～231 ℃，73 mg，产率 72%，Rf=0.3(乙酸乙酯/正己烷=10%)；^1H NMR(400 MHz，$CDCl_3$)δ 9.03(s，1H)，8.30(s，1H)，7.93(d，J=7.9 Hz，2H)，7.62～7.55(m，3H)，7.48(dd，J=14.5，9.4 Hz，4H)，7.31(d，J=8.0 Hz，2H)，2.40(s，3H)，1.44(s，9H)，1.36(s，9H) ppm；^{13}C NMR(100 MHz，$CDCl_3$)δ 196.1，152.9，151.6，144.8，143.4，136.8，136.0，131.1，129.9，129.8，129.3，128.8，128.1，127.8，127.5，123.9，121.8，120.1，114.0，113.6，38.6，38.5，31.8，31.8，21.7 ppm；HRMS(ESI)m/z：$[M+H]^+ = C_{33}H_{35}N_2O_3S^+$ 539.2363，测得 539.2362。

(40) 5,7-二叔丁基-1-((3,5-二叔丁基-4-羟基苯基)(4-甲氧基苯基)甲基)3-苯基环庚[b]吡咯-6(1H)-酮(**9**)。黄色固体，熔点 223～226 ℃，76 mg，产率 72%，Rf=0.7(乙酸乙酯/正己烷=10%)；^1H NMR(400 MHz，$CDCl_3$)δ 7.63(s，1H)，7.40(q，J=7.4 Hz，4H)，7.32(s，1H)，7.30(d，J=7.3 Hz，1H)，7.07(d，J=8.4 Hz，2H)，6.95(s，2H)，6.89(d，J=8.4 Hz，2H)，6.65(s，

1H), 6.61(s, 1H), 5.25(s, 1H), 3.81(s, 3H), 1.38(s, 9H), 1.36(s, 18H), 1.27(s, 9H) ppm; ^{13}C NMR(100 MHz, $CDCl_3$) δ 194.9, 159.2, 153.6, 147.1, 147.0, 136.3, 134.9, 132.2, 131.6, 129.6, 129.5, 128.6, 126.3, 125.2, 123.8, 122.8, 122.4, 122.3, 118.2, 114.1, 64.7, 55.3, 38.3, 38.1, 34.4, 31.8, 31.6, 30.2 ppm; HRMS(ESI) m/z: $[M+H]^+ = C_{45}H_{56}NO_3^+$ 658.4255，测得 658.4254。

5.4 本章小结

总之，本章提出了一种新的通用策略，通过多米诺串联过程快速构建吡咯并草酮，该过程涉及1,6-亲核加成、异腈插入、氮杂环亚丙基环己烯酮环化为吡咯并草酮重排，以及随后的芳构化。该反应不需要过渡金属或化学计量氧化剂，可以通过碱促进的一步操作进行。该方法使用易于合成的 *p*-QMs 和商业上丰富的 TosMIC，显示出优异的可扩展性和广泛的底物范围，同时还解锁了新的异腈插入模式和环扩展策略。此外，在几种癌症细胞系中筛选这些吡咯烷酮化合物显示出优异的抗癌活性，这验证了该方案产生生物活性化合物的可行性。我们预计，这种环扩张策略将简化药物先导物的发现。

参考文献

[1] LIU N, SONG W, SCHIENEBECK C M, et al. Synthesis of naturally occurring tropones and tropolones [J]. Tetrahedron, 2014, 70(49): 9281-9305.

[2] GRILLO A S, SANTAMARIA A M, KAFINA M D, et al. Restored iron transport by a small molecule promotes absorption and hemoglobinization in animals [J]. Science, 2017, 356(6338): 608-616.

[3] YANG L C, WANG Y N, LIU R Y, et al. Stereoselective access to [5.5.0] and [4.4.1] bicyclic compounds through Pd-catalysed divergent higher-order cycloaddition [J]. Nat. Chem., 2020, 12: 860-868.

[4] LI J Z, MO L H, YAN L Q, et al. Organocatalytic stereoselective [8+2] cycloaddition of tropones with azlactones [J]. CCS Chem., 2022, 4(2): 650-659.

[5] LYONS D J M, EMPEL C, PACE D P, et al. Tropolonate salts as acyl-transfer catalysts under thermal and photochemical conditions: Reaction scope and mechanistic insights [J]. ACS Catal., 2020, 10(21): 12596-12606.

[6] ZHANG J, LUO Z X, WU X, et al. Photosensitizer-free visible-light-promoted glycosylation enabled by 2-glycosyloxy tropone donors [J]. Nat. Commun., 2023, 14: 8025.

[7] TON N N H, MAI B K, NGUYEN T V. Tropylium-promoted hydroboration reactions: Mechanistic insights via experimental and computational studies [J]. J. Org. Chem., 2021, 86(13): 9117-9133.

[8] ZHANG J, SHADE C M, CHENGELIS D A, et al. A strategy to protect and sensitize near-

infrared luminescent Nd^{3+} and Yb^{3+}: Organic tropolonate ligands for the sensitization of Ln^{3+}-doped $NaYF_4$ nanocrystals [J]. J. Am. Chem. Soc., 2007, 129(48): 14834-14835.
[9] ZHANG J, BADGER P D, GEIB S J, et al. Sensitization of near-infrared-emitting lanthanide cations in solution by tropolonate ligands [J]. Angew. Chem. Int. Ed., 2005, 44 (17): 2508-2512.
[10] BOLLU A, SHARMA N K. Tropolone-conjugated DNA: Fluorescence enhancement in the duplex [J]. Chem. Bio. Chem., 2019, 20(11): 1467-1475.
[11] AGAPIE C M, SAMPSON M L, GEE W J. Negative result: Assessing tropolone and its derivatives as chemical fingermark developers on paper surfaces [J]. Forensic Sci. Int., 2020, 2: 100092.
[12] DOERING W V E, KNOX L H. Synthesis of tropolone [J]. J. Am. Chem. Soc., 1950, 72(5): 2305-2306.
[13] DOERING W V E, KNOX L H. Synthesis of substituted tropolones [J]. J. Am. Chem. Soc., 1953, 75(2): 297-303.
[14] KLARNER F G, JONES M J R, MAGID R M. William von eggers doering's many research achievements during the first 65 years of his career in chemistry [J]. Acc. Chem. Res., 2009, 42(1): 169-181.
[15] DOERING W V E, KNOX L H. The cycloheptatrienylium (tropylium) ion [J]. J. Am. Chem. Soc., 1954, 76(12): 3203-3206.
[16] DOERING W V E, LABER G, VONDERWAHL R, et al. The structure of buchner acids [J]. J. Am. Chem. Soc., 1956, 78(20): 5448.
[17] MEERWEIN H, DISSELNKOTTER H, RAPPEN F, et al. On the effect of diazomethane on organic compounds in light Ⅱ [J]. Justus Liebigs Ann. Chem., 1957, 604(1): 151-167.
[18] COREY E J, BURKE H J, REMERS W A. Distinction between cycloheptatriene and bicycloheptadiene structures by nuclear magnetic resonance [J]. J. Am. Chem. Soc., 1955, 77(18): 4941-4942.
[19] BUCHNER E, CURTIUS T. Synthese von ketonsäureäthern aus aldehyden und diazoessigäther [J]. Ber. Dtsch. Chem. Ges., 1885, 18(2): 2371-2377.
[20] BUCHNER E. Ueber pseudophenylessigsäure [J]. Ber. Dtsch. Chem. Ges., 1896, 29 (1): 106-109.
[21] VOGEL E. Small carbon rings [J]. Angew. Chem., 1960, 72(1): 4-26.
[22] HUDLICKY T, FAN R, REED J W, et al. Divinylcyclopropane-cycloheptadiene rearrangement [M]. Organic Reaction, Vol. 41 (Eds.: L. A. Paquette), John Wiley & Sons, Inc., 1992: 1-133.
[23] HUDLICKY T, REED J W. From discovery to application: 50 Years of the vinylcyclopropane-cyclopentene rearrangement and its impact on the synthesis of natural products [J]. Angew. Chem. Int. Ed., 2010, 49(29): 4864-4876.
[24] SEGANISH W M, DESHONG P. Application of aryl siloxane cross-coupling to the synthesis of allocolchicinoids [J]. Org. Lett., 2006, 8(18): 3951-3954.
[25] CAI Z, REN Y, LI X, et al. Functional isocyanide-based polymers [J]. Acc. Chem. Res., 2020, 53(12): 2879-2891.

[26] SONG B, XU B. Metal-catalyzed C—H functionalization involving isocyanides [J]. Chem. Soc. Rev., 2017, 46(4): 1103-1123.

[27] GIUSTINIANO M, BASSO A, MERCALLI V, et al. To each his own: Isonitriles for all flavors. functionalized isocyanides as valuable tools in organic synthesis [J]. Chem. Soc. Rev., 2017, 46(5): 1295-1357.

[28] BANFI L, RIVA R. The Passerini Reaction [M]. Org. React., Wiley, New York, 2005, 65: 1-140.

[29] SLOBBE P, RUIJTER E, ORRU R V A. Recent applications of multicomponent reactions in medicinal chemistry [J]. Med. Chem. Commun., 2012, 3(10): 1189-1218.

[30] SADJADI S, HERAVI M M, NAZARI N. Isocyanide-based multicomponent reactions in the synthesis of heterocycles [J]. RSC Adv., 2016, 6(58): 53203-53272.

[31] LYGIN A V, DE MEIJERE A. Isocyanides in the synthesis of nitrogen heterocycles [J]. Angew. Chem. Int. Ed., 2010, 49(48): 9094-9124.

[32] LIANG H, YANG Z, JIANG K, et al. Atom-economic silver-catalyzed difunctionalization of the isocyano group with cyclic oximes: Towards pyrimidinediones [J]. Angew. Chem. Int. Ed., 2018, 57(20): 5720-5724.

[33] HU Z, DONG J, MEEN Y, et al. Silver-catalyzed chemoselective [4+2] annulation of two isocyanides: A general route to pyridone-fused carbo- and heterocycles [J]. Angew. Chem. Int. Ed., 2017, 56(7): 1805-1809.

[34] BOYARSKIY V P, BOKACH N A, LUZYANIN K V, et al. Metal-mediated and metal-catalyzed reactions of isocyanides [J]. Chem. Rev., 2015, 115(7): 2698-2779.

[35] COLLET J W, ROOSE T R, RUIJTER E, et al. Base metal catalyzed isocyanide insertions [J]. Angew. Chem. Int. Ed., 2020, 59(2): 540-558.

[36] ZHANG B, STUDER A. Recent advances in the synthesis of nitrogen heterocycles via radical cascade reactions using isonitriles as radical acceptors [J]. Chem. Soc. Rev., 2015, 44(11): 3505-3521.

[37] GAI K, FANG X, LI X, et al. synthesis of spiro [2.5] octa-4,7-dien-6-one with consecutive quaternary centers via 1,6-conjugate addition induced dearomatization of para-quinone methides [J]. Chem. Commun., 2015, 51(87): 15831-15834.

[38] DENG Y, CHU W, SHANG Y, et al. $P(NMe_2)_3$-mediated umpolung spirocyclopropanation reaction of *p*-quinone methides: Diastereoselective synthesis of spirocyclopropane-cyclohexadienones [J]. Org. Lett., 2020, 22(21): 8376-8381.

[39] KALE S B, JORI P K, THATIKONDA T, et al. 1,6-Conjugate-addition-induced [2+1] annulation of para-quinone methides and pyrazolones: Synthesis of bis-spiro compounds with contiguous quaternary spiro-centers [J]. Org. Lett., 2019, 21(19): 7736-7740.

[40] KUMAR K. TosMIC: A powerful synthon for cyclization and sulfonylation [J]. Chemistry Select, 2020, 5(33): 10298-10328.

6 有机光催化位点选择性自由基氘代

6.1 概　　述

氘标记分子广泛应用于药物代谢[1]、生命科学[2]、机理研究[3]、质谱分析[4]和氘代药物的开发[5]。由于美国食品药品监督管理局于2017年批准了第一种氘代药物氘代丁苯那嗪上市[6]，将氘原子引入有机分子，特别是母体药物和候选药物，引起了相当大的关注[7-9]。与还原氘化[10-12]、脱官能氘化[13-14]或氘标记前体的多步合成相比[15-16]，通过C—H活化机制直接H/D交换是获得氘标记化合物的最有效和最广泛研究的方法。

苄基C—H键在生物活性分子中很常见，最畅销的200多种药物中有20%以上含有这种结构基序[17]。一般来说，药物中的苄基位点很容易被细胞色素P450氧化酶代谢[18]。将氘掺入苄基位置可以增强含苄基治疗剂的代谢稳定性，从而提高疗效并降低潜在毒性。因此，在过去的几十年里，人们付出了巨大的努力，通过使用昂贵的金属或强碱/酸催化剂来完成苄基C—H键的H/D交换反应（见图6-1）[19]。尽管这些方法通常对苄基C—H键的反应显示出高活性，但从历史上看，它们的苄基H/D交换反应更倾向于空间位阻较小的苄基C—H键；此外，由于反应条件恶劣，这些闭壳策略的固有局限性损害了它们对复杂药物和天然产物后期修饰的实用性和潜力。

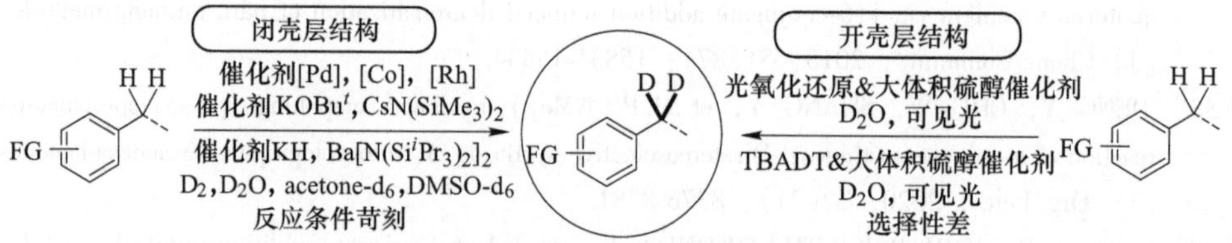

图6-1　已报道的苄基氢/氘交换：大多局限于空间位阻小的苄基C—H键

因此，迫切需要与高灵敏度模式兼容的新的H/D交换标记方法，如大体积或结构复杂分子的H/D交换。2017年，MacMillan等人通过结合用于提供α-氨基自由基的光氧化还原催化剂和用于从D_2O或T_2O转移同位素原子（D或T）的大体积硫醇催化剂，成功实现了自由基氢同位素交换（HIE）在复杂药物或候选药物中的应用，同时还显示出苄基C—H键中等的氘插入率的案例（见图6-1）[20]。

Derdau 等人通过使用更强的有机碱，成功地将这种自由基 H/D 交换方法应用于伯胺，从而使肽类药物或候选药物的 α-氘化成为可能[21]。使用十钨酸四丁基铵（TBADT）氢原子转移（HAT）光催化剂[22]，Wu 等人报道了在氘水的存在下，通过 HAT 产生的苄基自由基，可用大体积的硫醇 HAT 催化剂进行氘化，而其他氢原子，如杂原子 α 位和甲酰基氢原子，则不可避免地也会发生交换。这些开创性的工作证明了自由基 H/D 交换在结构复杂分子的后期修饰中的潜力。然而，在提高催化选择性、效率和底物范围方面仍存在重大差距，尚未证明空间位阻苄基 C—H 键及相关药物和天然产物的氘化。

由于上述金属光氧化还原催化过程涉及大尺寸的巯基自由基介导的连续 HAT 和 H/D 交换步骤，因此很难控制它们对空间位阻大的苄基 C—H 键（如三苯甲基 C—H 键）的反应性和区域选择性。我们认为，要实现这一目标，应满足以下要求：（1）光催化剂和 HAT 催化剂应绿色、无味、廉价，以开发出经济绿色的方法；（2）含有空间位阻苄基 C—H 键的底物应易于获得，以方便考察其底物范围；（3）HAT 催化剂的尺寸必须足够小，以有效识别空间位阻的苄基 C—H 键和催化的自由基 HAT 和 H/D 交换，从而促进高水平的氘原子掺入；（4）反应组分的选择性和反应性应与产生的自由基物种完美匹配，以有效减少副反应并提高选择性，如交叉和区域选择性。

在此，我们报告为实现这一目标所做的努力。依据我们在先前研究工作中积累的关于溴自由基介导喹喔啉酮的 HAT 产生亚胺自由基[23-24]和对亚甲基醌（*p*-QMs）的质子耦合电子转移（PCET）活化[25]产生二芳基甲烷自由基[26]的机理证据，瞬态杂芳烃自由基 Ⅰ 和共振稳定的二芳基甲烷自由基Ⅲ之间的交叉选择性自由基偶联，以及随后的自由基 H/D 交换，将为使用廉价的 D_2O 和小尺寸溴自由基在空间位阻苄基 C—H 键上进行自由基氘化提供一种前所未有的方法（见图 6-2）。预计通过连续氢原子转移（HAT）和氘原子转移（DAT）同时交叉、

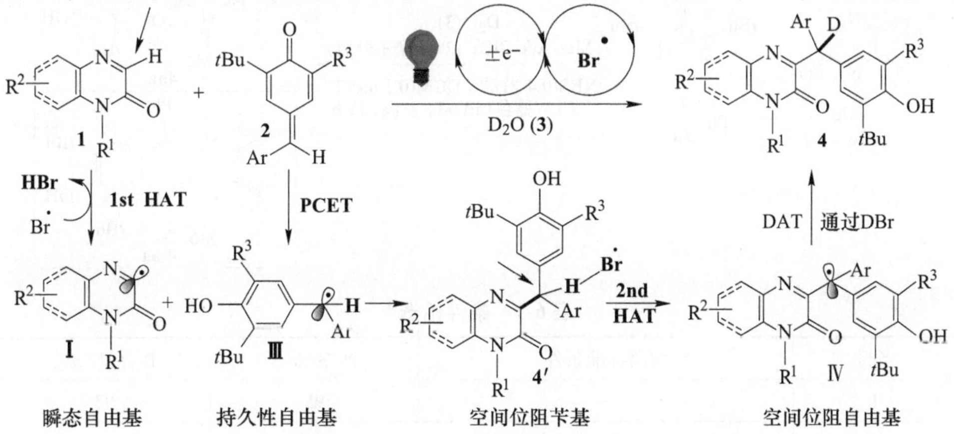

图 6-2 连续氢原子转移介导的空间位阻苄基 C—H 氘代

化学和区域选择性组装具有潜在生物活性的氘代喹喔啉酮二芳基甲烷偶联产物，可以增强该方案的潜力。溴自由基对 N=C—H 和三苯甲基 C—H 键表现出精确的位点识别。反应以高效率（高达 95%的收率）和优异的 D-掺入率（高达 96%）进行。

6.2　立体阻碍苄基 C—H 氘化反应研究

6.2.1　条件筛选

为了探索这一假设的可行性，我们选择了易得的喹喔啉-2(1H)-酮（**1a**）与 *p*-QM(**2a**）的还原偶联反应作为模型反应，通过使用 NBS 作为氢和氘原子转移（HAT 和 DAT）催化剂，有机染料 Mes-Acr$^+$ ClO_4^-作为有机光催化剂，廉价的 D_2O(**3**）作为室温下二氯甲烷中的氘源来评估我们的建议（见表 6-1）。以 96%的收率获得了所需的偶联产物 **4aa**，其中 D 的掺入率为 93%（见表 6-1 中条目 1）。相比之下，当反应在没有 D_2O 的情况下进行时，反应效率得以保持，并产生了非氘化产物 **4′aa**(见表 6-1 中条目 2)。当 KBr 和 NIS 在相同条件下使用时，反应显著停止（见表 6-1 中条目 3~4)。然后，使用 NCS 代替 NBS 来测试氯自由基的影响，发现结果并不理想（见表 6-1 中条目 5)。使用其他有机光催化剂，如曙红 Y 和 4CzIPN，反应收率急剧下降（见表 6-1 中条目 6)。此外，还评估了其他溶剂，在乙醇和 DMSO 中没有发生反应（见表 6-1 中条目 7)。对照实验表明，NBS、光催化剂和光照射是影响反应成功的关键因素（见表 6-1 中条目 8~10)。

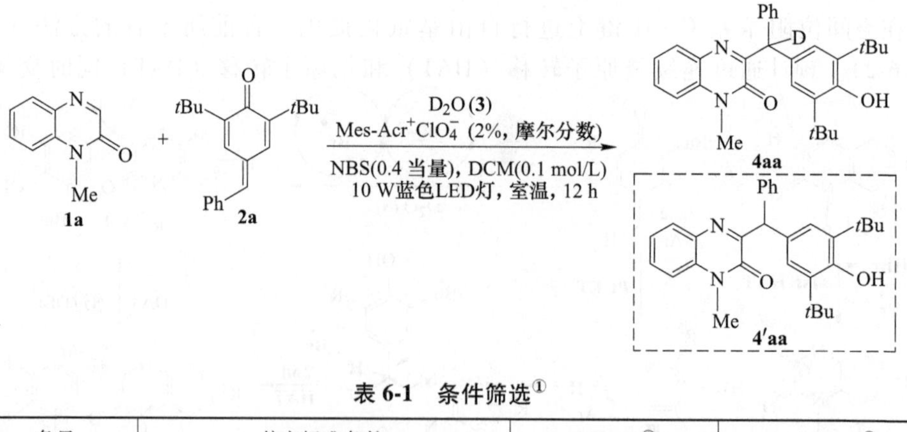

表 6-1　条件筛选①

条目	偏离标准条件	产率/%②	D 含量/%③
1	—	95	93
2④	无 D_2O	96	—

续表 6-1

条目	偏离标准条件	产率/%②	D 含量/%③
3	KBr 代替 NBS	0	—
4	NIS 代替 NBS	0	—
5	NCS 代替 NBS	23	—
6	Eosin Y，4CzIPN 作为 PC	0	—
7	EtOH，DMSO 为溶剂	0	—
8	无 NBS	<5	—
9	无 PC	<10	—
10	无光	<5	—

注：DCM 为二氯甲烷，NBS 为 N-溴代丁二酰亚胺，NCS 为 N-氯代丁二酰亚胺，NIS 为 N-碘代丁二酰亚胺，Eosin Y 为曙红 Y，4CzIPN 为 2,4,5,6-四（9-咔唑基）-间苯二腈。

① 除非另有说明，否则反应在室温、N_2 气氛和 10W 蓝色 LED 的溶剂（1 mL）中用 **1a**(0.1 mmol)、**2a**(0.15 mmol)、PC(光催化剂，2%，摩尔分数)、D_2O(**3**，2 mmol）和溴自由基前体（40%，摩尔分数）进行 12 h。

② 分离产率。

③ 通过 ^{1}H NMR 测定。

④ **4′aa** 产品的产量。

6.2.2 底物范围拓展

在证明了这种还原性交叉偶联-自由基氘化反应的可行性（见表 6-1 中条目 1）后，我们开始评估底物范围。一般来说，所开发的溴自由基介导偶联/氘化策略显示出喹喔啉酮 N = C_{sp^2}—H 键以及偶联产物的叔苄基 C_{sp^3}—H 键的高选择性 C—H 官能化，而其他反应性 C—H 键不受影响，因此各种 *p*-QMs 和喹喔啉酮都是合适的底物（见图 6-3 和图 6-4）。具体而言，在苯环的对位、邻位或间位具有供电子和吸电子官能团的各种 *p*-QMs 均适用于这种偶联/氘化串联过程，在优异的 D-掺入（90%~95%）下具有良好至优异的收率（78%~95%）。

6.2.3 合成应用

对于喹喔啉-2(1H)-酮的范围（见图 6-4），一系列具有各种 *N*-保护基团的喹喔啉-2(1H)-酮，如烷基、苄基、苯基、酮基、酯基、烯基、炔基、卤代烷基和乙醇基，在最佳条件下具有良好的相容性，以 78%~95% 的收率和高 D 掺入率（87%~95%）得到目标氘化产物 **4ba~4ra**。这些氘化产物的结构通过化合物 **4Ca** 的 X 射线单晶衍射分析得到证实。含有未受保护的极性基团（如游离 OH 或

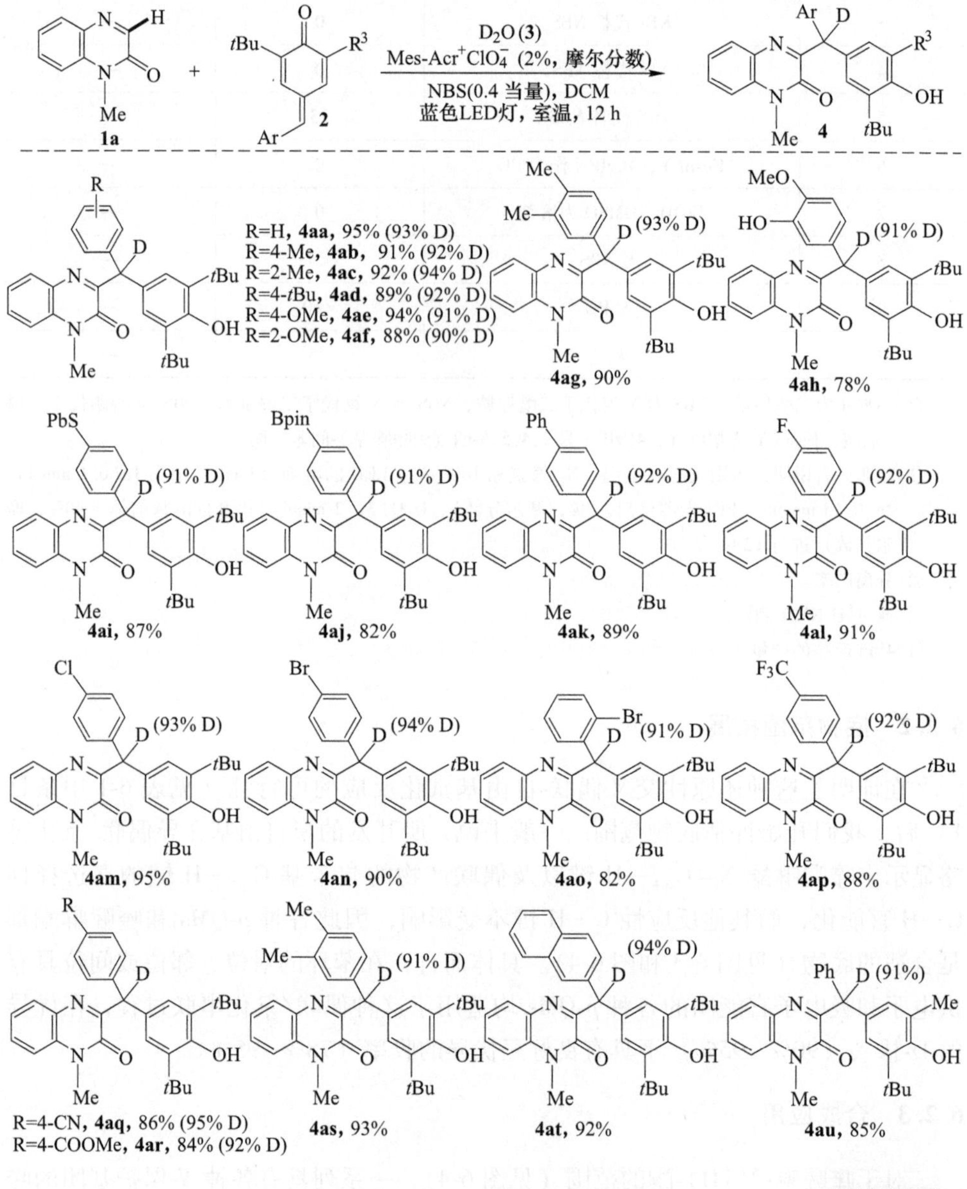

图 6-3　*p*-QMs 的底物范围考察

[CCDC 号是剑桥晶体数据中心（Cambridge Crystallographic Data Centre）分配给新化合物的唯一标识符。**4Ca** 的结构通过 X 射线晶体分析确定（CCDC：2377163），这些数据可以通过 www. ccdc. cam. ac. uk 查询]

图 6-3 彩图

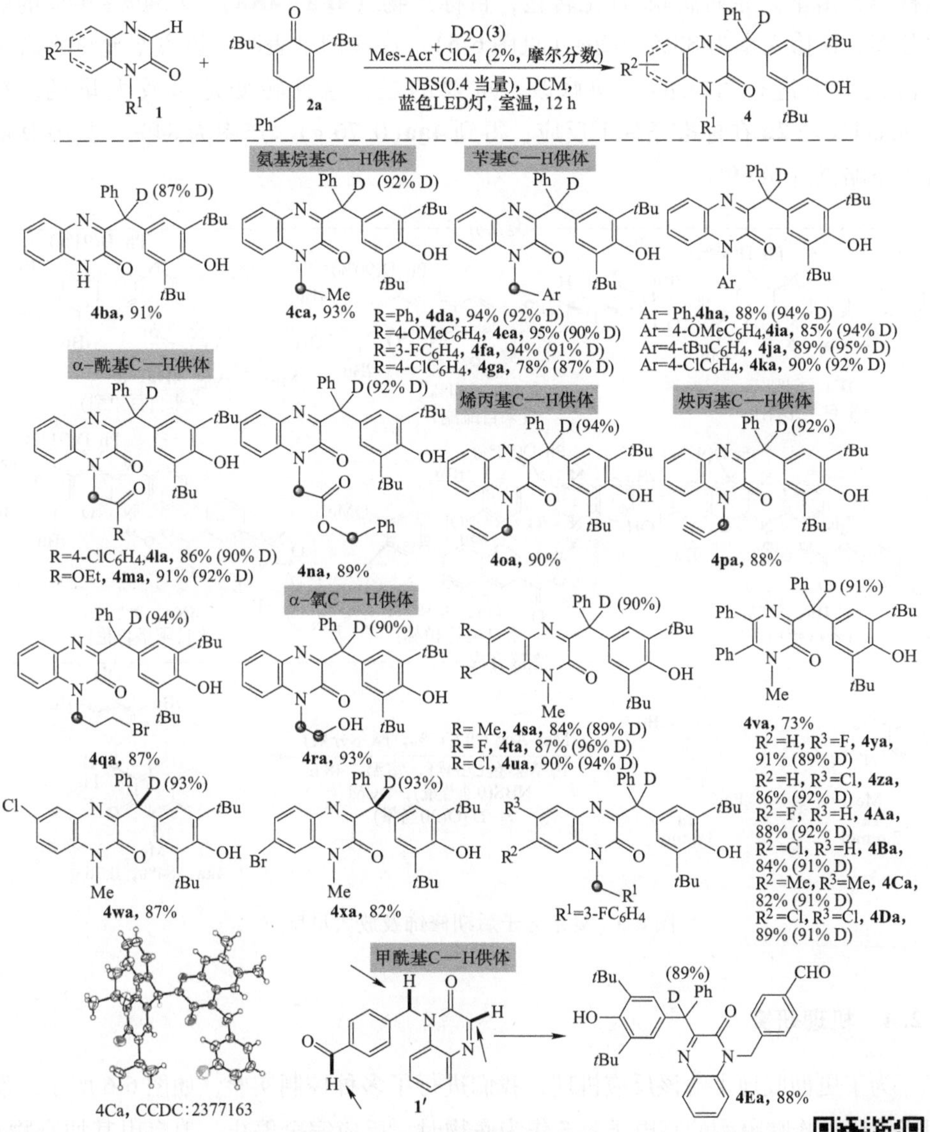

图 6-4 喹喔啉酮的底物范围考察

图 6-4 彩图

NH）的喹喔啉-2(1H)-酮，以优异的产率和高水平的 D 掺入得到了所需的氘化产物 **4ba** 和 **4ra**。值得一提的是，我们发现当含有醛和苄基的喹喔啉酮 **1′** 受到该双催化体系的作用时，只有 N=C_{sp^2}—H 和原位产生的叔苄基 C_{sp^3}—H 被溴自由基活化，而甲酰基和 *N*-苄基 C—H 键不受影响。

含喹喔啉酮的天然产物和药物分子，如伞形酮（**4Fa**）、雌酮（**4Ga**）、百里酚（**4Ha**）、布洛芬（**4Ia**）、阿达帕林（**4Ja**）和阿塔鲁伦（**4Ka**），很容易参与这种溴自由基介导的偶联/氘化转化，目标产物（**4Fa～4Ka**）以 54%～94%的收率分离，D 掺入率为 88%～92%（见图 6-5）。这些例子表明，该方案允许在合成药物化学中进行可靠的后期修改。重要的是，这种转变是可放大量的。**1a**（2 mmol）与 **2a** 在标准条件下反应，得到 **4aa**(0.76 g)，产率为 84%，其中 D 的掺入量略微降至 89%。

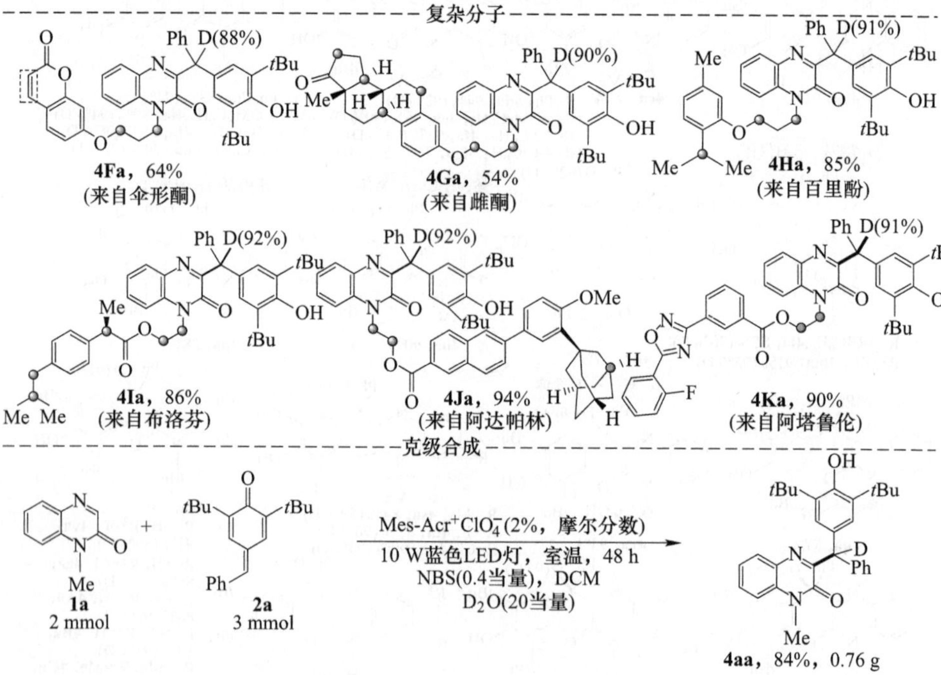

图 6-5　复杂分子后期修饰及放大量反应

6.2.4　机理研究

为了更彻底地了解该反应机理，我们进行了多种控制实验，如图 6-6 所示。发现当使用含喹喔啉酮的富电子苯 **5** 作为底物时，反应完全停止，溴自由基加合物 **6** 以 37%的收率被分离出来（见图 6-6 中（1））。当 1,1-二苯基乙烯 **7** 在没有起始原料的情况下进行反应时，还产生了溴自由基捕获加合物 **8**(见图 6-6 中（2））。这些结果证明了溴自由基在还原偶联过程中的重要作用。在反应体系中加入 TEMPO 作为自由基清除剂，完全抑制了偶联氘化过程。同时，通过 HRMS 测量分别检测到 TEMPO 与喹喔啉酮自由基和二芳基甲基自由基的捕获加合物 **9** 和 **10**(见图 6-6 中（3））。这一结果清楚地证实了该体系中确实存在二芳基甲烷自由基和喹喔啉酮自由基。为了进一步了解 H/D 交换的机理，使用粗 ^{1}H NMR 光谱和 HRMS 分析进行了一些对照实验。当在标准反应条件下使用非氘代偶联产物 **4′aa** 时，氘代产物 **4aa** 的产率为96%，D 掺入率为92%（见图6-6中（4））。将 TEMPO 置于反应体系中，H/D 交换过程被完全抑制，相应的 TEMPO 加合物 **11** 被 HRMS 检测到（见图6-6中（5））。通过在4 h后加入 TEMPO 进行类似的反应，氘化反应迅速完成（见图6-6中（6））。这些结果表明，溴自由基介导的叔苄基-C_{sp^3}—H 键的 H/D 交换在机理上是氘化产物 **4** 产生的原因。

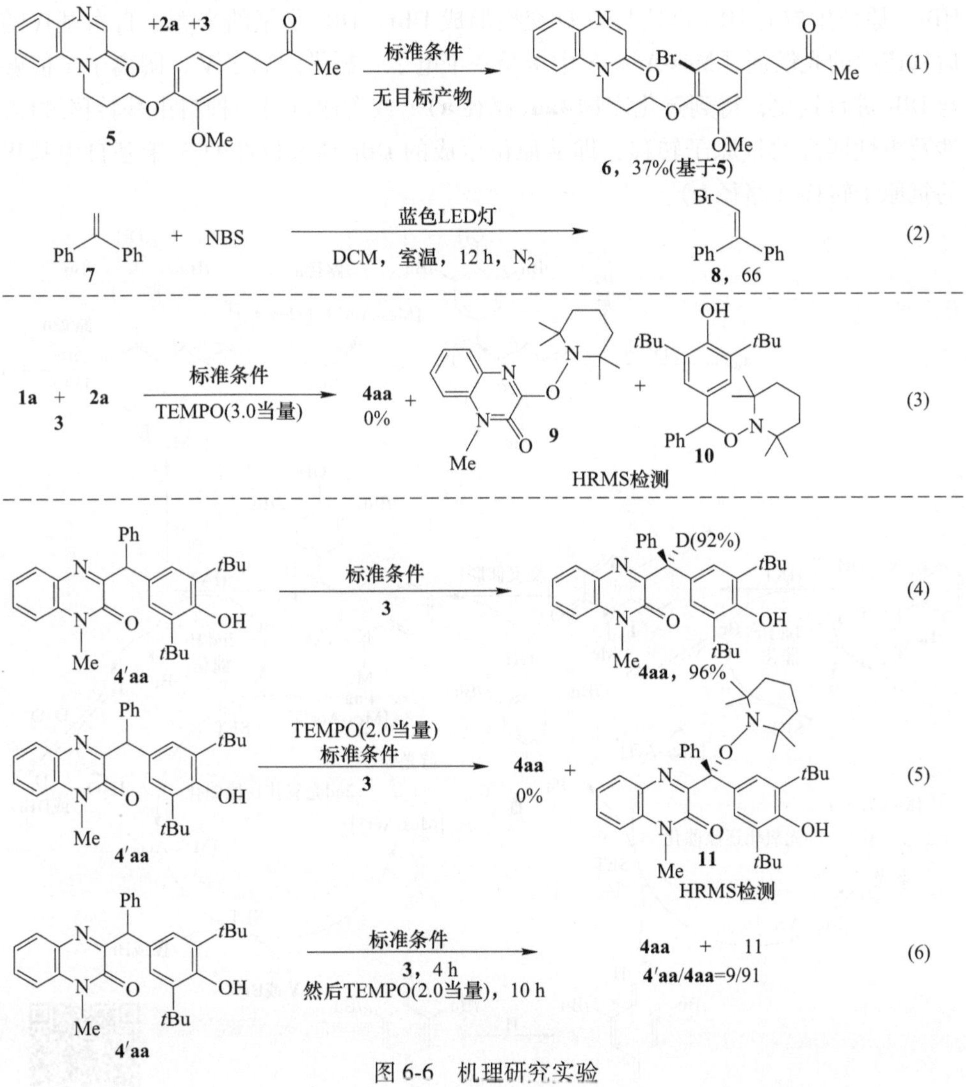

图6-6 机理研究实验

基于上述实验，图6-7提出了一种协同机制。激发态光催化剂 Mes-Acr$^+$$ClO_4^-$［$^*E_{1/2}^{red}$ = +2.06 V vs. SCE］是一种强氧化剂，可以实现溴阴离子［E^0(Br·/

Br^-)=+1.60 V vs. SCE］的单电子氧化，产生溴自由基。瞬态溴自由基对喹喔啉酮 **1a** 的 N═C_{sp^2}—H 键的氢原子进行位点选择性提取，以产生亚胺自由基 **I** 并释放 HBr。生成的 H^+ 将与 *p*-QMs **2a** 形成氢键复合物 **Ⅱ**，促进光催化剂还原形式的电子转移，提供二芳基甲烷自由基 **Ⅲ**。然后，自由基 **Ⅲ** 可以与自由基 **I** 偶联，产生交叉偶联中间体 **4′aa**。在氘化阶段，通过第二次光氧化循环产生的溴自由基从 **4′aa** 的叔苄基 C_{sp^3}—H 中选择性地提取一个氢原子，产生叔苄基自由基 **Ⅳ** 并释放 HBr。原位生成的 HBr 迅速与 D_2O 交换形成 DBr，DBr 是氘的来源。自由基 **Ⅳ** 随后从还原的光敏剂［Mes-Acr］· 中接受一个电子，提供阴离子 **V**，阴离子 **V** 能够与 DBr 进行氘化，得到氘化产物 **4aa**（路径 **a**）。或者通过另一种自由基转移过程，涉及极性匹配的氘原子转移，即从原位生成的 DBr 到亲核性的 3°苄基自由基 **Ⅳ** 的氘原子转移（路径 **b**）。

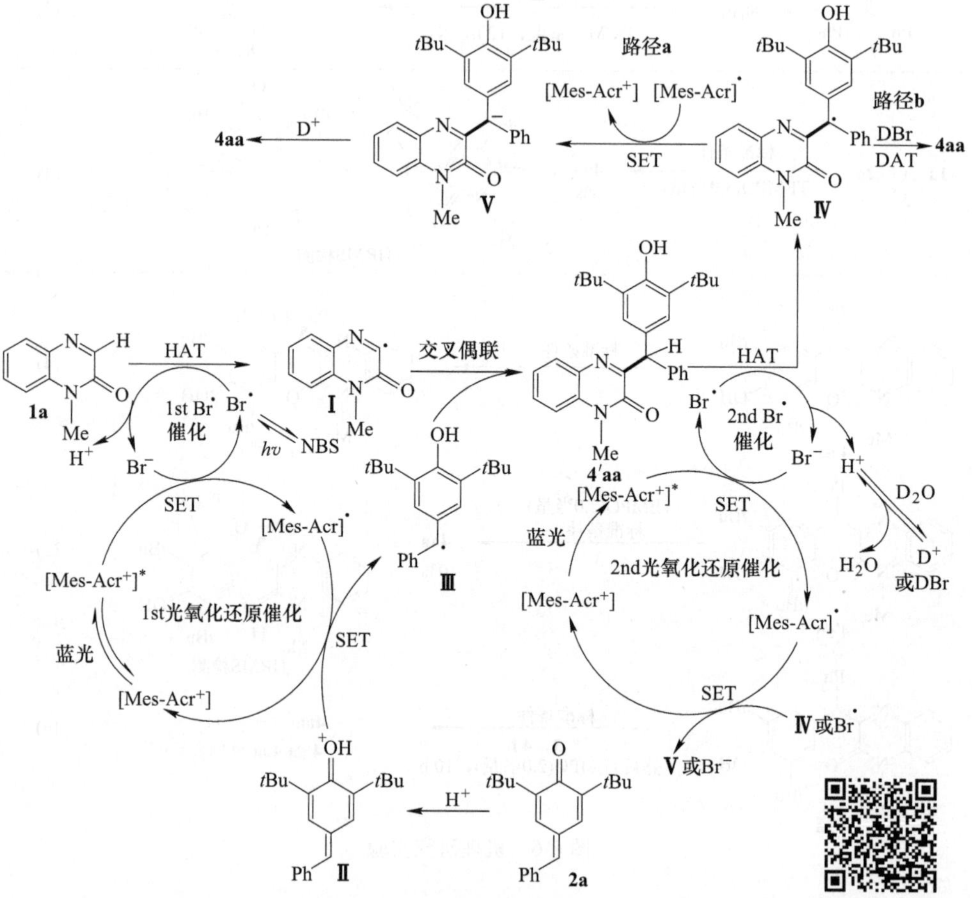

图 6-7 彩图

图 6-7　机理假设

6.3 实验部分及化合物相关数据

6.3.1 试剂与仪器

同 2.3.1 节。

6.3.2 立体位阻性苄基位点选择性氘化的一般方法及其表征数据

将喹喔啉酮**1**(0.1 mmol，1 当量) 加入装有磁力搅拌棒和含有氮气入口的 10 mL 玻璃小瓶中，然后将 NBS(0.04 mmol，0.4 当量，7 mg)、对甲基醌*p*-QMs **2**(0.15 mmol，1.5 当量)、D_2O **3**(2 mmol，20 当量，36 uL)、Mes-Acr$^+$ ClO_4^-(0.002 mmol，2%摩尔分数，1.3 mg) 以及干燥 DCM(1 mL) 加入。通过抽空烧瓶并用氮气回填三次来吹扫混合物，然后将其放置在配备有 10W 蓝光发光二极管 (LED) 条的照射装置中。所得混合物在室温下搅拌 12 h。粗产物通过柱色谱法 (硅胶，EtOAc：正己烷=1：10~1：5) 纯化，得到所需产物**4**。

(1) 3-((3,5-二叔丁基-4-羟基苯基)(苯基)甲基-d)-1-甲基喹喔啉-2(1H)-酮(**4aa**)。通过快速色谱法 (乙酸乙酯/正己烷=20%) 分离出黄色油状产物**4aa**(43.3 mg，95%)，氘代率 (^{1}H NMR) 93%。^{1}H NMR(400 MHz，$CDCl_3$) δ 7.84(dd，J=7.9，1.3 Hz，1H)，7.53~7.39(m，5H)，7.32~7.24(m，3H)，7.18(ddd，J=9.0，5.9，2.2 Hz，2H)，6.24(s，0.07H)，5.09(s，1H)，3.64(s，3H)，1.40(s，18H) ppm；^{13}C NMR(100 MHz，$CDCl_3$) δ 161.1，154.8，152.7，142.3，135.4，133.0，132.7，131.2，130.3，129.9，129.2，128.3，126.5，126.4，123.5，113.5，51.5~50.9(m)，34.5，30.5，30.4，29.4 ppm；HRMS(ESI) m/z：$[M+H]^+$=$C_{30}H_{34}DN_2O_2^+$ 456.2756，测得 456.2753。

(2) 3-((3,5-二叔丁基-4-羟基苯基)(对甲苯基)甲基-d)-1-甲基喹喔啉-2(1H)-酮(**4ab**)。通过快速色谱法 (乙酸乙酯/正己烷=20%) 分离出黄色油状产物**4ab**(42.7 mg，91%)，氘代率 (^{1}H NMR) 92%。^{1}H NMR(400 MHz，$CDCl_3$) δ 7.85(dd，J=7.9，1.1 Hz，1H)，7.53~7.46(m，1H)，7.42(d，J=4.3 Hz，2H)，7.35(d，J=8.1 Hz，2H)，7.32~7.27(m，1H)，7.24(t，J=4.0 Hz，1H)，7.08(d，J=7.8 Hz，2H)，6.19(s，0.08H)，5.07(s，1H)，3.66(s，3H)，2.28(s，3H)，1.40(s，18H) ppm；^{13}C NMR(100 MHz，$CDCl_3$) δ 161.2，154.8，152.6，139.3，135.9，135.3，133.0，132.7，131.3，130.3，129.8，129.0，126.5，123.4，113.5，51.7~49.9(m)，34.4，30.4，29.4，21.1 ppm；HRMS(ESI) m/z：$[M+H]^+$=$C_{31}H_{36}DN_2O_2^+$ 470.2912，测得 470.2917。

(3) 3-((3,5-二叔丁基-4-羟基苯基)(邻甲苯基)甲基-d)-1-甲基喹喔啉-2(1H)-酮(**4ac**)。通过快速色谱法 (乙酸乙酯/正己烷=20%) 分离为黄色固体

4ac(43.2 mg，92%)，氘代率（^{1}H NMR）94%。^{1}H NMR(400 MHz，$CDCl_3$)δ 7.83(dd，J=7.9，1.3 Hz，1H)，7.58~7.42(m，1H)，7.38~7.22(m，5H)，7.20~7.00(m，3H)，6.35(s，0.06H)，5.07(s，1H)，3.66(s，3H)，2.45(s，3H)，1.40(s，18H)ppm；^{13}C NMR(100 MHz，$CDCl_3$)δ 161.2，154.7，152.5，140.4，136.8，135.2，133.0，132.7，130.4，130.4，130.1，129.8，128.3，126.9，126.4，125.7，123.5，113.5，48.3 ~ 47.7（m），34.4，30.4，29.3，20.3 ppm；HRMS(ESI)m/z：$[M+H]^+ = C_{31}H_{36}DN_2O_2^+$ 470.2912，测得470.2916。

（4）3-((4-(叔丁基)苯基)(3,5-二叔丁基-4-羟基苯基)甲基-d)-1-甲基喹喔啉-2(1H)-酮(**4ad**)。通过快速色谱法（乙酸乙酯/正己烷=20%）分离出黄色固体**4ad**(45.5 mg，89%)，氘代率（^{1}H NMR）92%。^{1}H NMR(400 MHz，$CDCl_3$)δ 7.86(d，J=7.9 Hz，1H)，7.51~7.37(m，5H)，7.29(dt，J=6.2，2.8 Hz，3H)，7.24~7.13(m，1H)，6.21(s，0.08H)，5.07(s，1H)，3.65(s，3H)，1.41(s，18H)，1.27(s，9H)ppm；^{13}C NMR(100 MHz，$CDCl_3$)δ 161.2，154.9，152.6，149.0，139.2，135.3，133.0，132.8，131.4，130.3，129.8，128.7，126.5，125.2，123.4，113.5，51.0 ~ 50.3（m），34.5，34.4，31.4，30.4，29.4 ppm；HRMS(ESI)m/z：$[M+H]^+ = C_{34}H_{42}DN_2O_2^+$ 512.3382，测得512.3383。

（5）3-((3,5-二叔丁基-4-羟基苯基)(4-甲氧基苯基)甲基-d)-1-甲基喹喔啉-2(1H)-酮(**4ae**)。通过快速色谱法（乙酸乙酯/正己烷=20%）分离出黄色固体**4ae**(45.6 mg，94%)，氘代率（^{1}H NMR）91%。^{1}H NMR(400 MHz，$CDCl_3$)δ 7.85(dd，J=7.9，1.1 Hz，1H)，7.55~7.46(m，1H)，7.44~7.35(m，4H)，7.30(t，J=7.6 Hz，1H)，7.25(d，J=8.3 Hz，1H)，6.82(d，J=8.7 Hz，2H)，6.18(s，0.09H)，5.07(s，1H)，3.75(s，4H)，3.66(s，3H)，1.40(s，18H)ppm；^{13}C NMR(100 MHz，$CDCl_3$)δ 161.3，158.2，154.8，152.5，135.4，134.3，133.0，132.7，131.5，130.3，130.2，130.2，129.8，126.4，126.4，123.5，113.7，113.5，55.2，50.7 ~ 50.1（m），34.4，30.4，29.4 ppm；HRMS(ESI)m/z：$[M+H]^+ = C_{31}H_{36}DN_2O_3^+$ 486.2861，测得486.2865。

（6）3-((3,5-二叔丁基-4-羟基苯基)(2-甲氧基苯基)甲基-d)-1-甲基喹喔啉-2(1H)-酮(**4af**)。通过快速色谱法（乙酸乙酯/正己烷=20%）分离出黄色固体**4af**(42.7 mg，88%)，氘代率（^{1}H NMR）90%。^{1}H NMR(400 MHz，$CDCl_3$)δ 7.78(dd，J=7.9，1.0 Hz，1H)，7.54~7.42(m，1H)，7.37(s，2H)，7.30~7.22(m，2H)，7.18(td，J=8.0，1.6 Hz，1H)，7.13(dd，J=7.6，1.5 Hz，1H)，6.87(t，J=7.2 Hz，1H)，6.82(d，J=8.1 Hz，1H)，6.48(s，0.1H)，5.08(s，1H)，3.72(s，3H)，3.67(s，3H)，1.40(s，18H)ppm；^{13}C NMR(100 MHz，$CDCl_3$)δ 162.0，156.8，154.6，152.6，135.4，133.1，132.7，131.8，130.1，129.4，129.4，127.5，127.1，123.2，120.1，113.4，110.4，

55.7，45.6，34.4，30.4，29.3 ppm；HRMS(ESI) m/z：$[M+H]^+ = C_{31}H_{36}DN_2O_3^+$ 486.2861，测得486.2866。

(7) 3-((3,5-二叔丁基-4-羟基苯基)(3,4-二甲基苯基)甲基-d)-1-甲基喹喔啉-2(1H)-酮(**4ag**)。通过快速色谱法（乙酸乙酯/正己烷=20%）分离出黄色固体**4ag**(43.5 mg，90%)，氘代率（^{1}H NMR）93%。^{1}H NMR(400 MHz，$CDCl_3$) δ 7.86(d，J = 7.9 Hz，1H)，7.57～7.41(m，3H)，7.37～7.27(m，1H)，7.23(dd，J = 12.3，6.0 Hz，3H)，7.03(d，J = 7.6 Hz，1H)，6.16(s，0.07H)，5.07(s，1H)，3.66(s，3H)，2.20(s，3H)，2.18(s，3H)，1.41(s，18H) ppm；^{13}C NMR(100 MHz，$CDCl_3$) δ 161.2，154.8，152.6，139.6，136.3，135.2，134.6，133.0，132.8，131.3，130.5，130.3，129.8，129.6，126.5，126.3，123.4，113.5，52.9～50.2(m)，34.4，30.4，29.4，20.0，19.4 ppm；HRMS(ESI) m/z：$[M+H]^+ = C_{32}H_{38}DN_2O_2^+$ 484.3069，测得484.3070。

(8) 3-((3,5-二叔丁基-4-羟基苯基)(3-羟基-4-甲氧基苯基)甲基-d)-1-甲基喹恶啉-2(1H)-酮(**4ah**)。通过快速色谱法（乙酸乙酯/正己烷=30%）分离出黄色固体产物**4ah**(39.1 mg，78%)，氘代率（^{1}H NMR）91%。^{1}H NMR(400 MHz，$CDCl_3$) δ 7.89～7.79(m，1H)，7.55～7.46(m，1H)，7.40(d，J = 3.8 Hz，2H)，7.28(ddd，J = 10.3，9.0，5.0 Hz，2H)，7.08(dd，J = 3.7，2.0 Hz，1H)，6.96(ddd，J = 8.2，3.9，2.0 Hz，1H)，6.87～6.75(m，1H)，6.15(s，0.09H)，5.51(s，1H)，5.08(s，1H)，3.84(s，3H)，3.67(s，3H)，1.41(s，18H) ppm；^{13}C NMR(100 MHz，$CDCl_3$) δ 161.2，154.8，152.6，146.3，144.2，135.3，133.9，133.0，132.7，131.5，130.2，129.9，126.3，123.5，121.9，114.0，113.5，112.1，55.8，51.0，34.4，30.4，29.4 ppm；HRMS(ESI) m/z：$[M+H]^+ = C_{31}H_{36}DN_2O_4^+$ 502.2811，测得502.2811。

(9) 3-((3,5-二叔丁基-4-羟基苯基)(4-(苯硫基)苯基)甲基-d)-1-甲基喹喔啉-2(1H)-酮(**4ai**)。通过快速色谱法（乙酸乙酯/正己烷=20%）分离出黄色固体**4ai**(49 mg，87%)，氘代率（^{1}H NMR）91%。^{1}H NMR(400 MHz，$CDCl_3$) δ 7.84(dd，J = 8.0，1.3 Hz，1H)，7.53～7.46(m，1H)，7.45～7.38(m，4H)，7.33～7.28(m，3H)，7.27～7.21(m，5H)，7.18(ddd，J = 7.0，3.7，1.3 Hz，1H)，6.21(s，0.09H)，5.10(s，1H)，3.67(s，3H)，1.40(s，18H) ppm；^{13}C NMR(100 MHz，$CDCl_3$) δ 160.7，154.8，152.7，141.5，136.2，135.5，133.2，133.0，132.7，131.2，130.9，130.7，130.3，130.0，130.0，129.1，126.8，126.4，123.5，113.5，51.0～50.4(m)，34.4，30.4，29.4 ppm；HRMS(ESI) m/z：$[M+H]^+ = C_{36}H_{38}DN_2O_2S^+$ 564.2790，测得564.2797。

(10) 3-((3,5-二叔丁基-4-羟基苯基)(4-(4,4,5,5-四甲基-1,3,2-二氧杂硼烷-2-基)苯基)甲基-d)-1-甲基喹喔啉-2(1H)-酮(**4aj**)。通过快速色谱法（乙酸乙酯/正己烷 = 20%）分离出黄色固体 **4aj**(47.7mg，82%)，氘代率（^{1}H NMR）91%。^{1}H NMR(400 MHz，$CDCl_3$)δ 7.84(d，J=7.9 Hz，1H)，7.73(d，J=7.9 Hz，2H)，7.54～7.36(m，5H)，7.29(d，J=7.6 Hz，1H)，7.25(t，J=4.2 Hz，1H)，6.23(s，0.09H)，5.07(d，J=4.5 Hz，1H)，3.66(s，3H)，1.39(s，18H)，1.30(s，12H)ppm；^{13}C NMR(100 MHz，$CDCl_3$)δ 160.9，154.8，152.6，145.6，135.4，134.8，133.0，132.7，130.8，130.3，129.9，128.6，126.5，123.5，113.5，83.6，51.8～51.4(m)，34.4，30.4，29.4，24.9，24.8 ppm；HRMS(ESI)m/z：$[M+H]^+$ = $C_{36}H_{45}DBN_2O_4^+$ 582.3608，测得 582.3611。

（11）3-([1,1′-联苯基]-4-基(3,5-二叔丁基-4-羟基苯基)甲基-d)-1-甲基喹喔啉-2(1H)-酮(**4ak**)。通过快速色谱法（乙酸乙酯/正己烷 = 20%）分离出黄色固体 **4ak**(47.3 mg，89%)，氘代率（^{1}H NMR）92%。^{1}H NMR(400 MHz，$CDCl_3$)δ 7.88(d，J=7.8 Hz，1H)，7.51(ddd，J=14.4，12.8，6.9 Hz，9H)，7.42～7.34(m，2H)，7.27(dt，J=17.0，7.8 Hz，3H)，6.28(s，0.08H)，5.10(s，1H)，3.67(s，3H)，1.42(s，18H)ppm；^{13}C NMR(100 MHz，$CDCl_3$)δ 161.0，154.9，152.7，141.4，141.1，139.3，135.5，133.0，132.8，131.1，130.3，129.9，129.5，128.7，127.1，126.5，123.5，113.5，51.2，34.5，30.4，29.4 ppm；HRMS(ESI)m/z：$[M+H]^+$ = $C_{36}H_{38}DN_2O_2^+$ 532.3069，测得 532.3072。

（12）3-((3,5-二叔丁基-4-羟基苯基)(4-氟苯基)甲基-d)-1-甲基喹喔啉-2(1H)-酮(**4al**)。通过快速色谱法（乙酸乙酯/正己烷 = 20%）分离出黄色固体 **4al**(43 mg，91%)，氘代率（^{1}H NMR）92%。^{1}H NMR(400 MHz，$CDCl_3$)δ 7.85(dd，J=7.9，1.2 Hz，1H)，7.56～7.47(m，1H)，7.46～7.40(m，2H)，7.37(s，2H)，7.34～7.29(m，1H)，7.27(d，J=8.4 Hz，1H)，6.96(t，J=8.7 Hz，2H)，6.21(s，0.08H)，5.10(s，1H)，3.68(s，3H)，1.40(s，18H)ppm；^{13}C NMR(100 MHz，$CDCl_3$)δ 162.8，160.9，160.4，154.8，152.7，137.9，137.9，135.5，133.0，132.7，131.1，130.7，130.6，130.3，130.0，126.3，123.6，115.1，114.9，113.6，50.7～50.1(m)，34.4，30.4，29.4 ppm；^{19}F NMR(376 MHz，$CDCl_3$)δ −116.95(tt，J=8.2，5.4 Hz)ppm；HRMS(ESI)m/z：$[M+H]^+$ = $C_{30}H_{33}DFN_2O_2^+$ 474.2662，测得 474.2662。

（13）3-((4-氯苯基)(3,5-二叔丁基-4-羟基苯基)甲基-d)-1-甲基喹喔啉-2(1H)-酮(**4am**)。通过快速色谱法（乙酸乙酯/正己烷 = 20%）分离出黄色固体 **4am**(46.5 mg，95%)，氘代率（^{1}H NMR）93%。^{1}H NMR(400 MHz，$CDCl_3$)δ 7.85(dd，J=7.9，1.2 Hz，1H)，7.56～7.46(m，1H)，7.41～7.36(m，4H)，7.35～7.29(m，1H)，7.29～7.21(m，3H)，6.19(s，0.07H)，5.11(s，1H)，3.67(s，3H)，1.40(s，18H)ppm；^{13}C NMR(100 MHz，$CDCl_3$)δ 160.6，154.8，152.8，140.8，135.6，133.0，132.7，132.2，130.7，130.5，130.3，130.1，

128.3，126.3，123.6，113.6，50.9 ~ 50.2（m），34.4，30.4，29.4 ppm；HRMS(ESI)m/z：[M+H]$^+$ = $C_{30}H_{33}DClN_2O_2^+$ 490.2366，测得 490.2364。

（14）3-((4-溴苯基)(3,5-二叔丁基-4-羟基苯基)甲基-d)-1-甲基喹喔啉-2(1H)-酮(**4an**)。通过快速色谱法（乙酸乙酯/正己烷=20%）分离出黄色固体 **4an**(48 mg，90%)，氘代率（^{1}H NMR）94%。^{1}H NMR(400 MHz，$CDCl_3$)δ 7.85(dd，J=7.9，1.2 Hz，1H)，7.58~7.45(m，1H)，7.44~7.35(m，4H)，7.32(dt，J=7.3，2.9 Hz，3H)，7.27(d，J=8.3 Hz，1H)，6.18(s，0.06H)，5.11(s，1H)，3.68(s，3H)，1.40(s，18H)ppm；^{13}C NMR(100 MHz，$CDCl_3$)δ 160.5，154.7，152.8，141.4，135.6，133.0，132.7，131.3，130.9，130.6，130.3，130.1，126.3，123.6，120.4，113.6，51.2 ~ 50.7（m），34.4，30.4，29.4 ppm；HRMS（ESI）m/z：[M + H]$^+$ = $C_{30}H_{33}DBrN_2O_2^+$ 2534.1861，测得 534.1866。

（15）3-((2-溴苯基)(3,5-二叔丁基-4-羟基苯基)甲基-d)-1-甲基喹喔啉-2(1H)-酮(**4ao**)。通过快速色谱法（乙酸乙酯/正己烷=20%）分离出黄色固体 **4ao**(43.8 mg，82%)，氘代率（^{1}H NMR）91%。^{1}H NMR(400 MHz，$CDCl_3$)δ 7.78(d，J=7.9 Hz，1H)，7.60~7.41(m，2H)，7.36~7.17(m，6H)，7.12~6.98(m，1H)，6.51(s，0.09H)，5.12(s，1H)，3.68(s，3H)，1.39(s，18H) ppm；^{13}C NMR（100 MHz，$CDCl_3$）δ 160.7，154.5，152.9，142.3，135.6，133.1，132.8，132.6，130.9，130.3，129.9，128.8，127.9，127.0，126.9，125.3，123.4，113.5，51.8，34.4，30.4，29.4 ppm；HRMS(ESI)m/z：[M+H]$^+$ = $C_{30}H_{33}DBrN_2O_2^+$ 534.1861，测得 534.1860。

（16）3-((3,5-二叔丁基-4-羟基苯基)(4-(三氟甲基)苯基)甲基-d)-1-甲基喹喔啉-2(1H)-酮(**4ap**)。通过快速色谱法（乙酸乙酯/正己烷=20%）分离出黄色固体 **4ap**(46 mg，88%)，氘代率（^{1}H NMR）92%。^{1}H NMR(400 MHz，$CDCl_3$)δ 7.85(dd，J=8.0，1.2 Hz，1H)，7.60~7.49(m，5H)，7.41(s，2H)，7.37~7.30(m，1H)，7.28(d，J=8.4 Hz，1H)，6.28(s，0.08H)，5.13(s，1H)，3.68(s，3H)，1.41(s，18H)ppm；^{13}C NMR(100 MHz，$CDCl_3$)δ 160.3，154.7，152.9，146.4，135.7，133.0，132.6，130.3，130.2，129.4，129.0，128.5(q，J=32.2 Hz)，128.1，126.4，125.2，125.1，124.0，123.7(q，J=280.7 Hz)，123.7，113.6，51.3 ~ 50.7（m），34.5，30.3，29.5 ppm；^{19}F NMR（376 MHz，$CDCl_3$）δ −62.29(s)ppm；HRMS(ESI)m/z：[M+H]$^+$ = $C_{31}H_{33}DF_3N_2O_2^+$ 524.2630，测得 524.2635。

（17）4-((3,5-二叔丁基-4-羟基苯基)(4-甲基-3-氧代-3,4-二氢喹喔啉-2-基)甲基-d)苯腈(**4aq**)。通过快速色谱法（乙酸乙酯/正己烷=20%）分离出黄色固体 **4aq**(41.3mg，86%)，氘代率（^{1}H NMR）95%。^{1}H NMR(400 MHz，$CDCl_3$)δ

7.84(dd, J=5.9, 2.0 Hz, 1H), 7.66~7.46(m, 5H), 7.40~7.25(m, 4H), 6.26(s, 0.05H), 5.15(s, 1H), 3.69(s, 3H), 1.40(s, 18H) ppm; ^{13}C NMR(100 MHz, $CDCl_3$) δ 159.9, 154.7, 153.0, 147.9, 135.8, 133.0, 132.6, 132.1, 130.4, 130.3, 129.9, 129.7, 126.3, 123.8, 119.2, 113.7, 110.1, 51.5~50.9(m), 34.5, 30.3, 29.5 ppm; HRMS(ESI) m/z: $[M+H]^+$ = $C_{31}H_{33}DN_3O_2^+$ 481.2708, 测得 481.2709。

(18) 4-((3,5-二叔丁基-4-羟基苯基)(4-甲基-3-氧代-3,4-二氢喹喔啉-2-基)甲基-d)苯甲酸甲酯(**4ar**)。通过快速色谱法(乙酸乙酯/正己烷=20%)分离出黄色固体 **4ar**(43.1 mg, 84%), 氘代率(^{1}H NMR) 92%。^{1}H NMR(400 MHz, $CDCl_3$) δ 7.95(d, J=8.2 Hz, 2H), 7.92~7.76(m, 1H), 7.52(dd, J=11.4, 4.7 Hz, 3H), 7.38(s, 2H), 7.32(t, J=7.6 Hz, 1H), 7.27(d, J=8.4 Hz, 1H), 6.28(s, 0.08H), 5.12(s, 1H), 3.87(s, 3H), 3.68(s, 3H), 1.40(s, 18H) ppm; ^{13}C NMR(100 MHz, $CDCl_3$) δ 167.2, 160.4, 154.8, 152.8, 147.7, 135.6, 133.0, 132.7, 130.4, 130.3, 130.1, 129.6, 129.2, 128.2, 126.4, 123.6, 113.6, 52.0, 51.6~50.9(m), 34.4, 30.4, 29.4 ppm; HRMS(ESI) m/z: $[M+H]^+$ = $C_{32}H_{36}DN_2O_4^+$ 514.2811, 测得 514.2815。

(19) 3-((3,5-二叔丁基-4-羟基苯基)(3,4-二氯苯基)甲基-d)-1-甲基喹喔啉-2(1H)-酮(**4as**)。通过快速色谱法(乙酸乙酯/正己烷=20%)分离出黄色固体 **4as**(49 mg, 93%), 氘代率(^{1}H NMR) 91%。^{1}H NMR(400 MHz, $CDCl_3$) δ 7.85(d, J = 7.9 Hz, 1H), 7.57 ~ 7.48(m, 2H), 7.39 ~ 7.30(m, 4H), 7.27(d, J = 8.3 Hz, 2H), 6.16(s, 0.09H), 5.14(s, 1H), 3.68(d, J = 1.5 Hz, 3H), 1.41(s, 18H) ppm; ^{13}C NMR(100 MHz, $CDCl_3$) δ 160.0, 154.7, 153.0, 142.6, 135.8, 133.0, 132.6, 132.1, 131.1, 130.4, 130.3, 130.3, 130.1, 128.6, 126.3, 123.7, 113.6, 50.6 ~ 50.2(m), 34.5, 30.3, 29.5 ppm; HRMS(ESI) m/z: $[M+H]^+$ = $C_{30}H_{32}DCl_2N_2O_2^+$ 524.1976, 测得 524.1974。

(20) 3-((3,5-二叔丁基-4-羟基苯基)(萘-2-基)甲基-d)-1-甲基喹喔啉-2(1H)-酮(**4at**)。通过快速色谱法(乙酸乙酯/正己烷=20%)分离出黄色固体 **4at**(46.5 mg, 92%), 氘代率(^{1}H NMR) 94%。^{1}H NMR(400 MHz, $CDCl_3$) δ 7.90~7.79(m, 2H), 7.78~7.68(m, 3H), 7.67~7.57(m, 1H), 7.48(dd, J=9.8, 5.9 Hz, 3H), 7.38(dd, J=6.5, 2.7 Hz, 2H), 7.30(t, J=7.6 Hz, 1H), 7.25~7.16(m, 1H), 6.40(s, 0.06H), 5.10(s, 1H), 3.66(s, 3H), 1.41(s, 18H) ppm; ^{13}C NMR(100 MHz, $CDCl_3$) δ 161.0, 154.9, 152.7, 139.8, 135.5, 133.5, 133.0, 132.8, 132.3, 131.0, 130.3, 129.9, 128.0, 127.8, 127.8, 127.5, 126.6, 125.8, 125.5, 123.5, 113.5, 51.6~51.0(m), 34.5, 30.4, 29.4 ppm; HRMS(ESI) m/z: $[M+H]^+$ = $C_{34}H_{36}DN_2O_2^+$ 506.2912, 测

得 506.2918。

(21) 3-((3-(叔丁基)-4-羟基-5-甲基苯基)(苯基)甲基-d)-1-甲基喹喔啉-2(1H)-酮(**4au**)。通过快速色谱法（乙酸乙酯/正己烷 = 20%）分离出黄色固体 **4au**(35.1 mg，85%)，氘代率（^{1}H NMR）91%。^{1}H NMR(400 MHz，$CDCl_3$) δ 7.85(dd，J = 7.9，1.5 Hz，1H)，7.56 ~ 7.45(m，1H)，7.43 ~ 7.36(m，2H)，7.34 ~ 7.23(m，5H)，7.19(ddd，J = 6.4，3.9，1.3 Hz，1H)，7.06(d，J = 2.2 Hz，1H)，6.19(s，0.09H)，4.74(s，1H)，3.67(s，3H)，2.17(s，3H)，1.36(s，9H) ppm；^{13}C NMR(100 MHz，$CDCl_3$) δ 161.1，154.8，151.6，141.9，135.4，133.0，132.7，131.7，130.4，129.9，129.5，129.3，128.2，126.6，126.4，123.5，122.8，113.5，51.7 ~ 51.1(m)，34.6，29.8，29.4，16.2 ppm；HRMS(ESI) m/z：$[M+H]^+ = C_{27}H_{28}DN_2O_2^+$ 414.2286，测得 414.2289。

(22) 3-((3,5-二叔丁基-4-羟基苯基)(苯基)甲基-d)喹喔啉-2(1H)-酮(**4ba**)。通过快速色谱法（乙酸乙酯/正己烷 = 30%）分离出黄色固体 **4ba**(40.2 mg，91%)，氘代率（^{1}H NMR）87%。^{1}H NMR(400 MHz，$CDCl_3$) δ 12.40(s，1H)，7.88 ~ 7.77(m，1H)，7.51 ~ 7.43(m，3H)，7.43 ~ 7.39(m，2H)，7.33 ~ 7.26(m，3H)，7.22 ~ 7.15(m，2H)，6.21(s，0.13H)，5.09(s，1H)，1.40(s，18H) ppm；^{13}C NMR(100 MHz，$CDCl_3$) δ 161.5，156.5，152.7，142.1，135.5，132.9，131.0，130.8，129.9，129.3，129.2，128.3，126.5，126.4，124.0，115.6，51.2，50.7，50.5，50.3，34.4，30.4 ppm；HRMS(ESI) m/z：$[M+H]^+ = C_{29}H_{32}DN_2O_2^+$ 442.2599，测得 442.2601。

(23) 3-((3,5-二叔丁基-4-羟基苯基)(苯基)甲基-d)-1-乙基喹喔啉-2(1H)-酮(**4ca**)。通过快速色谱法（乙酸乙酯/正己烷 = 20%）分离出黄色固体 **4ca**(43.7 mg，93%)，氘代率（^{1}H NMR）92%。^{1}H NMR(400 MHz，$CDCl_3$) δ 7.87(d，J = 7.9 Hz，1H)，7.47(dt，J = 7.1，3.1 Hz，5H)，7.34 ~ 7.21(m，4H)，7.18(dd，J = 10.5，4.2 Hz，1H)，6.24(s，0.08H)，5.08(s，1H)，4.28(dd，J = 14.2，7.0 Hz，2H)，1.41(s，18H)，1.34(t，J = 7.2 Hz，3H) ppm；^{13}C NMR(100 MHz，$CDCl_3$) δ 161.1，154.3，152.6，142.4，135.4，133.0，131.9，131.4，130.6，129.8，129.1，128.3，126.5，126.4，123.3，113.3，51.3 ~ 50.7(m)，37.6，34.5，30.4，12.4 ppm；HRMS(ESI) m/z：$[M+H]^+ = C_{31}H_{36}DN_2O_2^+$ 470.2912，测得 470.2914。

(24) 1-苄基-3-((3,5-二叔丁基-4-羟基苯基)(苯基)甲基-d)喹喔啉-2(1H)-酮(**4da**)。通过快速色谱法（乙酸乙酯/正己烷 = 20%）分离出黄色固体 **4da**(50 mg，94%)，氘代率（^{1}H NMR）92%。^{1}H NMR(400 MHz，$CDCl_3$) δ 7.86(dd，J = 7.9，1.3 Hz，1H)，7.51(dd，J = 8.2，1.2 Hz，2H)，7.50 ~ 7.44(m，2H)，7.42 ~ 7.34(m，1H)，7.32 ~ 7.23(m，5H)，7.23 ~ 7.14(m，

5H)，6.28(s，0.08H)，5.46(s，2H)，5.09(s，1H)，1.42(s，18H) ppm；^{13}C NMR(100 MHz，$CDCl_3$) δ 161.1，154.9，152.6，142.2，135.4，135.4，133.0，132.4，131.3，130.4，129.9，129.2，128.9，128.3，127.6，126.9，126.4，123.5，114.3，51.8，51.5～46.2(m)，34.5，30.4，29.7 ppm；HRMS(ESI) m/z：[M+H]$^+$ = $C_{36}H_{38}DN_2O_2^+$ 532.3069，测得 532.3070。

(25) 3-((3,5-二叔丁基-4-羟基苯基)(苯基)甲基-d)-1-(4-甲氧基苄基)喹喔啉-2(1H)-酮(**4ea**)。通过快速色谱法（乙酸乙酯/正己烷=20%）分离出黄色固体 **4ea**(53.4 mg，95%)，氘代率（^{1}H NMR）90%。^{1}H NMR(400 MHz，$CDCl_3$) δ 7.85(dd，*J*=8.3，1.3 Hz，1H)，7.55～7.48(m，2H)，7.45(d，*J*=4.6 Hz，2H)，7.42～7.34(m，1H)，7.33～7.23(m，4H)，7.19(t，*J*=7.3 Hz，1H)，7.14(d，*J* = 8.7 Hz，2H)，6.80(d，*J* = 8.7 Hz，2H)，6.27(s，0.1H)，5.39(s，2H)，5.09(s，1H)，3.73(s，3H)，1.41(s，18H) ppm；^{13}C NMR (100 MHz，$CDCl_3$) δ 161.2，159.1，154.9，152.6，142.3，135.4，133.0，132.4，131.4，130.5，129.8，129.2，128.4，128.3，127.5，126.4，123.5，114.3，114.3，55.3～51.1(m)，45.7，34.5，30.4 ppm；HRMS(ESI) m/z：[M+H]$^+$ = $C_{37}H_{40}DN_2O_3^+$ 562.3174，测得 562.3174。

(26) 3-((3,5-二叔丁基-4-羟基苯基)(苯基)甲基-d)-1-(3-氟苄基)喹喔啉-2(1H)-酮(**4fa**)。通过快速色谱法（乙酸乙酯/正己烷=20%）分离出黄色固体 **4fa**(51.7 mg，94%)，氘代率（^{1}H NMR）91%。^{1}H NMR(400 MHz，$CDCl_3$) δ 7.87(d，*J* = 7.9 Hz，1H)，7.56～7.42(m，4H)，7.41～7.35(m，1H)，7.24(dddd，*J* = 11.5，9.3，7.3，1.5 Hz，5H)，7.14(d，*J* = 8.4 Hz，1H)，6.91(ddd，*J* = 18.8，13.4，8.7 Hz，3H)，6.26(s，0.09H)，5.43(s，2H)，5.10(s，1H)，1.42(s，18H) ppm；^{13}C NMR(100 MHz，$CDCl_3$) δ 164.4，161.9，161.1，154.8，152.7，142.1，137.9，137.9，135.5，132.9，132.2，131.2，130.6，130.5，130.0，129.1，128.3，126.5，126.4，123.8，122.5，122.5，114.8，114.6，114.1，114.1，113.9，51.8～51.2(m)，45.7，34.5，30.4 ppm；^{19}F NMR(376 MHz，$CDCl_3$) δ −111.99(td，*J* = 8.9，5.8 Hz) ppm；HRMS(ESI) m/z：[M+H]$^+$ = $C_{36}H_{37}DFN_2O_2^+$ 550.2975，测得 550.2977。

(27) 1-(4-氯苄基)-3-((3,5-二叔丁基-4-羟基苯基)(苯基)甲基-d)喹喔啉-2(1H)-酮(**4ga**)。通过快速色谱法（乙酸乙酯/正己烷=20%）分离出黄色固体 **4ga**(51.7 mg，78%)，氘代率（^{1}H NMR）87%。^{1}H NMR(400 MHz，$CDCl_3$) δ 7.87(dd，*J*=7.9，1.3 Hz，1H)，7.52～7.48(m，2H)，7.45(d，*J* = 4.8 Hz，2H)，7.42～7.36(m，1H)，7.29(dd，*J*=10.5，4.3 Hz，3H)，7.27～7.22(m，2H)，7.20(t，*J*=7.3 Hz，1H)，7.13(t，*J*=9.4 Hz，3H)，6.25(s，0.13H)，5.41(s，2H)，5.10(s，1H)，1.42(s，18H) ppm；^{13}C NMR(100 MHz，$CDCl_3$) δ

154.8, 152.7, 142.1, 135.5, 133.9, 133.6, 132.9, 132.1, 131.2, 130.6, 130.0, 129.1, 128.4, 128.3, 126.5, 126.4, 123.7, 114.0, 51.7, 51.3, 50.9, 45.6, 34.5, 30.4 ppm; HRMS(ESI) m/z: $[M+H]^+$ = $C_{36}H_{37}DClN_2O_2^+$ 566.2679, 测得566.2683。

(28) 3-((3,5-二叔丁基-4-羟基苯基)(苯基)甲基-d)-1-苯基喹喔啉-2(1H)-酮(**4ha**)。通过快速色谱法(乙酸乙酯/正己烷=20%)分离出黄色固体**4ha**(45.5 mg, 88%), 氘代率(^{1}H NMR) 94%。^{1}H NMR(400 MHz, $CDCl_3$) δ 8.03~7.82(m, 1H), 7.63~7.48(m, 7H), 7.27(dt, *J*=7.9, 6.7 Hz, 6H), 7.19(t, *J*=7.3 Hz, 1H), 6.69~6.51(m, 1H), 6.26(s, 0.06H), 5.10(s, 1H), 1.43(s, 18H) ppm; ^{13}C NMR(100 MHz, $CDCl_3$) δ 161.8, 154.6, 152.7, 152.6, 142.3, 136.1, 135.5, 133.8, 132.6, 131.4, 130.2, 129.9, 129.8, 129.6, 129.3, 129.2, 128.4, 128.3, 128.3, 128.1, 126.5, 126.5, 123.7, 115.3, 51.1~50.4, 34.5, 30.4, 30.3, 30.2 ppm; HRMS(ESI) m/z: $[M+H]^+$ = $C_{35}H_{36}DN_2O_2^+$ 518.2912, 测得518.2911。

(29) 3-((3,5-二叔丁基-4-羟基苯基)(苯基)甲基-d)-1-(4-甲氧基苯基)喹喔啉-2(1H)-酮(**4ia**)。通过快速色谱法(乙酸乙酯/正己烷=20%)分离出黄色固体**4ia**(46.5 mg, 85%), 氘代率(^{1}H NMR) 94%。^{1}H NMR(400 MHz, $CDCl_3$) δ 7.93~7.82(m, 1H), 7.58~7.48(m, 4H), 7.28(dt, *J*=6.0, 3.6 Hz, 4H), 7.17(ddd, *J*=11.7, 8.7, 5.2 Hz, 3H), 7.07(dd, *J*=8.6, 3.4 Hz, 2H), 6.74~6.59(m, 1H), 6.25(s, 0.06H), 5.10(s, 1H), 3.86(s, 3H), 1.42(s, 18H) ppm; ^{13}C NMR(100 MHz, $CDCl_3$) δ 161.8, 160.0, 154.9, 152.7, 142.3, 135.4, 134.2, 132.7, 131.4, 129.9, 129.5, 129.4, 129.3, 129.2, 128.6, 128.3, 126.5, 126.4, 123.6, 115.4, 115.4, 55.6, 51.1~50.7(m), 34.5, 30.4 ppm; HRMS(ESI) m/z: $[M+H]^+$ = $C_{36}H_{38}DN_2O_3^+$ 548.3018, 测得548.3023。

(30) 1-(4-(叔丁基)苯基)-3-((3,5-二叔丁基-4-羟基苯基)(苯基)甲基-d)喹喔啉-2(1H)-酮(**4ja**)。通过快速色谱法(乙酸乙酯/正己烷=20%)分离出黄色固体**4ja**(51 mg, 89%), 氘代率(^{1}H NMR) 95%。^{1}H NMR(400 MHz, $CDCl_3$) δ 7.95~7.80(m, 1H), 7.62~7.52(m, 4H), 7.51(d, *J*=4.5 Hz, 2H), 7.35~7.26(m, 4H), 7.22~7.07(m, 3H), 6.69(dd, *J*=7.6, 2.0 Hz, 1H), 6.25(s, 0.05H), 5.10(s, 1H), 1.43(s, 18H), 1.38(s, 9H) ppm; ^{13}C NMR(100 MHz, $CDCl_3$) δ 161.8, 154.7, 152.6, 152.4, 142.3, 135.4, 133.9, 133.3, 132.6, 131.4, 129.8, 129.4, 129.2, 128.3, 127.7, 127.6, 127.2, 126.5, 126.4, 123.5, 115.5, 51.1, 50.7, 50.6, 34.9, 34.4, 31.4, 30.4 ppm; HRMS(ESI) m/z: $[M+H]^+$ = $C_{39}H_{44}DN_2O_2^+$ 574.3538, 测得574.3542。

(31) 1-(4-氯苯基)-3-((3,5-二叔丁基-4-羟基苯基)(苯基)甲基-d)喹喔啉-

2(1H)-酮(**4ka**)。通过快速色谱法（乙酸乙酯/正己烷=20%）分离出黄色固体**4ka**(49.7 mg，90%)，氘代率（^{1}H NMR）92%。^{1}H NMR(400 MHz，$CDCl_3$)δ 7.96~7.81(m，1H)，7.60~7.48(m，6H)，7.35~7.26(m，4H)，7.23~7.16(m，3H)，6.68~6.51(m，1H)，6.22(s，0.08H)，5.11(s，1H)，1.42(s，18H)ppm；^{13}C NMR(100 MHz，$CDCl_3$)δ 161.7，154.4，152.7，142.1，135.5，135.4，134.5，133.5，132.6，131.2，130.5，130.1，129.9，129.8，129.7，129.2，128.3，126.5，123.9，115.0，51.1~50.4(m)，34.5，30.4 ppm；HRMS(ESI)m/z：$[M+H]^+=C_{35}H_{35}DClN_2O_2^+$ 552.2523，测得552.2524。

(32) 1-(2-(4-氯苯基)-2-氧乙基)-3-((3,5-二叔丁基-4-羟基苯基)(苯基)甲基-d)喹喔啉-2(1H)-酮(**4la**)。通过快速色谱法（乙酸乙酯/正己烷=20%）分离出黄色固体**4la**(51.1 mg，86%)，氘代率（^{1}H NMR）90%。^{1}H NMR(400 MHz，$CDCl_3$)δ 8.00~7.91(m，2H)，7.88(dd，J=7.9，1.3 Hz，1H)，7.46(ddd，J=8.6，4.4，2.4 Hz，4H)，7.43~7.36(m，3H)，7.33~7.25(m，3H)，7.22~7.15(m，1H)，6.90(d，J=7.8 Hz，1H)，6.18(s，0.1H)，5.72~5.50(m，2H)，5.10(s，1H)，1.41(s，18H)ppm；^{13}C NMR(100 MHz，$CDCl_3$)δ 190.4，160.7，154.5，152.7，142.0，140.8，135.4，132.9，132.9，132.4，131.1，130.7，130.0，129.6，129.4，129.1，128.3，126.5，123.8，113.3，51.9~51.3(m)，48.7，34.4，30.4 ppm；HRMS(ESI)m/z：$[M+H]^+=C_{37}H_{37}DClN_2O_3^+$ 594.2628，测得594.2630。

(33) 2-((3-(3,5-二叔丁基-4-羟基苯基)(苯基)甲基-d)-2-氧代喹喔啉-1(2H)-基)乙酸乙酯(**4ma**)。通过快速色谱法（乙酸乙酯/正己烷=20%）分离出黄色固体**4ma**(48 mg，91%)，氘代率（^{1}H NMR）92%。^{1}H NMR(400 MHz，$CDCl_3$)δ 7.90~7.81(m，1H)，7.50~7.39(m，5H)，7.33~7.23(m，3H)，7.21~7.16(m，1H)，7.03(d，J=8.2 Hz，1H)，6.19(s，0.08H)，5.09(s，1H)，4.98(s，2H)，4.20(q，J=7.1 Hz，2H)，1.41(s，18H)，1.22(t，J=7.1 Hz，3H)ppm；^{13}C NMR(100 MHz，$CDCl_3$)δ 167.2，160.9，154.4，152.7，142.1，135.4，132.8，132.2，131.1，130.7，130.1，129.1，128.3，126.4，123.8，113.0，62.0，51.9~51.3(m)，43.9，34.4，30.4，14.1 ppm；HRMS(ESI)m/z：$[M+H]^+=C_{33}H_{38}DN_2O_4^+$ 528.2967，测得528.2974。

(34) 2-((3-(3,5-二叔丁基-4-羟基苯基)(苯基)甲基-d)-2-氧代喹喔啉-1(2H)-基)乙酸苄酯(**4na**)。通过快速色谱法（乙酸乙酯/正己烷=20%）分离出黄色固体**4na**(52.5 mg，89%)，氘代率（^{1}H NMR）92%。^{1}H NMR(400 MHz，$CDCl_3$)δ 7.87(dd，J=7.9，1.3 Hz，1H)，7.48~7.37(m，5H)，7.34~7.24(m，8H)，7.21~7.13(m，1H)，7.00~6.90(m，1H)，6.19(s，0.08H)，5.23~5.12(m，2H)，5.09(s，1H)，5.03(d，J=1.5 Hz，2H)，1.40(s，

18H) ppm; ^{13}C NMR (100 MHz, $CDCl_3$) δ 167.1, 160.9, 154.4, 152.7, 142.1, 135.4, 135.0, 132.8, 132.1, 131.0, 130.7, 130.1, 129.1, 128.7, 128.6, 128.3, 128.3, 126.4, 123.8, 113.0, 67.6, 51.7 ~ 51.3 (m), 43.9, 34.4, 30.4 ppm; HRMS(ESI) m/z: $[M+H]^+ = C_{38}H_{40}DN_2O_4^+$ 590.3124, 测得 590.3123。

(35) 1-烯丙基-3-((3,5-二叔丁基-4-羟基苯基)(苯基)甲基-d)喹喔啉-2(1H)-酮(**4oa**)。通过快速色谱法（乙酸乙酯/正己烷 = 20%）分离出黄色固体 **4oa**(43.3 mg, 90%)，氘代率（^{1}H NMR）94%。^{1}H NMR (400 MHz, $CDCl_3$) δ 7.86 (dd, J = 7.9, 1.2 Hz, 1H), 7.57 ~ 7.40 (m, 5H), 7.24 (ddt, J = 14.7, 13.4, 6.0 Hz, 5H), 6.23 (s, 0.06H), 5.90 (ddt, J = 21.0, 10.4, 5.1 Hz, 1H), 5.23 (dd, J = 10.5, 0.8 Hz, 1H), 5.13 (dd, J = 17.2, 0.7 Hz, 1H), 5.09 (s, 1H), 4.87 (s, 2H), 1.41 (s, 18H) ppm; ^{13}C NMR (100 MHz, $CDCl_3$) δ 161.1, 154.4, 152.6, 142.3, 135.4, 132.9, 132.2, 131.3, 130.8, 130.4, 129.8, 129.1, 128.3, 126.4, 126.4, 123.5, 118.1, 114.0, 51.5 ~ 50.9, 44.9, 34.5, 30.4 ppm; HRMS (ESI) m/z: $[M+H]^+ = C_{32}H_{36}DN_2O_2^+$ 482.2912, 测得 482.2912。

(36) 3-((3,5-二叔丁基-4-羟基苯基)(苯基)甲基-d)-1-(丙-2-炔-1-基)喹喔啉-2(1H)-酮(**4pa**)。通过快速色谱法（乙酸乙酯/正己烷 = 20%）分离出黄色固体 **4pa**(42.2 mg, 88%)，氘代率（^{1}H NMR）92%。^{1}H NMR (400 MHz, $CDCl_3$) δ 7.87 (dd, J=8.0, 1.2 Hz, 1H), 7.58~7.50 (m, 1H), 7.48 (dd, J=5.1, 3.2 Hz, 2H), 7.45~7.38 (m, 3H), 7.36~7.30 (m, 1H), 7.28 (dd, J=10.3, 4.7 Hz, 2H), 7.18 (t, J = 7.3 Hz, 1H), 6.22 (s, 0.08H), 5.09 (s, 1H), 5.01 (d, J = 2.4 Hz, 2H), 2.25 (t, J = 2.4 Hz, 1H), 1.41 (s, 18H) ppm; ^{13}C NMR (100 MHz, $CDCl_3$) δ 161.0, 153.8, 152.7, 142.1, 135.5, 132.9, 131.5, 131.1, 130.5, 130.0, 129.1, 128.3, 126.5, 126.4, 123.9, 114.0, 76.9, 73.3, 51.5~50.6, 34.5, 31.8, 30.4 ppm; HRMS(ESI) m/z: $[M+H]^+ = C_{32}H_{34}DN_2O_2^+$ 480.2756, 测得 480.2760。

(37) 1-(3-溴丙基)-3-((3,5-二叔丁基-4-羟基苯基)(苯基)甲基-d)喹喔啉-2(1H)-酮(**4qa**)。通过快速色谱法（乙酸乙酯/正己烷 = 20%）分离出黄色固体 **4qa**(49 mg, 87%)，氘代率（^{1}H NMR）92%。^{1}H NMR (400 MHz, $CDCl_3$) δ 7.88 (d, J = 7.9 Hz, 1H), 7.55 ~ 7.44 (m, 5H), 7.37 (d, J = 8.3 Hz, 1H), 7.34 ~ 7.24 (m, 3H), 7.18 (t, J = 7.3 Hz, 1H), 6.22 (s, 0.08H), 5.10 (s, 1H), 4.67 ~ 4.16 (m, 2H), 3.50 (t, J = 6.2 Hz, 2H), 2.29 (dt, J = 12.8, 6.4 Hz, 2H), 1.41 (s, 18H) ppm; ^{13}C NMR (100 MHz, $CDCl_3$) δ 160.9, 154.6, 152.7, 142.2, 135.4, 133.0, 132.0, 131.2, 130.7, 130.1, 129.1, 128.3, 126.5, 123.6, 113.3, 51.3, −50.9 (m), 41.6, 34.5, 30.6, 30.4, 30.0 ppm;

HRMS(ESI)m/z：[M+H]$^+$=$C_{32}H_{37}DBrN_2O_2^+$ 562.2174，测得 562.2176。

(38) 3-((3,5-二叔丁基-4-羟基苯基)(苯基)甲基-d)-1-(2-羟乙基)喹喔啉-2(1H)-酮(**4ra**)。通过快速色谱法（乙酸乙酯/正己烷=20%）分离出黄色固体 **4ra**(45.2 mg，93%)，氘代率（^{1}H NMR）90%。^{1}H NMR(400 MHz，$CDCl_3$)δ 7.87(dd，J=8.0，1.3 Hz，1H)，7.51~7.42(m，5H)，7.36(d，J=7.8 Hz，1H)，7.33~7.24(m，3H)，7.17(t，J=7.3 Hz，1H)，6.19(s，0.1H)，5.10(s，1H)，4.42(t，J=5.7 Hz，2H)，3.97(s，2H)，2.59(s，1H)，1.41(s，18H)ppm；^{13}C NMR(100 MHz，$CDCl_3$)δ 160.8，155.6，152.7，142.2，135.4，133.1，132.4，131.2，130.6，130.0，129.1，128.3，126.5，123.7，113.7，60.5，51.4，51.1，50.9，50.8，45.2，34.5，30.4 ppm；HRMS(ESI) m/z：[M+H]$^+$= $C_{31}H_{36}DN_2O_3^+$ 486.2861，测得 486.2863。

(39) 3-((3,5-二叔丁基-4-羟基苯基)(苯基)甲基-d)-1,6,7-三甲基喹喔啉-2(1H)-酮(**4sa**)。通过快速色谱法（乙酸乙酯/正己烷=20%）分离出黄色固体 **4sa**(40.6 mg，84%)，氘代率（^{1}H NMR）89%。^{1}H NMR(400 MHz，$CDCl_3$)δ 7.60(s，1H)，7.47~7.41(m，2H)，7.38(d，J=4.4 Hz，2H)，7.31~7.22(m，2H)，7.17(t，J=7.3 Hz，1H)，7.02(s，1H)，6.22(s，0.11H)，5.07(s，1H)，3.64(s，3H)，2.39(s，3H)，2.32(s，3H)，1.40(s，18H)ppm；^{13}C NMR(100 MHz，$CDCl_3$)δ 159.9，154.9，152.5，142.5，139.6，135.3，132.3，131.4，131.2，131.0，130.4，129.2，128.2，126.4，126.3，114.1，51.5~50.9(m)，34.4，30.4，29.3，20.5，19.2 ppm；HRMS(ESI)m/z：[M+H]$^+$=$C_{32}H_{38}DN_2O_2^+$ 484.3069，测得 484.3070。

(40) 3-((3,5-二叔丁基-4-羟基苯基)(苯基)甲基-d)-6,7-二氟-1-甲基喹喔啉-2(1H)-酮(**4ta**)。通过快速色谱法（乙酸乙酯/正己烷=20%）分离出黄色固体 **4ta**(42.8 mg，87%)，氘代率（^{1}H NMR）96%。^{1}H NMR(400 MHz，$CDCl_3$)δ 7.71~7.57(m，1H)，7.42(dd，J=5.0，3.0 Hz，2H)，7.36(d，J=3.8 Hz，2H)，7.31~7.22(m，2H)，7.22~7.13(m，1H)，7.10~6.97(m，1H)，6.19(s，0.04H)，5.11(s，1H)，3.61(s，3H)，1.40(s，18H)ppm；^{13}C NMR(100 MHz，$CDCl_3$)δ 161.8，161.8，154.4，152.8，152.5(d，J=14.3 Hz)，150.0(d，J=14.7 Hz)，147.9(d，J=13.9 Hz)，145.4(d，J=13.9 Hz)，135.5，130.7，130.2(dd，J=9.0，1.7 Hz)，129.1，128.9(dd，J=9.2，2.9 Hz)，128.3，126.6，126.4，126.4，117.8(dd，J=17.8，2.0 Hz)，102.2(d，J=23.1 Hz)，51.6，51.4，51.2，51.0，34.5，30.4，29.9 ppm；^{19}F NMR(376 MHz，$CDCl_3$)δ −131.26(ddd，J=23.2，11.6，8.5 Hz)，−142.33(ddd，J=17.7，10.9，7.5 Hz)ppm；HRMS(ESI)m/z：[M+H]$^+$=$C_{30}H_{32}DF_2N_2O_2^+$ 492.2567，测得 492.2569。

(41) 6,7-二氯-3-((3,5-二叔丁基-4-羟基苯基)(苯基)甲基-d)-1-甲基喹喔啉-2(1H)-酮(**4ua**)。通过快速色谱法（乙酸乙酯/正己烷=20%）分离出黄色固体**4ua**(47.2 mg，90%)，氘代率（^{1}H NMR）94%。^{1}H NMR(400 MHz，$CDCl_3$)δ 7.92(s，1H)，7.41(d，*J*=7.0 Hz，2H)，7.34(d，*J*=2.1 Hz，3H)，7.28(dd，*J*=10.1，4.7 Hz，2H)，7.23～7.13(m，1H)，6.19(s，0.06H)，5.11(s，1H)，3.61(s，3H)，1.40(s，18H) ppm；^{13}C NMR(100 MHz，$CDCl_3$)δ 162.8，154.2，152.8，141.5，135.6，133.9，132.4，131.8，131.0，130.5，129.2，128.3，127.3，126.6，126.3，115.1，52.2～51.4(m)，34.4，30.4，29.7 ppm；HRMS(ESI) m/z：$[M+H]^+ = C_{30}H_{32}DCl_2N_2O_2^+$ 524.1976，测得 524.1977。

(42) 3-((3,5-二叔丁基-4-羟基苯基)(苯基)甲基-d)-1-甲基-5,6-二苯基吡嗪-2(1H)-酮(**4va**)。通过快速色谱法（乙酸乙酯/正己烷=20%）分离出黄色固体**4va**(40.7 mg，73%)，氘代率（^{1}H NMR）91%。^{1}H NMR(400 MHz，$CDCl_3$)δ 7.62～7.57(m，2H)，7.52(s，2H)，7.39(dd，*J*=9.7，6.5 Hz，4H)，7.32～7.25(m，3H)，7.18～7.12(m，3H)，7.12～7.07(m，3H)，6.19(s，0.09H)，5.08(s，1H)，3.27(s，3H)，1.40(s，18H) ppm；^{13}C NMR(100 MHz，$CDCl_3$)δ 157.7，155.5，152.6，142.6，138.0，136.5，135.3，132.8，132.2，132.0，131.9，130.2，130.1，129.6，129.5，129.3，129.3，129.2，129.1，128.8，128.5，128.3，128.3，127.5，126.7，126.6，126.3，51.2～50.6(m)，34.5，34.4，30.4，30.3 ppm；HRMS(ESI) m/z：$[M+H]^+ = C_{38}H_{40}DN_2O_2^+$ 558.3225，测得 558.3229。

(43) 6-氯-3-((3,5-二叔丁基-4-羟基苯基)(苯基)甲基-d)-1-甲基喹喔啉-2(1H)-酮(**4wa**)。通过快速色谱法（乙酸乙酯/正己烷=20%）分离出黄色固体**4wa**(42.6 mg，87%)，氘代率（^{1}H NMR）93%。^{1}H NMR(400 MHz，$CDCl_3$)δ 7.75(d，*J*=9.2 Hz，1H)，7.47～7.41(m，2H)，7.38(d，*J*=4.3 Hz，2H)，7.31～7.22(m，4H)，7.18(t，*J*=7.3 Hz，1H)，6.21(s，0.07H)，5.10(s，1H)，3.61(s，3H)，1.40(s，18H) ppm；^{13}C NMR(100 MHz，$CDCl_3$)δ 161.3，154.5，152.7，141.9，135.8，135.5，133.9，131.3，131.2，130.9，129.2，128.3，128.1，126.5，126.4，123.9，113.6，51.6～50.9(m)，34.5，30.4，30.2，29.5 ppm；HRMS(ESI) m/z：$[M+H]^+ = C_{30}H_{33}DClN_2O_2^+$ 490.2366，测得 490.2368。

(44) 7-溴-3-((3,5-二叔丁基-4-羟基苯基)(苯基)甲基-d)-1-甲基喹喔啉-2(1H)-酮(**4xa**)。通过快速色谱法（乙酸乙酯/正己烷=20%）分离出黄色固体**4xa**(43.8 mg，82%)，氘代率（^{1}H NMR）93%。^{1}H NMR(400 MHz，$CDCl_3$)δ 7.69(d，*J*=9.0 Hz，1H)，7.48～7.34(m，6H)，7.27(t，*J*=7.5 Hz，2H)，7.18(t，*J*=7.3 Hz，1H)，6.20(s，0.07H)，5.10(s，1H)，3.62(s，3H)，

1.40(s, 18H) ppm; ^{13}C NMR(100 MHz, $CDCl_3$) δ 161.5, 154.5, 152.7, 141.9, 135.5, 134.0, 131.5, 131.5, 130.8, 129.1, 128.3, 126.7, 126.5, 126.4, 123.9, 116.5, 51.6 ~ 50.9 (m), 34.4, 30.4, 29.5 ppm; HRMS (ESI) m/z: $[M+H]^+ = C_{30}H_{33}DBrN_2O_2^+$ 534.1861，测得 534.1863。

(45) 3-((3,5-二叔丁基-4-羟基苯基)(苯基)甲基-d)-6-氟-1-(3-氟苄基)喹喔啉-2(1H)-酮(**4ya**)。通过快速色谱法（乙酸乙酯/正己烷=20%）分离出黄色固体 **4ya**(51.7 mg, 91%)，氘代率（^{1}H NMR）89%。^{1}H NMR(400 MHz, $CDCl_3$) δ 8.00 ~ 7.76 (m, 1H), 7.55 ~ 7.38 (m, 5H), 7.33 ~ 7.25 (m, 3H), 7.24 ~ 7.16 (m, 1H), 7.05 ~ 6.91 (m, 3H), 6.87 ~ 6.77 (m, 2H), 6.21 (s, 0.11H), 5.37 (s, 2H), 5.11 (s, 1H), 1.41 (s, 18H); ^{13}C NMR (100 MHz, $CDCl_3$) δ 164.4 (d, J=4.0 Hz), 161.9 (d, J=7.3 Hz), 160.0 (d, J=3.7 Hz), 154.6, 152.7, 142.0, 137.3 (d, J = 7.3 Hz), 135.5, 133.6 (d, J = 11.4 Hz), 132.4 (d, J=10.3 Hz), 131.0, 130.7 (d, J=8.4 Hz), 129.1, 128.3, 126.6, 126.3, 122.4, 122.4, 115.0 (d, J = 20.9 Hz), 113.9 (d, J = 22.4 Hz), 111.6 (d, J=23.1 Hz), 101.0 (d, J=28.2 Hz), 51.8 ~ 51.1 (m), 46.1, 34.5, 30.4 ppm; ^{19}F NMR (376 MHz, $CDCl_3$) δ −107.37 (ddd, J= 9.5, 7.8, 5.8 Hz), −111.69 (td, J = 9.2, 6.1 Hz) ppm; HRMS (ESI) m/z: $[M+H]^+ = C_{36}H_{36}DF_2N_2O_2^+$ 568.2880，测得 568.2877。

(46) 6-氯-3-((3,5-二叔丁基-4-羟基苯基)(苯基)甲基-d)-1-(3-氟苄基)喹喔啉-2(1H)-酮(**4za**)。通过快速色谱法（乙酸乙酯/正己烷=20%）分离出黄色固体 **4za**(50.2 mg, 86%)，氘代率（^{1}H NMR）92%。^{1}H NMR(400 MHz, $CDCl_3$) δ 7.78 (d, J=8.4 Hz, 1H), 7.47 (d, J=7.9 Hz, 3H), 7.41 (d, J=3.8 Hz, 2H), 7.30 (dd, J=9.7, 5.4 Hz, 3H), 7.22 (d, J=7.7 Hz, 1H), 7.13 (s, 1H), 6.96 (d, J=7.7 Hz, 2H), 6.85 (d, J=9.3 Hz, 1H), 6.22 (s, 0.08H), 5.38 (s, 2H), 5.11 (s, 1H), 1.41 (s, 18H) ppm; ^{13}C NMR (100 MHz, $CDCl_3$) δ 164.4, 162.0, 161.3, 154.5, 152.8, 141.8, 137.3 (d, J = 7.0 Hz), 135.9, 135.6, 133.1, 131.6, 131.4, 130.9 ~ 130.7 (m), 129.1, 128.4, 126.6, 126.3, 124.2, 122.4, 122.4, 115.0 (d, J = 21.3 Hz), 114.0 ~ 113.8 (m), 51.9 ~ 51.4 (m), 45.9, 34.5, 30.4 ppm; ^{19}F NMR (376 MHz, $CDCl_3$) δ −111.69 (td, J=8.9, 5.8 Hz) ppm; HRMS (ESI) m/z: $[M+H]^+ = C_{36}H_{36}DClFN_2O_2^+$ 584.2585，测得 584.2589。

(47) 3-((3,5-二叔丁基-4-羟基苯基)(苯基)甲基-d)-7-氟-1-(3-氟苄基)喹喔啉-2(1H)-酮(**4Aa**)。通过快速色谱法（乙酸乙酯/正己烷=20%）分离出黄色固体 **4Aa** (50.0 mg, 88%)；氘代率（^{1}H NMR）92%。^{1}H NMR (400 MHz, $CDCl_3$) δ 7.56 (dd, J=8.6, 2.6 Hz, 1H), 7.52 ~ 7.45 (m, 2H), 7.42 (d, J=

2.7 Hz, 2H), 7.33~7.27(m, 2H), 7.26~7.18(m, 2H), 7.16~7.04(m, 2H), 6.94(d, J=6.7 Hz, 2H), 6.85(d, J=9.3 Hz, 1H), 6.26(s, 0.08H), 5.42(s, 2H), 5.12(d, J = 2.4 Hz, 1H), 1.42(s, 18H) ppm; ^{13}C NMR (100 MHz, $CDCl_3$) δ 164.4, 162.7, 161.9, 159.9, 157.5, 154.4, 152.8, 141.8, 137.6(d, J = 7.3 Hz), 135.6, 133.5(d, J = 11.4 Hz), 131.7~130.3(m), 129.1, 128.8, 128.8, 128.4, 126.6, 126.4, 122.4(d, J = 2.9 Hz), 117.7(d, J=23.8 Hz), 115.9(d, J=22.4 Hz), 115.0(dd, J=29.0, 15.0 Hz), 113.9(d, J=22.4 Hz), 51.9~51.3(m), 46.0, 34.5, 30.4 ppm; ^{19}F NMR(376 MHz, $CDCl_3$)δ −111.74(td, J=8.9, 6.5 Hz), −118.72(dd, J=12.9, 8.2 Hz)ppm; HRMS(ESI)m/z: $[M+H]^+$ = $C_{36}H_{36}DF_2N_2O_2^+$ 568.2880, 测得 568.2885。

(48) 7-氯-3-((3,5-二叔丁基-4-羟基苯基)(苯基)甲基-d)-1-(3-氟苄基)喹喔啉-2(1H)-酮(**4Ba**)。通过快速色谱法（乙酸乙酯/正己烷=20%）分离出黄色固体 **4Ba**(49.1 mg, 84%)；氘代率（^{1}H NMR）91%。^{1}H NMR(400 MHz, $CDCl_3$) δ 7.86(d, J=2.4 Hz, 1H), 7.47(d, J=7.3 Hz, 2H), 7.39(d, J=4.8 Hz, 2H), 7.37~7.27(m, 3H), 7.27~7.17(m, 2H), 7.07(d, J=8.9 Hz, 1H), 6.94(dd, J = 10.9, 5.1 Hz, 2H), 6.84(d, J = 9.4 Hz, 1H), 6.24(s, 0.09H), 5.41(s, 2H), 5.12(s, 1H), 1.42(s, 18H) ppm; ^{13}C NMR(100 MHz, $CDCl_3$)δ 164.4, 162.7, 161.9, 154.4, 152.8, 141.7, 137.5(d, J=7.0 Hz), 135.6, 133.5, 130.8, 130.7(d, J=8.4 Hz), 130.0, 129.8, 129.2, 129.1, 128.4, 126.6, 126.3, 122.4, 122.4, 115.2, 114.9(d, J = 20.9 Hz), 113.9(d, J = 22.4 Hz), 52.0, 51.7, 51.6, 51.4, 45.9, 34.5, 30.4 ppm; ^{19}F NMR(376 MHz, $CDCl_3$)δ −111.69(dd, J=14.6, 9.2 Hz)ppm; HRMS(ESI) m/z: $[M+H]^+$ = $C_{36}H_{36}DClFN_2O_2^+$ 584.2585, 测得 584.2582。

(49) 3-((3,5-二叔丁基-4-羟基苯基)(苯基)甲基-d)-1-(3-氟苄基)-6,7-二甲基喹恶啉-2(1H)-酮(**4Ca**)。通过快速色谱法（乙酸乙酯/正己烷=20%）分离出黄色固体 **4Ca**(47.4 mg, 82%)；氘代率（^{1}H NMR）91%。^{1}H NMR(400 MHz, $CDCl_3$)δ 7.62(s, 1H), 7.47(d, J=7.1 Hz, 2H), 7.41(d, J=4.6 Hz, 2H), 7.28(t, J=7.5 Hz, 2H), 7.22(ddd, J=21.4, 9.8, 4.7 Hz, 2H), 6.91(ddd, J= 21.2, 15.5, 8.8 Hz, 4H), 6.23(s, 0.09H), 5.42(s, 2H), 5.09(s, 1H), 2.29(s, 3H), 2.28(s, 3H), 1.41(s, 18H) ppm; ^{13}C NMR(100 MHz, $CDCl_3$) δ 164.4, 161.9, 159.9, 154.8, 152.6, 142.4, 139.8, 138.2(d, J = 7.3 Hz), 135.4, 132.7, 132.0~131.1(m), 130.7, 130.5(d, J = 8.4 Hz), 130.2, 129.2, 128.3, 126.4(d, J=2.9 Hz), 122.4(d, J=2.9 Hz), 114.7, 114.5, 113.9(d, J = 22.0 Hz), 51.8~51.2(m), 45.6, 34.5, 30.4, 20.6,

19.2 ppm; ^{19}F NMR(376 MHz, $CDCl_3$) δ −112.11(dd, J=15.3, 8.5 Hz) ppm; HRMS(ESI) m/z: $[M+H]^+$ = $C_{38}H_{41}DFN_2O_2^+$ 578.3288, 测得 578.3286。

(50) 6,7-二氯-3-((3,5-二叔丁基-4-羟基苯基)(苯基)甲基-d)-1-(3-氟苄基)喹喔啉-2(1H)-酮(**4Da**)。通过快速色谱法（乙酸乙酯/正己烷=20%）分离出黄色固体 **4Da**(55.1 mg, 89%)；氘代率（^{1}H NMR）91%。^{1}H NMR(400 MHz, $CDCl_3$) δ 7.94(s, 1H), 7.45(d, J=7.2 Hz, 2H), 7.35(d, J=4.6 Hz, 2H), 7.29(dt, J=8.9, 4.6 Hz, 3H), 7.23(dd, J=11.9, 6.2 Hz, 2H), 7.01~6.91(m, 2H), 6.84(d, J=9.4 Hz, 1H), 6.21(s, 0.09H), 5.37(s, 2H), 5.13(s, 1H), 1.41(s, 18H) ppm; ^{13}C NMR(100 MHz, $CDCl_3$) δ 164.4, 162.8, 162.0, 154.2, 152.8, 141.4, 136.9(d, J=7.3 Hz), 135.7, 134.1, 132.0, 131.6, 131.2, 131.0~130.2(m), 129.2, 128.4, 127.6, 126.7, 126.4, 126.2, 123.7, 122.4(d, J=3.3 Hz), 115.5, 115.2(d, J=20.9 Hz), 113.9(d, J=22.4 Hz), 52.1~51.4(m), 46.0, 34.5, 30.4 ppm; ^{19}F NMR (376 MHz, $CDCl_3$) δ −111.41(td, J=8.9, 5.4 Hz) ppm; HRMS(ESI) m/z: $[M+H]^+$ = $C_{36}H_{35}DCl_2FN_2O_2^+$ 618.2195, 测得 618.2193。

(51) 4-(3-(3,5-二叔丁基-4-羟基苯基)(苯基)甲基-d)-2-氧代喹喔啉-1(2H)-基)甲基)苯甲醛(**4Ea**)。通过快速色谱法（乙酸乙酯/正己烷=20%）分离出黄色固体 **4Ea**(49.2 mg, 88%)；氘代率（^{1}H NMR）89%。^{1}H NMR(400 MHz, $CDCl_3$) δ 9.95(s, 1H), 7.90(dd, J=7.9, 1.4 Hz, 1H), 7.80(d, J=8.2 Hz, 2H), 7.50(dt, J=16.1, 3.0 Hz, 4H), 7.42~7.36(m, 1H), 7.36~7.27(m, 5H), 7.24~7.18(m, 1H), 7.10(d, J=8.3 Hz, 1H), 6.26(s, 1H), 5.53(s, 2H), 5.12(s, 1H), 1.42(s, 18H) ppm; ^{13}C NMR(100 MHz, $CDCl_3$) δ 191.6, 161.1, 154.7, 152.7, 142.2, 142.0, 135.9, 135.5, 132.9, 132.1, 131.1, 130.7, 130.4, 130.0, 129.1, 128.3, 127.4, 126.5, 126.4, 123.8, 113.9, 51.8, 51.5, 51.3, 51.1, 46.0, 34.4, 30.4 ppm; HRMS(ESI) m/z: $[M+H]^+$ = $C_{37}H_{38}DN_2O_3^+$ 560.3018, 测得 560.3019。

(52) 3-((3,5-二叔丁基-4-羟基苯基)(苯基)甲基-d)-1-(3-((2-氧代-2H-色烯-7-基)氧)丙基)喹喔啉-2(1H)-酮(**4Fa**)。通过快速色谱法（乙酸乙酯/正己烷=20%）分离出黄色固体 **4Fa**(41.2 mg, 64%)；氘代率（^{1}H NMR）88%。^{1}H NMR(400 MHz, $CDCl_3$) δ 7.96(d, J=8.2 Hz, 1H), 7.76(d, J=8.2 Hz, 1H), 7.66~7.56(m, 2H), 7.55~7.43(m, 1H), 7.39~7.27(m, 5H), 7.25~7.14(m, 3H), 6.75(dd, J=8.6, 2.3 Hz, 1H), 6.71(d, J=2.2 Hz, 1H), 6.25(d, J=9.5 Hz, 1H), 5.92(s, 0.12H), 5.10(s, 1H), 4.63(dd, J=8.0, 3.6 Hz, 2H), 3.91(dd, J=7.8, 4.4 Hz, 2H), 2.36~2.03(m, 2H), 1.37(s, 18H) ppm; ^{13}C NMR(100 MHz, $CDCl_3$) δ 162.0, 161.3, 155.8, 155.4, 152.6,

151.4，143.4，142.4，139.6，138.6，135.4，131.2，129.3，129.0，128.7，128.3，126.6，126.4，126.4，126.4，113.2，112.9，112.6，101.6，65.0，62.8，53.1~52.4(m)，34.4，30.4，29.7 ppm；HRMS(ESI) m/z：[M+H]$^+$ = $C_{41}H_{42}DN_2O_5^+$ 644.3229，测得 644.3233。

(53) 3-(((3,5-二叔丁基-4-羟基苯基)(苯基)甲基-d)-1-(3-((8R,9S,13S,14S)-13-甲基-17-氧代-7,8,9,11,12,13,14,15,16,17-十氢-6H-环戊[a]菲-3-基)氧基)丙基)喹喔啉-2(1H)-酮(**4Ga**)。通过快速色谱法（乙酸乙酯/正己烷=20%）分离出黄色固体 **4Ga**(40.6 mg，54%)；氘代率（^{1}H NMR）90%。^{1}H NMR(400 MHz，$CDCl_3$) δ 7.87(d，J=7.8 Hz，1H)，7.52~7.39(m，6H)，7.29(dd，J=15.5，7.9 Hz，3H)，7.24~7.12(m，2H)，6.72(dd，J=8.5，2.3 Hz，1H)，6.65(s，1H)，6.24(s，0.1H)，5.09(s，1H)，4.49~4.31(m，2H)，4.04(t，J=5.6 Hz，2H)，3.08~2.82(m，2H)，2.51(dd，J=18.8，8.5 Hz，1H)，2.40(d，J=9.5 Hz，1H)，2.31~1.89(m，8H)，1.57(dd，J=18.6，8.3 Hz，2H)，1.41(s，18H)，1.39~1.36(m，3H)，0.91(s，3H) ppm；^{13}C NMR(100 MHz，$CDCl_3$) δ 160.9，156.7，154.6，152.6，142.3，137.9，135.4，133.0，132.5，132.2，131.3，130.5，130.0，129.1，128.3，126.5，126.4，123.4，114.6，113.6，112.3，65.3，51.3~50.8(m)，50.5，48.1，44.0，40.2，38.4，35.9，34.5，31.6，31.5，30.4，30.2，29.7，29.7，27.3，26.6，26.0，21.6，13.9 ppm；HRMS(ESI) m/z：[M+H]$^+$ = $C_{50}H_{58}DN_2O_4^+$ 752.4532，测得 752.4539。

(54) 3-((3,5-二叔丁基-4-羟基苯基)(苯基)甲基-d)-1-(3-(2-异丙基-5-甲基苯氧基)丙基)喹喔啉-2(1H)-酮(**4Ha**)。通过快速色谱法（乙酸乙酯/正己烷=20%）分离出黄色固体 **4Ha**(53.7 mg，85%)；氘代率（^{1}H NMR）91%。^{1}H NMR(400 MHz，$CDCl_3$) δ 7.88(d，J=7.8 Hz，1H)，7.54~7.43(m，6H)，7.34~7.24(m，3H)，7.22~7.15(m，1H)，7.12(d，J=7.7 Hz，1H)，6.77(d，J=7.7 Hz，1H)，6.64(s，1H)，6.25(s，0.09H)，5.10(s，1H)，4.47(dd，J=8.7，6.1 Hz，2H)，4.08(t，J=5.6 Hz，2H)，3.37(dt，J=13.8，6.9 Hz，1H)，2.30(s，3H)，2.25(dt，J=12.5，5.9 Hz，2H)，1.42(s，18H)，1.27(s，3H)，1.26(s，3H) ppm；^{13}C NMR(100 MHz，$CDCl_3$) δ 161.0，155.6，154.6，152.7，142.3，136.6，135.4，133.8，133.0，132.2，131.3，130.6，130.0，129.1，128.3，126.5，126.4，125.9，123.5，121.6，113.5，112.2，65.2，51.4~50.7(m)，40.3，34.5，30.4，27.4，26.8，23.0，22.9，21.4 ppm；HRMS(ESI) m/z：[M+H]$^+$ = $C_{42}H_{50}DN_2O_3^+$ 632.3957，测得 632.3959。

(55) 2-(3-((3,5-二叔丁基-4-羟基苯基)(苯基)甲基-d)-2-氧代喹喔啉-1(2H)-基)乙基(2R)-2-(4-异丁基苯基)丙酸酯(**4Ia**)。通过快速色谱法（乙酸乙酯/正己烷 = 20%）分离出黄色固体 **4Ia**（60 mg，86%）；氘代率（^{1}H NMR）92%。^{1}H NMR（400 MHz，$CDCl_3$）δ 7.85（d，J = 7.8 Hz，1H），7.52 ~ 7.38（m，5H），7.28（ddd，J = 9.9，9.0，4.4 Hz，4H），7.21 ~ 7.14（m，1H），7.05（ddd，J = 19.7，8.1，1.8 Hz，4H），6.21（s，0.08H），5.10（s，1H），4.61 ~ 4.12（m，4H），3.51（dq，J = 14.4，7.2 Hz，1H），2.41（d，J = 7.1 Hz，2H），1.83（td，J = 13.4，6.7 Hz，1H），1.41（s，18H），0.88（d，J = 6.6 Hz，6H）ppm；^{13}C NMR（100 MHz，$CDCl_3$）δ 174.7，160.8，154.6，152.6，142.2，140.7，137.3，135.4，135.4，132.9，132.5，132.5，131.2，130.5，129.9，129.4，129.1，129.1，128.3，127.1，126.4，123.5，113.7，113.6，61.0，61.0，51.4 ~ 50.9（m），45.1，45.0，41.1，34.4，30.4，30.2，22.4，18.3 ppm；HRMS（ESI）m/z：$[M+H]^+$ = $C_{44}H_{52}DN_2O_4^+$ 674.4063，测得 674.4069。

（56）2-(3-((3,5-二叔丁基-4-羟基苯基)（苯基）甲基-d)-2-氧代喹喔啉-1(2H)-基）乙基-6-(3-((3r,5r,7r)-金刚烷-1-基)-4-甲氧基苯基)-2-萘甲酸酯（**4Ja**）。通过快速色谱法（乙酸乙酯/正己烷 = 20%）分离出黄色固体 **4Ja**（82.7 mg，94%）；氘代率（^{1}H NMR）91%。^{1}H NMR（400 MHz，$CDCl_3$）δ 8.40（s，1H），7.98（s，1H），7.93 ~ 7.88（m，2H），7.83（dd，J = 11.5，8.7 Hz，2H），7.77（dd，J = 8.5，1.7 Hz，1H），7.62 ~ 7.42（m，8H），7.37 ~ 7.29（m，1H），7.26（t，J = 7.6 Hz，2H），7.17（t，J = 7.3 Hz，1H），6.98（d，J = 8.6 Hz，1H），6.27（s，0.09H），5.09（s，1H），4.88 ~ 4.43（m，4H），3.89（s，3H），2.18（s，6H），2.10（s，3H），1.80（s，6H），1.41（s，18H）ppm；^{13}C NMR（100 MHz，$CDCl_3$）δ 166.7，161.0，159.0，154.7，152.7，142.3，141.6，139.1，136.1，135.5，133.0，132.7，132.5，131.2，131.1，130.6，130.0，129.7，129.1，128.3，126.5，126.5，126.4，126.2，126.0，125.8，125.5，124.7，123.6，113.9，112.2，61.5，55.2，51.3 ~ 50.7（m），41.4，40.7，37.3，37.2，34.4，30.4，29.2 ppm；HRMS（ESI）m/z：$[M+H]^+$ = $C_{59}H_{62}DN_2O_5^+$ 880.4794，测得 880.4792。

（57）2-(3-((3,5-二叔丁基-4-羟基苯基)（苯基）甲基-d)-2-氧代喹喔啉-1(2H)-基)3-(5-(2-氟苯基)-1,2,4-恶二唑-3-基)苯甲酸乙酯（**4Ka**）。通过快速色谱法（乙酸乙酯/正己烷 = 30%）分离出黄色固体 **4Ka**（67.7 mg，90%）；氘代率（^{1}H NMR）91%。^{1}H NMR（400 MHz，$CDCl_3$）δ 8.75（t，J = 1.5 Hz，1H），8.39 ~ 8.31（m，1H），8.23（td，J = 7.8，1.7 Hz，1H），8.07 ~ 7.96（m，1H），7.92 ~ 7.79（m，1H），7.67 ~ 7.57（m，1H），7.57 ~ 7.42（m，7H），7.38 ~ 7.23（m，5H），7.21 ~ 7.09（m，1H），6.26（s，0.09H），5.10（s，1H），4.87 ~ 4.33（m，4H），1.41（s，18H）ppm；^{13}C NMR（100 MHz，$CDCl_3$）δ 173.1（d，J = 4.4 Hz），167.9，165.8，162.1，160.9，159.5，154.7，152.6，142.2，135.4，

134.8(d, J = 8.4 Hz), 132.9, 132.5, 132.3, 132.0, 131.2, 131.1, 130.6, 130.4, 130.2, 129.2, 129.1, 129.1, 128.9, 128.3, 127.3, 126.5, 126.4, 124.9(d, J = 3.7 Hz), 123.7, 117.2(d, J = 20.9 Hz), 113.6, 112.7(d, J = 11.4 Hz), 61.8, 51.3 ~ 50.6(m), 41.3, 34.4, 30.4 ppm; ^{19}F NMR(376 MHz, $CDCl_3$) δ −104.13 ~ −112.22(m) ppm; HRMS(ESI) m/z: $[M+H]^+ = C_{46}H_{43}DFN_4O_5^+$ 752.3353，测得 752.3349。

6.4 本章小结

总之，我们开发了一种温和、通用的方法，通过融合光氧化还原催化和溴自由基催化，实现了空间大体积苄基 C—H 键的高效和选择性自由基氘化，为现有的 H/D 交换策略提供了一种实用的补充方案。这种机制上不同的方法通过同时高度交叉、区域和化学选择性的自由基偶联-H/D 交换方法，提供了易于获得的喹喔啉酮、*p*-QMs 和 D_2O 收敛统一的强大能力，这可以大大拓宽具有高度药学和生物价值的杂环二芳基甲烷的合成与药用领域。此外，通过这种方法解决了将氘掺入空间庞大的苄基 C—H 键的长期挑战。考虑到该过程的简单性，我们预计串联自由基交叉偶联和 H/D 交换化学的建立将在有机合成和氘标记化合物方面拓展更多的想象力，特别是在药物发现和开发方面。

参考文献

[1] HELFENBEIN J, LARTIGUE C, NOIRAULT E, et al. Isotopic effect study of propofol deuteration on the metabolism, activity, and toxicity of the anesthetic [J]. J. Med. Chem., 2002, 45(26): 5806-5808.

[2] ATZRODT J, DERDAU V, KERR W J, et al. Deuterium- and tritium-labelled compounds: Applications in the life sciences [J]. Angew. Chem. Int. Ed., 2018, 57(7): 1758-1784.

[3] GOMEZ-GALLEGO M, SIERRA M A. Kinetic isotope effects in the study of organometallic reaction mechanisms [J]. Chem. Rev., 2011, 111(8): 4857-4963.

[4] STOKVIS E, ROSING H, BEIJNEN J H. Stable isotopically labeled internal standards in quantitative bioanalysis using liquid chromatography/mass spectrometry: Necessity or not? [J]. Rapid Commun. Mass Spectrom., 2005, 19(3): 401-407.

[5] PIRALI T, SERAFINI M, CARGNIN S, et al. Applications of deuterium in medicinal chemistry [J]. J. Med. Chem., 2019, 62(11): 5276-5297.

[6] SCHIMDT C. First deuterated drug approved [J]. Nat. Biotechnol., 2017, 35: 493-494.

[7] LI N, LI Y, WU X, et al. Radical deuteration [J]. Chem. Soc. Rev., 2022, 51(15): 6291-6306.

[8] PRAKASH G, PAUL N, OLIVER G A, et al. C—H deuteration of organic compounds and potential drug candidates [J]. Chem. Soc. Rev., 2022, 51(8): 3123-3163.

[9] KOPF S, BOURRIQUEN F, LI W, et al. Recent developments for the deuterium and tritium labeling of organic molecules [J]. Chem. Rev., 2022, 122(6): 6634-6718.

[10] WANG X, ZHU M, SCHUMAN D P, et al. General and practical potassium methoxide/disilane-mediated dehalogenative deuteration of (hetero) arylhalides [J]. J. Am. Chem. Soc., 2018, 140(35): 10970-10974.

[11] SOULARD V, VILLA G, VOLLMAR D P, et al. Radical deuteration with D_2O: Catalysis and mechanistic insights [J]. J. Am. Chem. Soc., 2018, 140(1): 155-158.

[12] CONSTANTIN T, ZANINI M, REGNI A, et al. Aminoalkyl radicals as halogen-atom transfer agents for activation of alkyl and aryl halides [J]. Science, 2020, 367(6481): 1021-1026.

[13] LI N, NING Y, WU X, et al. A highly selective decarboxylative deuteration of carboxylic acids [J]. Chem. Sci., 2021, 12(15): 5505-5510.

[14] SHI S, LI R, RAO L, et al. A mild, general, and metal-free method for site-specific deuteration induced by visible light using D_2O as the source of deuterium atoms [J]. Green Chem., 2020, 22(3): 669-672.

[15] GAO Q, SHANG Y, SONG F, et al. Modular dual-tasked C—H methylation via the catellani strategy [J]. J. Am. Chem. Soc., 2019, 141(40): 15986-15993.

[16] WANG M, ZHAO Y, ZHAO Y, et al. Bioinspired design of a robust d3-methylating agent [J]. Sci. Adv., 2020, 6(19): eaba0946.

[17] MCGRATH N A, BRICHACEK M, NJARDARSON J T. A graphical journey of innovative organic architectures that have improved our lives [J]. J. Chem. Educ., 2010, 87(12): 1348-1349.

[18] MEUNIER B, DE VISSER S P, SHAIK S. Mechanism of oxidation reactions catalyzed by cytochrome P450 enzymes [J]. Chem. Rev., 2004, 104(9): 3947-3980.

[19] LEPRON M, DANIEL-BERTRAND M, MENCIA G, et al. Nanocatalyzed hydrogen isotope exchange [J]. Acc. Chem. Res., 2021, 54(6): 1465-1480.

[20] LOH Y Y, NAGAO K, HOOVER A J, et al. Photoredox-catalyzed deuteration and tritiation of pharmaceutical compounds [J]. Science, 2017, 358(6367): 1182-1187.

[21] LEGROS F, FERNANDEZ-RODRIGUEZ P, MISHRA A, et al. Photoredox-mediated hydrogen isotope exchange reactions of amino-acids, peptides, and peptide-derived drugs [J]. Chem. Eur. J., 2020, 26(56): 12738-12742.

[22] KUANG Y, CAO H, TANG H, et al. Visible light driven deuteration of formyl C—H and hydridic C(sp^3)—H bonds in feedstock chemicals and pharmaceutical molecules [J]. Chem. Sci., 2020, 11(33): 8912-8918.

[23] QU C, HUANG R, LIU Y, et al. Bromine-radical-induced C_{sp^2}—H difluoroalkylation of quinoxalinones and hydrazones through visible-light-promoted C_{sp^3}—Br bond homolysis [J]. Org. Chem. Front., 2022, 9(15): 4135-4145.

[24] QU C, LI S, LIU J, et al. Site-selective access to functionalized pyrroloquinoxalinones via H-atom transfer from N ═ C_{sp^2}—H bonds of quinoxalinones [J]. Org. Lett., 2024, 26(43): 9244-9250.

[25] MURRAY P R D, COX J H, CHIAPPINI N D, et al. Photochemical and electrochemical applications of proton-coupled electron transfer in organic synthesis [J]. Chem. Rev., 2021, 122(2): 2017-2291.

[26] SONG G, LIU Y, HU X, et al. Microwave-assisted copper catalyzed decarboxylative reductive coupling of para-quinone methides with 3-indoleacetic acids: Rapid access to polycyclic spiroindolequinone derivatives [J]. Org. Chem. Front., 2023, 10(6): 1512-1520.